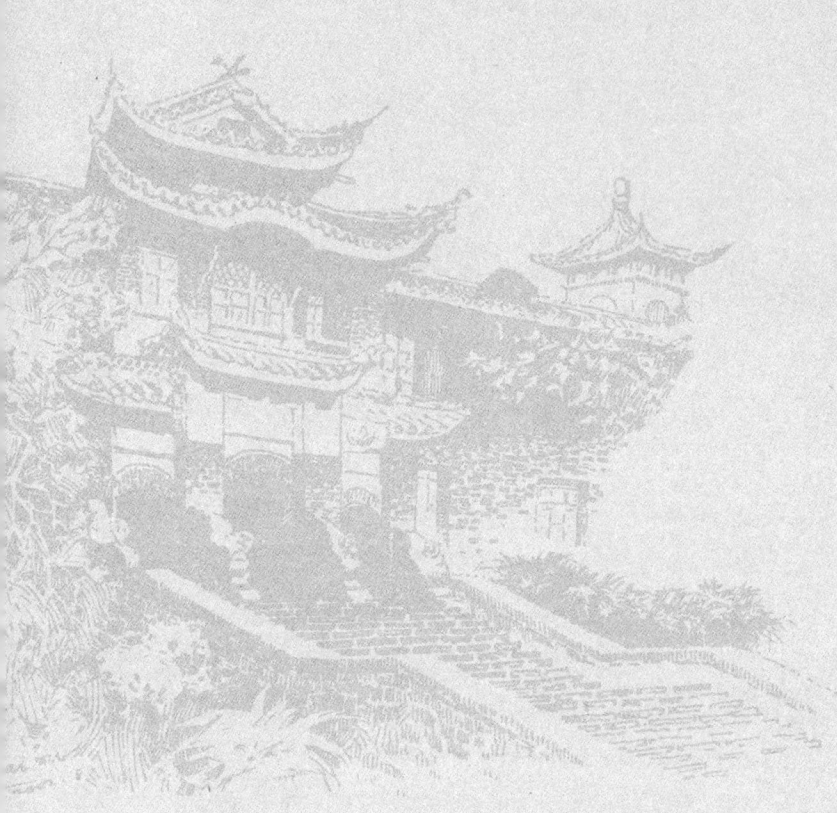

主　编： 程春燕
副主编： 周晓敏　刘良菊
编　委： （以姓氏拼音为序）

陈恩强　陈　婷　陈　帆　崔贝贝　程　涛　杜润滋　代　华　邓一芸
范　钰　范一丁　郭子恒　胡　佳　胡　喻　韩　冰　何　森　何金恒
焦　河　靳艳文　康玉坤　罗凤鸣　龙泉伊　凌　冰　李峥艳　李　燕
刘　畅　刘　枫　赖世超　林　玲　马玉奎　马建昕　马　骥　梅建东
毛婷睿　聂　鑫　任　佳　任雨晴　申永春　孙倩倩　田　蓉　谭　璐
王茂筠　王　竹　王　曦　伍俊良　魏　兵　向浩天　谢莉萍　杨　帆
叶志宏　叶　菱　于　磊　易　敏　岳荣铮　曾利江　曾小庆　张　猎
张贵祥　张雨薇　张　悦　周　昀　周　莉（肾脏内科）
周　莉（放疗科）　邹　霞　邹　黎　宗慧燕　钟册俊

四川大學华西医院
进修学员培训指南

（第2版）

程春燕／主编

四川大學出版社
SICHUAN UNIVERSITY PRESS

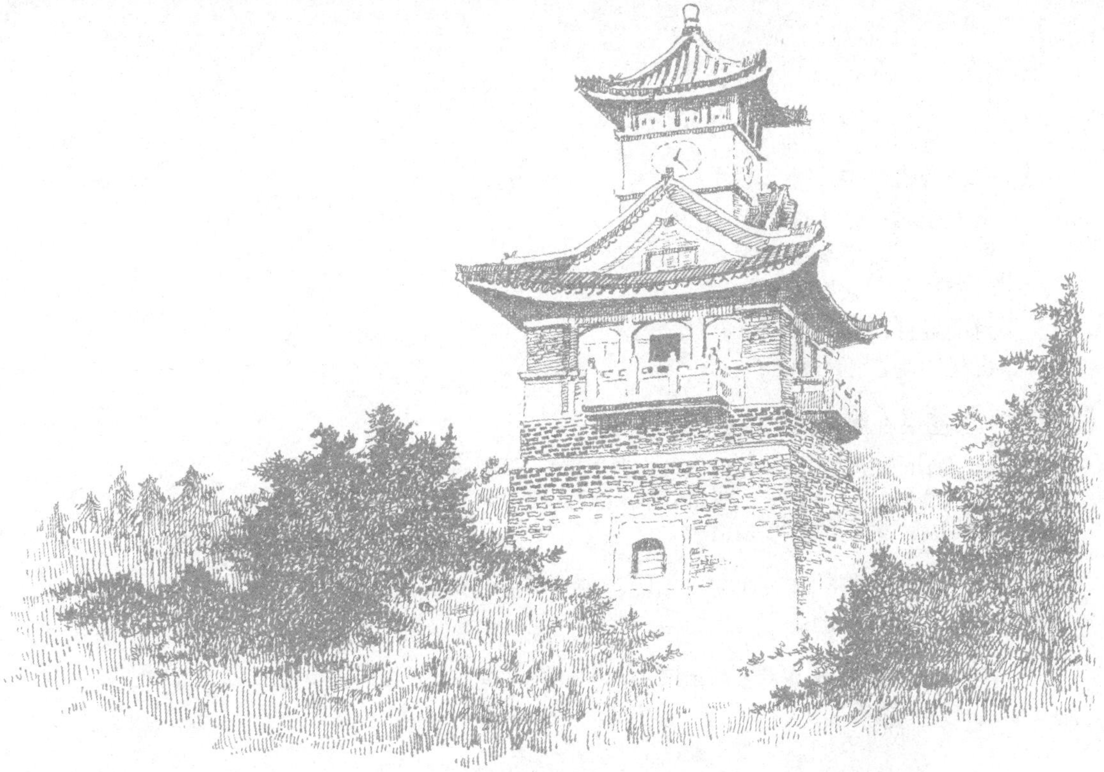

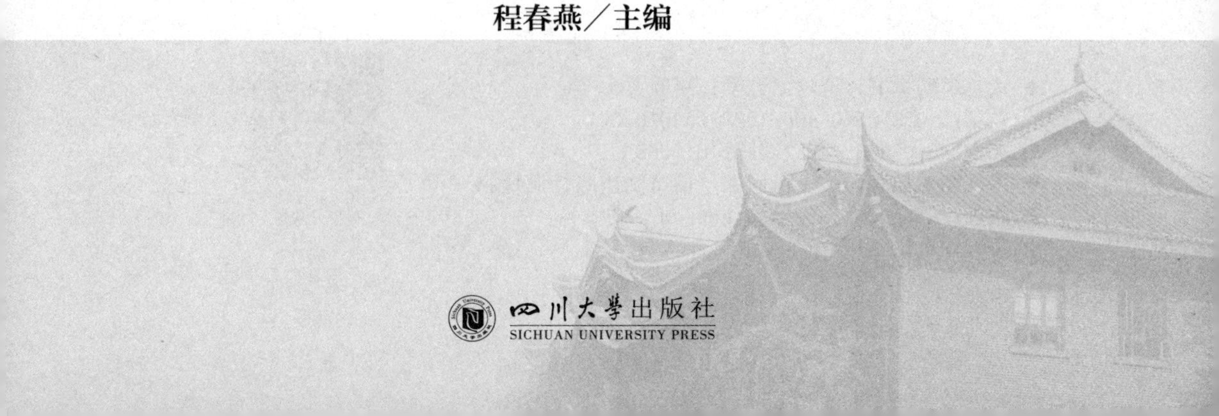

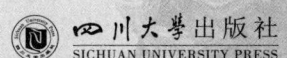

项目策划：王　玮
责任编辑：王　玮
责任校对：张宇琛
内文绘画：韦泰旭
封面绘画：宋琳琳
封面设计：阿　林
责任印制：王　炜

图书在版编目（CIP）数据

四川大学华西医院进修学员培训指南 / 程春燕主编
. — 2 版. — 成都：四川大学出版社，2021.11
ISBN 978-7-5690-5161-2

Ⅰ. ①四… Ⅱ. ①程… Ⅲ. ①医师—岗位培训—指南
Ⅳ. ① R192.3-62

中国版本图书馆 CIP 数据核字（2021）第 233671 号

书　名	四川大学华西医院进修学员培训指南（第 2 版）
主　编	程春燕
出　版	四川大学出版社
地　址	成都市一环路南一段 24 号（610065）
发　行	四川大学出版社
书　号	ISBN 978-7-5690-5161-2
印前制作	跨　克
印　刷	四川盛图彩色印刷有限公司
成品尺寸	170mm×240mm
印　张	21.25
字　数	367 千字
版　次	2022 年 1 月第 2 版
印　次	2022 年 1 月第 1 次印刷
定　价	95.00 元

版权所有　◆　侵权必究

◆ 读者邮购本书，请与本社发行科联系。
　电话：(028)85408408/(028)85401670/
　(028)86408023　邮政编码：610065
◆ 本社图书如有印装质量问题，请寄回出版社调换。
◆ 网址：http://press.scu.edu.cn

四川大学出版社
微信公众号

序 言

对于基层医务工作者而言，进修是提升临床诊治能力的重要途径。《四川大学华西医院进修学员培训指南》（以下简称《指南》）自编写之日起，我便对它给予了更多的关注和期待。百年华西在过去的峥嵘岁月里取得了令人瞩目的成就，我作为华西人感到十分自豪。我也十分欣喜地看到国家和社会对继续医学教育的重视，特别是将东方"有教无类"的教育思想和西方"终身教育"的理念相结合，并贯彻到进修培训当中。

2017年，国务院办公厅颁发了《关于深化医教协同进一步推进医学教育改革与发展的意见》，明确规定了深化院校医学教育改革、建立完善毕业后医学教育制度、健全继续医学教育制度三大工作。四川大学华西临床医学院/华西医院具有完整的在校教育、毕业后教育和继续医学教育体系。华西医院从20世纪50年代开始招收进修医务人员，师资力量雄厚，教学经验丰富，累计培养学员逾4万人，覆盖全国31个省、自治区、直辖市，众多进修学员已成长为所在单位的技术骨干和中层干部，成为当地医疗卫生系统的中流砥柱。

近年来，随着我国医疗改革的持续深入和分级诊疗的不断推进，基层医务人员的业务水平对于提升基层服务能力、推动优质医疗资源下沉发挥着关键的作用，由此进修培训的质量必然有更高的要求。华西医院毕业后培训部在国家、省级、学校、医院等各级管理部门相关文件精神的指导下，将已有经验同自身实际情况相结合，编写了这本《指南》。本书不但系统

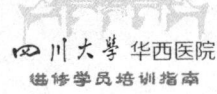

地介绍了规范化进修的相关管理制度、办事流程、各专业的进修培训方案,更是谨遵"厚德精业、求实创新"的院训,在系统阐释规范化培养路径的同时,将医学人文的培养贯穿到进修的整个教育教学过程,使管理体系和培养方案更具价值和科学性。

"师者,传道授业解惑也",《指南》也发挥着解惑的作用。它可对学员在进修期间即将面临的问题做出较为全面的解答,同时也可为医院临床带教工作的开展和高效便捷的进修管理提供指导和建议。当然,本书内容多来源于四川大学华西医院继续医学教育的管理实践经验,有一定的局限性,仅供读者参考。

"路漫漫其修远兮,吾将上下而求索。"日新月异的社会变化和一日千里的医学发展注定了"学无止境"的必然性和合理性,进修更是如此。希望各位进修学员在华西进修期间不但可以学到专业知识与技能,更希望"华西精神"能够潜移默化地浸润你们的心灵。衷心祝愿各位进修学员学有所成,学以致用。我相信华西的进修经历能为你们的职业生涯注入新的动力。

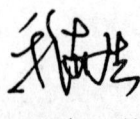

2021年12月

编写说明

本书适用对象为四川大学华西医院招收的临床、医技专业进修学员。

四川大学华西医院各进修专业时限分别为3个月、6个月和12个月。进修学员必须严格按照各进修科室制订的培训方案完成培训，经考核合格后，准予结业，获得进修结业证书。

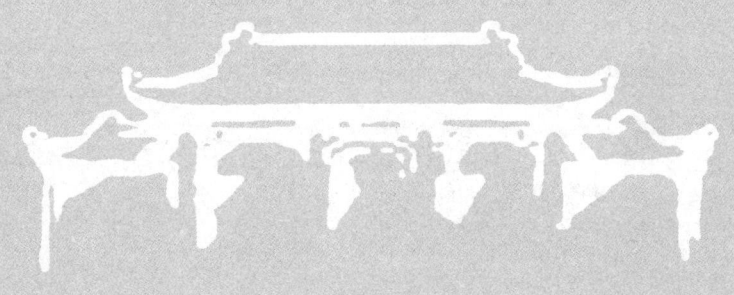

目 录
CONTENTS

第一篇　进修简介

华西医院进修教育简介 003

第二篇　管理办法

华西医院进修培训管理办法 007
 总则 007
 进修招录管理 007
 进修培训管理 008
 带教师资管理 010
 科室进修考核管理 011

华西医院进修学员管理办法 013
 总则 013
 进修学员行为规范 013
 进修学员评优管理 014
 进修学员违规处罚条例 015
 进修学员调换专业管理 015
 进修学员请、销假管理 016
 进修学员提前结业管理 017

第三篇　常见问题

常见问题解答 021
 进修咨询电话 021

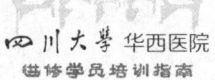

进修报名批次及报名方式 ·················· 021
进修期间的住宿 ·························· 021
进修证明的开具 ·························· 021
进修期间值班费用的发放 ················· 022
进修期间的胸牌、饭卡相关问题 ··········· 022
进修期间参观院史陈列馆 ················· 022
进修期间医学图书馆的使用 ··············· 022
进修期间临床技能中心开放实验室预约使用标准化流程 ··· 024
进修期间使用院内职工临时运动场 ········· 025
温江院区班车时刻表 ····················· 026
上锦医院班车时刻表 ····················· 027

第四篇　培训方案

非手术科室进修培训方案 ················ 032
　　风湿免疫科进修培训方案 ·············· 032
　　放疗科进修培训方案 ·················· 035
　　感染性疾病中心进修培训方案 ·········· 039
　　呼吸与危重症医学科进修培训方案 ······ 044
　　急诊科进修培训方案 ·················· 052
　　康复医学中心进修培训方案（康复医学方向） ··· 056
　　康复医学中心进修培训方案（康复治疗学方向） · 060
　　老年医学中心进修培训方案 ············ 068
　　内分泌代谢科进修培训方案 ············ 071
　　皮肤性病科进修培训方案 ·············· 077
　　内科进修培训方案 ···················· 080
　　全科医学科进修培训方案 ·············· 084
　　神经内科进修培训方案 ················ 088
　　肾脏内科进修培训方案 ················ 092
　　特需医疗中心/全科医学病房进修培训方案 ··· 100

消化内科进修培训方案 ·· 104
心理卫生中心进修培训方案 ·· 108
心脏内科进修培训方案 ·· 116
血液内科进修培训方案 ·· 124
中西医结合科进修培训方案 ·· 128
肿瘤中心进修培训方案 ·· 132
重症医学科进修培训方案 ·· 136
重症医学科进修培训方案（体外膜肺氧合方向） ···················· 142
重症医学科进修培训方案（呼吸治疗方向） ························ 145
重症医学科进修培训方案（重症超声方向） ························ 148

手术科室进修培训方案 ·· 153
耳鼻咽喉-头颈外科进修培训方案（医师） ························ 153
耳鼻咽喉-头颈外科进修培训方案（医技） ························ 157
肺癌中心进修培训方案 ·· 164
骨科进修培训方案 ·· 168
介入诊疗中心进修培训方案 ·· 173
麻醉手术中心进修培训方案 ·· 176
整形外科烧伤科进修培训方案 ······································ 181
泌尿外科进修培训方案 ·· 185
神经外科进修培训方案 ·· 198
疼痛科进修培训方案 ·· 202
小儿外科进修培训方案 ·· 205
心脏大血管外科进修培训方案 ······································ 209
胸外科进修培训方案 ·· 212
眼科进修培训方案 ·· 215
胆道外科进修培训方案 ·· 221
肝脏外科进修培训方案 ·· 224
甲状腺外科进修培训方案 ·· 227
乳腺外科进修培训方案 ·· 229

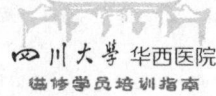

胃肠外科进修培训方案	232
血管外科进修培训方案	235
胰腺外科进修培训方案	237

医学技术科室进修培训方案 239

病理科进修培训方案	239
超声医学科进修培训方案	243
放射科进修培训方案（影像诊断）	246
放射科进修培训方案（技术组）	252
核医学科进修培训方案	260
临床药学部（药剂科）进修培训方案	267
临床营养科进修培训方案	270
神经生物检测中心进修培训方案	273
实验医学科进修培训方案	279
输血科进修培训方案	291

第五篇　政策法规

国务院办公厅关于深化医教协同进一步推进医学教育改革与发展的意见（国办发〔2017〕63号）	297
国务院办公厅关于加快医学教育创新发展的指导意见（国办发〔2020〕34号）	305
四川省卫生计生委关于印发《四川省卫生计生委关于开展临床医师规范化进修工作的意见》的通知（川卫发〔2017〕166号）	312
四川省卫生计生委关于印发《四川省临床医师规范化进修实施细则（试行）》的通知（川卫发〔2017〕167号）	316
关于进一步加强全省临床医师规范化进修管理工作的通知（川卫人〔2019〕25号）	322
后　记	325

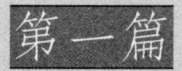

进修简介

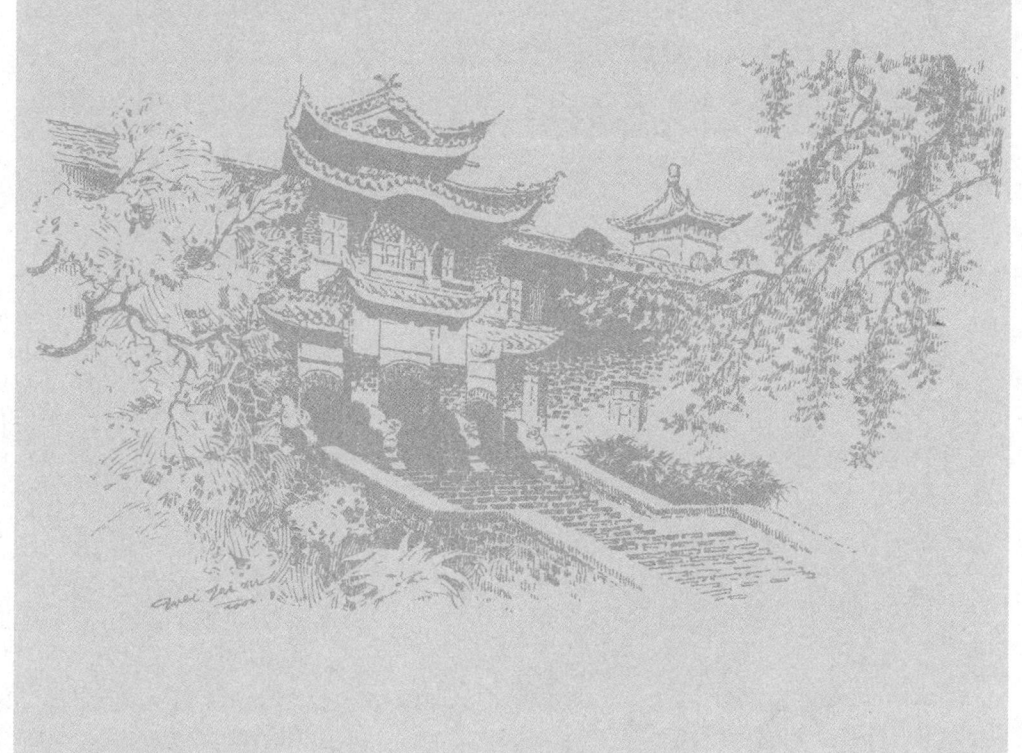

华西医院进修教育简介

华西医院起源于美国、加拿大、英国等国基督教会1892年在成都创建的仁济、存仁医院；华西临床医学院起源于1914年由美国、加拿大、英国等国教会按西方医学教育模式建立的华西协合大学医科。1937年，抗日战争全面爆发，中央大学、燕京大学、齐鲁大学、金陵大学、金陵女子文理学院内迁成都，与华西协合大学联合办学办医；1938年，有医学院的华西协合大学、中央大学、齐鲁大学组建联合医院；1946年，华西协合大学医院在现址全部建成，简称"华西医院"。1950年，人民政府接管了华西协合大学；1953年，经院系调整为四川医学院，医院更名为四川医学院附属医院；1985年，四川医学院更名为华西医科大学，医院更名为华西医科大学附属第一医院；2000年，四川大学与华西医科大学合并，学院/医院更名为四川大学华西临床医学院/华西医院。

四川大学华西临床医学院/华西医院拥有完整的在校教育、毕业后教育和继续医学教育体系。华西医院从20世纪50年代起就开始招收进修医务人员，在积累了一定的进修教育经验的同时也逐步形成了一套较为完整的进修管理体系，进修管理工作实现了制度化、规范化。作为全国继续教育基地，华西医院肩负着提高各级医疗卫生人员业务技术水平的重任，近年来每年招收进修学员超过3000人次，覆盖全国31个省、自治区和直辖市。华西医院始终立足西部，服务全国，在培养基层医疗机构卫生人才，提高其医疗服务水平，提升自身造血能力方面发挥了重要作用。

医学进修的教育形式

华西医院医学进修教育形式以医院型医学教育为主，让进修学员在医院的日常工作中学习、锻炼，提升能力。学习方式包括临床轮转（含上锦医院、温江院

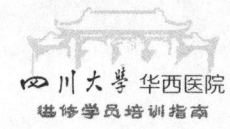

区等分院区），按要求参加临床医疗活动，参加科室、医院组织的学术活动等。

医学进修的组织管理模式

华西医院进修实行三级管理模式，涉及四川大学成人继续教育学院、医院和科室三个层面，有专门的部门（科室）和人员负责进修学员的培养和管理。华西医院毕业后培训部负责招生简章的公布和进修学员的审核招录、进修安排、教学、日常监管、结业考核的组织及进修信息的报送等。

毕业后培训部进修科地址：华西临床医学院启德堂（第八教学楼）219办公室

联系电话：028-85422738

医学进修的平台支撑

华西医院丰富的医学教育资源、高水平的师资队伍、精湛的医疗技术、先进的医疗设备、名列前茅的学科水平、一流的科研水平、良好的医疗环境以及覆盖中国西部大部分地区的华西远程医学网络，为医学进修教育提供了宽广的平台。

医学进修的教育支撑

华西医院各科室组建教学小组，负责本科室进修学员的进修计划制订、教学安排和日常管理等。教学小组成员由医德良好、技术精良，实践经验丰富，具备一定教学能力的中级及以上职称的执业医师组成，由科室主任或医疗组长担任教学小组组长。各科室根据进修学员的专业方向和进修需求等指定至少一名老师带教。

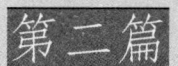

管理办法

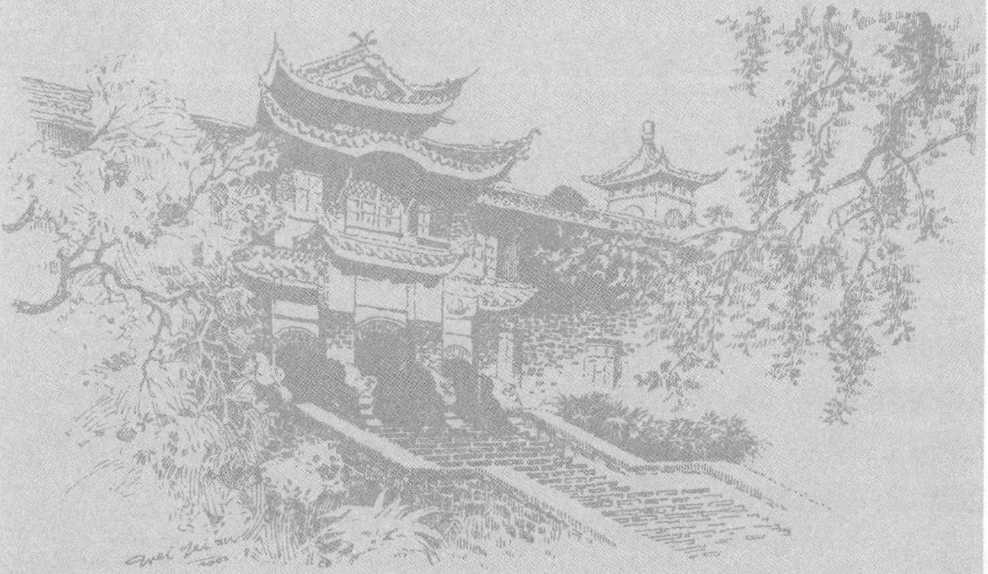

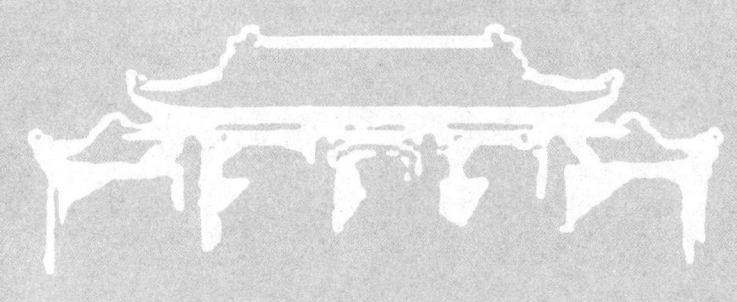

华西医院进修培训管理办法

为进一步规范四川大学华西医院（以下简称"华西医院"）进修培训管理，提升进修培训质量，根据《四川省卫生和计划生育委员会关于开展临床医师规范化进修工作的意见》（川卫发〔2017〕166号）、《四川省临床医师规范化进修实施细则（试行）》（川卫发〔2017〕167号）、《关于深化医教协同进一步推进医学教育改革与发展的意见》（国办发〔2017〕63号）和《关于加快医学教育创新发展的指导意见》（国办发〔2020〕34号）等文件要求和精神，结合华西医院进修工作实际开展情况，特制定华西医院进修培训工作管理办法。本办法适用于华西医院承担进修培训工作的科室（部门）和在华西医院进修的医师、技师（以下简称"进修学员"）。

总则

毕业后培训部是负责华西医院进修培训工作的主管部门，负责进修招录审核、过程管理、考核评价及信息报送等各项工作。

医院各临床、医技进修科室（部门）负责本科室进修培训计划的制订及落实，带教老师的遴选及培训，进修考核标准的制订及实施，学员日常管理及人文关怀等。

进修招录管理

学员资质

（一）进修学员选送单位应为县级及以上医疗卫生机构。

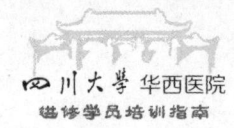

（二）进修医师：本科及以上学历，具有医师资格证及执业证，从事相关专业工作3年及以上。

（三）进修技师：本科及以上学历须从事相关专业工作2年及以上、专科学历须从事相关专业工作3年及以上，具有技师相应的资格证、执业证、技术职称证或上岗证。

（四）进修学员执业范围须与申请进修专业相符，执业地点须与选送单位一致。

（五）进修学员应具有良好的政治素养、医德医风和团队协作精神。

（六）进修学员应身心健康，具有相应专业的独立工作能力，熟悉所进修专业的理论及操作技能，能完成相应诊疗工作。

招录流程

（一）招收批次。华西医院每年招录春季（3月）、秋季（9月）两批次进修学员入学；指令性培训项目、专项技术进修等还可安排在6月、12月入学。中途不另行接收。

（二）报名方式。华西医院春季、秋季进修招录通过"医学进修管理系统"（http://202.115.44.69:81）进行，拟到华西医院进修者须在规定时间内按系统平台的要求完成报名。

（三）审核录取。毕业后培训部负责对报名人员资质材料的审核，并在报名结束后统一组织科室终审、择优录取。

（四）资质复查。毕业后培训部在进修学员入学报到时，严格审核其证件（身份证、毕业证、医师/技师资格证及执业证等原件）的真实性，复核其进修专业及进修时限，准确无误且符合条件者方可正式在华西医院进修培训。

进修培训管理

岗前培训

进修学员报到后须参加华西医院统一组织的岗前培训，并经考试合格后方能入科培训。岗前培训主要包括医院院史和院情、进修管理规范、医务人员从业规范、医患沟通及医疗纠纷防范、合理用药要求、医疗文书书写规范、医院感染与职业防护和临床用血培训等。

临床医师还须参加医院信息系统（Hospital Information System，简称"HIS系统"）培训，经科室两周试用合格后，由毕业后培训部统一向医务部、信息中心提交进修医师HIS系统权限申请，获批开通后可获得HIS系统使用、处置病人、开具医嘱及书写病历（需要上级主管医师审核）等工作权限。

入科教育

进修学员进入临床科室时，应将本人的"进修学员基本情况登记表"、身份证复印件、医（技）师资格证及执业证复印件交科室负责老师留存归档。

科室应对进修学员开展入科教育，主要包括科室简介及管理制度、常见病种及诊疗技术、医疗文书书写及技能操作规范、专科用药及检查特点及医患沟通注意事项等。

教学、诊疗活动

科室应组建教学小组，负责本科室进修学员进修计划的制订、教学安排、日常管理等。教学小组成员应为医德良好、技术精良、实践经验丰富、具备一定教学能力的中级及以上职称的执业医师，由主任或医疗组长担任教学小组组长。

科室应结合进修学员专业方向和进修需求，为进修学员安排带教老师；结合进修学员的业务水平，合理安排其参加患者收治、病历书写、参与手术（外科）等诊疗活动；安排学术讲座、教学查房、病案讨论（疑难重症、手术、死亡病例等），以及专科技能操作培训等教学活动。

思想政治教育

进修学员为共产党员、共青团员的，应参加所在科室党支部、团小组的组织活动，接受思想政治教育，并做好记录。

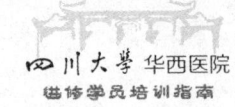

学员考核

（一）过程考核。科室应指定专人负责进修学员的日常考勤管理，对其迟到、早退、病（事）假、旷工等情况如实登记。如果进修学员出现无故脱岗的情况，则应及时报备。

进修学员应按时在"医学进修管理系统"中如实记录自己参加岗前培训、入科教育、学术讲座、教学查房、病例讨论和临床诊疗活动等内容。

带教老师应每月对进修学员的出勤情况、参加临床诊疗、教学活动等情况进行考核评价并记录。

毕业后培训部定期对进修学员的培训情况和带教老师的评价情况进行督查。

（二）结业考核。进修期满两周前，进修学员应在"医学进修管理系统"中填写个人进修总结；科室统一组织理论、操作技能结业考核，并做出评价；毕业后培训部结合过程考核、结业考核情况完成学员结业鉴定。

结业考核合格者可取得结业证书，不合格者不能取得结业证书，仅出具进修证明。

结业离院

进修学员应在规定的时间内按要求办理结业手续，领取结业证书并离院。若确因故未能在规定的时间内办理结业手续，须及时出具书面情况说明，由科室分管主任签字确认其已经完成进修培训，结业考核合格，方可申请补发结业证书。超过两周未按要求办理结业离院手续者，不再补办，也不发放结业证书。

带教师资管理

师资资质

科室带教老师应具备高年资中级及以上职称，应师德好、技术优，敬业爱岗、严管善教，具备相应教学能力，能够胜任教学组织和管理工作。

师资职责

（一）带教老师应根据其带教进修学员的工作能力、实际水平和进修目标等，制订培养计划，做好教学、诊疗、科研活动安排。

（二）带教老师应对进修学员进行示范示教，指导进修学员严格按照诊疗规范、操作常规和医疗管理制度参与临床工作，及时检查进修学员医疗文书书写和培训记录等情况，定期完成对进修学员的考核评价。

（三）带教老师应以提高进修学员职业素养、工作能力为目标，在培养进修学员业务能力的同时，注重培养进修学员的医疗安全责任意识和医学人文素养。

（四）带教老师应加强对进修学员的人文关怀，关心其思想、学习、工作和生活状况，对进修学员存在的问题、困难应早发现、早疏导，如遇进修学员突发状况应及时报毕业后培训部。

师资考核

毕业后培训部负责带教老师的考核和激励，经考核合格，其带教工作纳入年度考核教学工作量；对带教工作优秀、进修学员普遍评价较好的带教老师，给予表扬和奖励；对带教不认真、进修学员普遍评价不好的带教老师，视情节给予提醒谈话。

科室进修考核管理

进修影响力

科室应当制订科室进修招生简章等宣传资料，积极开展招生宣传。招生简章应包括科室简介（学科建设情况、现有专业组及师资情况）、进修简介（进修专业介绍、科室招收计划、招收时间及进修期限、培训方式及结业考核）、进修学员资质要求等详细内容。

进修培训管理质量

（一）科室应当为进修学员安排带教老师，带教老师应定期与进修学员有互

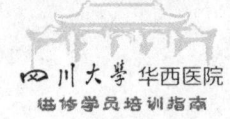

动指导。

(二)科室应安排专人负责进修管理工作。

负责进修学员的招收、资料存档("进修学员基本信息登记表"、身份证复印件、医(技)师资格证及执业证复印件等)、入科教育等。

负责教学过程管理(进修学员轮转、教学互评),督促落实教学活动(小讲课、教学查房、病例讨论、读书报告或其他形式的学习活动),并附有纸质版教学计划及培训考核等资料。

负责对进修学员实施考勤管理并有相应记录。

负责组织进修学员结业考核,按要求填写结业鉴定表。

进修学员满意度

进修学员离院前,由毕业后培训部组织开展满意度调查,内容包括进修教学计划的落实情况、师资带教情况及进修管理等。

考核结果运用

科室进修考核结果将纳入年度考核教学相关内容。

华西医院进修学员管理办法

总则

为进一步规范四川大学华西医院（以下简称"华西医院"）进修学员管理，加强进修过程监管，根据《四川省临床医师规范化进修实施细则（试行）》（川卫发〔2017〕167号）、《关于进一步落实全省临床医师规范化进修管理工作的通知》（川卫人发〔2020〕2号）等文件要求和精神，结合华西医院进修学员管理实际情况，特制定本管理办法。本办法适用于在华西医院进修的医师、技师（以下简称"进修学员"）。

进修学员行为规范

为展示华西医院进修学员庄重自信、健康向上的精神风貌，结合进修学员管理要求，特制定本规范。

（一）进修学员必须政治立场坚定，自觉拥护中国共产党的路线、方针和政策。进修学员为共产党员、共青团员的，应参加所在科室党支部、团小组的组织活动，接受思想政治教育，并做好记录。

（二）进修学员必须遵纪守法，严格遵守医院和科室的各项规章制度。进修学员进修期间应承担住院医师的工作职责，服从进修科室安排，严格执行《执业医师法》《医疗质量安全核心制度要点》《临床诊疗指南》《医疗技术操作常规》等法律法规及行业规范标准，在上级医师指导下参加各种诊疗、教学、科研活动，各类医疗文书应经上级主管医师签字审核，严防各类差错事故发生。

（三）进修学员须树立良好的医德医风和工作作风。工作中要弘扬和践行敬佑生命、救死扶伤、甘于奉献、大爱无疆的崇高职业精神，尊重病人、关爱病人，具有全心全意为病人服务的思想；须勤奋敬业，尊师重道，具有团结协作的团队精神；须严格遵守《医疗机构工作人员廉洁从业九项准则》和《医疗机构从业人员行为规范》相关规定，廉洁自律，恪守医德，自觉维护医院荣誉。

（四）进修学员进修期间应严格执行医院感染防控相关规定。工作中严格落实标准预防措施，遵守无菌技术操作规程，抗感染药物合理使用，一次性医疗用品的管理及消毒隔离等医院感染管理相关制度。

（五）进修学员进修期间应佩戴胸牌且穿着带有统一标识的工作服，不着奇装异服，不穿工作服、拖鞋出入教室、图书馆、食堂或离开医院外出办事等。

（六）进修学员进修期间应牢固树立安全防范意识，保证人身安全及财产安全，严禁酗酒、赌博、打架斗殴、聚众闹事等行为。

进修学员评优管理

为鼓励进修学员的学习积极性，激发荣誉感，突出先进典型的示范和引领作用，毕业后培训部将组织开展优秀进修学员的评选工作，评选细则如下。

评选条件

（一）进修期限为6个月及以上者。

（二）遵守华西医院和进修科室的各项管理规定，服从科室的工作安排。

（三）自觉遵守劳动纪律，无迟到、早退、无故脱岗等行为。

（四）工作业务能力强，勤奋敬业、团结协作、乐于奉献，进修期间工作能力、技术水平取得较大进步，得到带教老师和病人的认可，表现突出者。

（五）政治立场坚定，遵纪守法，模范践行医疗卫生职业精神，积极构建和谐医患关系，无违规违纪和责任事故发生。

（六）关心并积极参与华西医院和科室的各项活动，热心为进修学员服务。

评选时间及名额

每年开展两次进修学员评优（分别于2月、8月进行）活动，各科室按离院总人数20%的比例评选推荐。

评选程序

评选工作按照个人申请、科室推荐、毕业后培训部终评的流程进行。

进修学员违规处罚条例

进修学员出现以下行为者，取消其进修资格并通报原单位，不发结业证书，不退还进修费。

（一）在招收录取中，提供虚假材料或信息。

（二）私自轮转科室、调换专业、缩短或延长进修时间。

（三）工作中出现服务态度恶劣（病人有效投诉）、工作责任心差、不遵守劳动纪律，经科室和医院劝诫仍不悔改。

（四）持虚假证明材料请假，请假逾期不返或不假离院等。

（五）拒不执行医疗安全管理及医院感染管理等相关制度，屡教不改者。

（六）擅自复印、拷贝医院技术资料，或私藏、带走医院病案、影像资料、药品、器材等。

（七）由于责任心缺失或工作失误导致严重医疗差错和事故。

（八）违反《医疗机构工作人员廉洁从业九项准则》和《医疗机构从业人员行为规范》相关规定。

（九）其他违反国家法律法规的情况。

进修学员调换专业管理

因华西医院与其他医院在科室、专业设置方面的差异，导致学员报错进修专业的情况，可酌情调整进修专业。

调换专业流程

（1）进修学员选送单位出具调换专业公函；

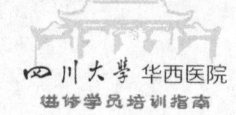

（2）进修学员填写"调换专业申请表"，所在科室同意转出并签字；

（3）拟转入科室同意转入并签字；

（4）转出、转入两个科室均签字同意后，进修学员将公函和"调换专业申请表"提交毕业后培训部审核。

进修期间只能调换一次专业。凡申请调换专业的进修学员，未经批准前，必须接受原进修科室管理，参加原进修科室的工作及学习，否则按违反学习纪律处理。

以下情况不能申请调换专业

（1）非科室、专业设置不同导致的报错专业；

（2）进修入学时间超过两周；

（3）招生时已确定为定向、委托培养的。

进修学员请、销假管理

进修学员必须严格遵守医院和科室的考勤管理规定，不得迟到、早退、无故脱岗，进修期间不享受婚育假、探亲假、寒暑假等。进修期间原则上不参加原单位的工作、会议，不承担原单位安排的各项任务，如确有特殊情况可请病、事假，进修12个月病、事假累计不超过10天，进修6个月病、事假累计不超过5天，超过请假期限不发结业证。病、事假请销假流程如下：

（1）进修学员经医院诊断需休养或住院治疗的，视为病假；因个人、家庭或单位特殊事务，必须由本人处理而请假的，视为事假。

（2）病假需出具病情证明，事假需出具学员选送单位的事假公函，并填写进修学员"请假申请表"。

（3）所有病、事假3天以内由科室分管主任批准，3天及以上由毕业后培训部批准，进修学员在准假前应协调好岗位工作，经审批同意后方可离院。回院需及时销假，请假天数计入进修结业鉴定。

（4）如遇特殊、紧急情况应先电话请假，并在事后及时补办请、销假审批手续。

进修学员提前结业管理

进修学员在进修中途如有下列合理情况可申请提前结业

（1）进修中途因生病、怀孕或家庭情况等个人原因，不能继续进修学习者；

（2）进修中途因选送单位工作需要调回，不能继续进修学习者；

（3）经科室考核，确实无法胜任进修学习者。

提前结业流程

（1）进修学员选送单位出具提前结业公函；

（2）进修学员填写"提前结业申请表"，经所在科室审核同意并签字；

（3）进修学员到华西医院膳食中心退还胸牌和饭卡；

（4）进修学员将选送单位公函、"提前结业申请表"提交毕业后培训部审核。

进修学员在未办理完提前结业手续之前，照常接受所在科室管理，按计划参加科室工作和学习，否则按违反学习纪律处理。

第三篇

常见问题

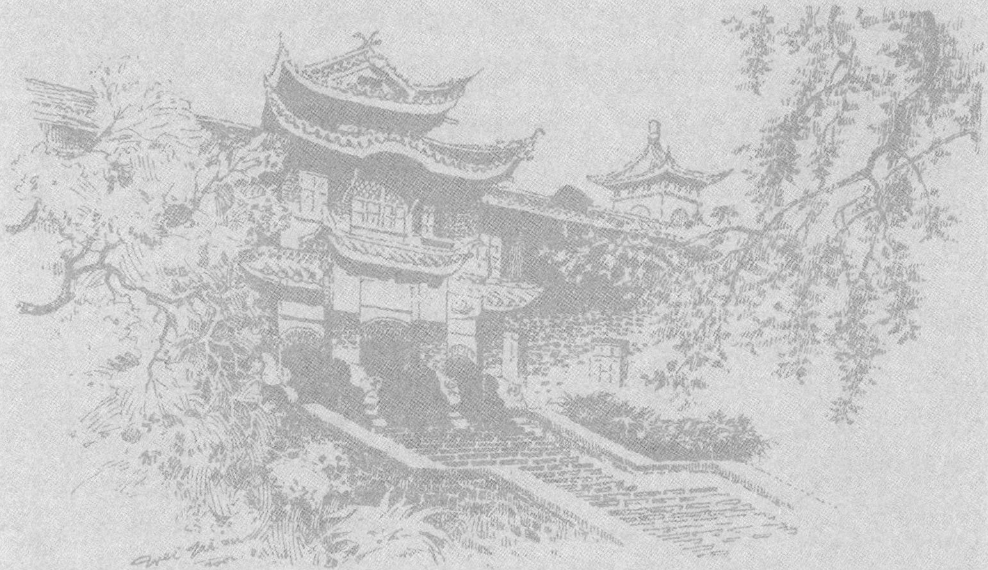

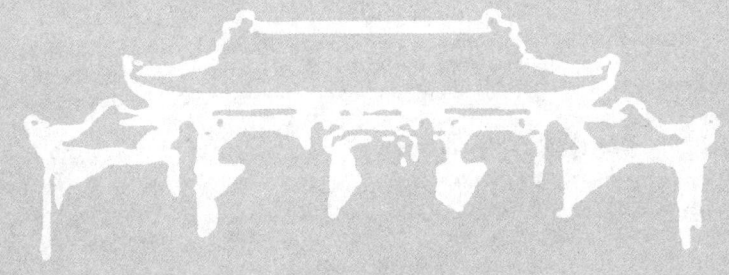

常见问题解答

进修咨询电话

医、技进修咨询电话：四川大学华西医院毕业后培训部　028-85422738；
护理进修咨询电话：四川大学华西医院护理部　028-85422655；
医学进修管理系统咨询电话：四川大学成人继续教育学院　028-85501663。

进修报名批次及报名方式

华西医院每年组织春季（3月）、秋季（9月）2批次进修学员招生录取工作。春季批次进修报名时间为：上年度的10月–12月，当年1月初录取；秋季批次进修报名时间为：4月–6月，7月初录取。华西医院进修培训实行网上报名，按照相关要求完成线上报名即可。

进修期间的住宿

华西医院没有进修学员公寓，学员需自行解决进修期间的住宿问题。

进修证明的开具

进修学员填写"四川大学华西医院进修学习证明"或"四川大学华西医院值班证明"，打印后科室分管主任签字，再至医院毕业后培训部进修科（华西医院启德堂219办公室）审核盖章。

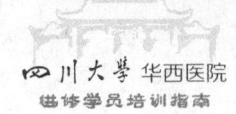

进修期间值班费用的发放

进修学员入学后须按照毕业后培训部的要求准确填报个人银行卡相关信息，进修科室根据个人值班情况每月提交值班费发放申请至经管办，值班费发放异常问题可咨询华西医院进修管理部门。

进修期间的胸牌、饭卡相关问题

华西医院统一为进修学员制作胸牌和饭卡。胸牌为学员进修期间的工作牌，工作期间需统一佩戴；饭卡参照本院职工标准给予补助，可用于医院食堂吃工作餐。胸牌或饭卡如不慎遗失，进修学员应按照华西医院的相关要求，带上身份证到厚德楼11楼档案科卡证中心进行登记和补办。

进修期间参观院史陈列馆

华西医院毕业后培训部可以安排参观院史陈列馆的活动，有兴趣的进修学员可联系毕业后培训部进修科预约。

进修期间医学图书馆的使用

图书馆的登录账号及密码

进修学员使用四川大学华西医院数字图书馆，需要输入用户名、登录密码。如果工号（胸牌号）为纯数字，用户名则为"hx+工号"（如工号为"1234"，则用户名为"hx1234"）；如果工号为数字和字母的组合，用户名直接为工号。初始密码均为本人身份证后6位（含字母的，须大写）。用户名及登录密码在网络和移动终端（手机等）上使用同电脑，使用移动图书馆手机App时，苹果手机则需要输入ID号才能完成注册。如果在登录"http://www.CD120.com"官网时遇到困难，2017年及以后入职的员工需要注册后才可以使用。（如果之前在华西医院参加了规培的住院医师或研究生等可以使用之前的工号登录。）也可以扫描下方二维码，按照提示注册后，开通权限即可使用。

大医医学搜索

完善个人注册信息

在门户首页检索框输入关键词检索后，进入检索结果页面，在检索结果页面点击页面左上角的"欢迎用户名"修改和完善个人信息。

院外IP段外访问

在华西医院IP段外可使用一站式检索框查询文献，院外获取全文点击"参考咨询服务"，可邮箱接收，不少文献后面还有"全文资源"的字样，可以直接点击查阅全文，有的图书其他单位也有收藏，可以馆际互借，申请发送到电子邮箱全文阅读。

移动借书机

移动借书机系统内置3000种最近3年的正版授权书籍，包含畅销书、新书和经典名著，每月远程自动更新150种最新出版的图书；电子期刊有100种。移动借书机放置在华西医院图书馆（新八教9楼）内，进修学员可以扫码借阅。

图书馆开放时间

周一至周五8:00—18:00。

图书馆的联系方式

如有相关问题需要咨询，可以拨打电话028-85422282。

进修期间临床技能中心开放实验室预约使用标准化流程

临床技能中心开放实验室预约使用标准化流程

责任部门	流程图	说明
临床技能中心	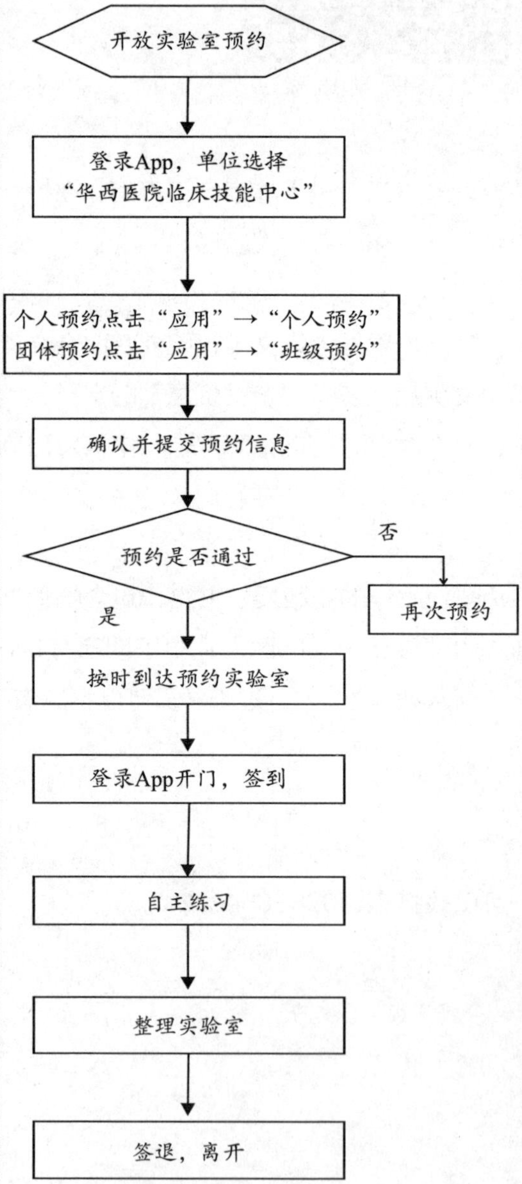 开放实验室预约 ↓ 登录App，单位选择"华西医院临床技能中心" ↓ 个人预约点击"应用"→"个人预约"；团体预约点击"应用"→"班级预约" ↓ 确认并提交预约信息 ↓ 预约是否通过 —否→ 再次预约；是↓ 按时到达预约实验室 ↓ 登录App开门，签到 ↓ 自主练习 ↓ 整理实验室 ↓ 签退，离开	我院本科生、研究生、住院医师、进修人员及临床科室均可预约技能中心开放实验室 扫描二维码下载App 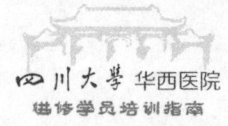（明日良医） 登录用户名为学号/胸牌号，默认密码"123456"；自主选择训练项目、地点及时间 操作指南请登录医院官网选择"医院概况"→"组织机构"→"临床技能中心"页面 App内查看审核信息，如有预约问题请联系曾老师或肖老师（85423330） 请身着工作服、佩戴胸牌，到达后请连接Wi-Fi（huaxi-LCJNZX，密码hxlcjnzx）并登录App，点击"应用"→"一键开门并签到" 模型旁操作指南供参考，请爱护设备模型及耗材 确保实验室整洁、安全。若未遵守实验室规定，将会影响您下次预约 请连接Wi-Fi（huaxi-LCJNZX，密码hxlcjnzx），并登录App，点击"应用"→"签退"，按时离开

进修期间使用院内职工临时运动场

为了丰富医院员工的业余生活,为职工提供锻炼身体、增强体质的运动场所,华西医院已完成职工临时运动场的建设(运动场位于华西医院行政楼食堂后侧),为规范运动场的使用,特制订运动场使用管理办法。

(1)职工需出示胸牌,确认身份后,方可进入临时运动场,但不得邀请院外人员入场运动。

(2)场地开放时间为:工作日12:00—14:00,18:00—22:00;周末9:00—21:00;法定节假日期间使用场地需在节假日前3个工作日向医院工会预约(预约电话:85422018)。

(3)场内严禁吸烟、乱停乱放车辆、乱扔垃圾、随地吐痰、吵架斗殴等不文明行为。

(4)严禁携带食物入场食用(矿泉水除外),入场人员造成的垃圾、污物应自行负责清理。

(5)医院工作人员对运动场享有平等的使用权,严禁霸占场地,如需包场比赛或作他用,应提前3个工作日向院工会预约。

(6)入场人员应自觉爱护运动场地及设备设施,非正常运动造成的损坏应照价赔偿。

(7)运动中应注意个人的安全防护,发生伤害事故由当事人自行负责,个人应根据自身健康状况入场运动。

(8)医院安全保卫部负责场地的日常管理。入场运动的所有人员均应自觉遵守本办法,服从管理。

温江院区班车时刻表

温江院区班车时刻表（内部使用）

始发站	发车时间	终点站	车辆详情
主院区（红门）	6:40—07:10	温江院区	39/49座（上班时间段）（周末不停运）
主院区（红门）	8:00	温江院区	19座1辆（周末停运）
主院区（红门）	10:30	温江院区	19座1辆（周末停运）
主院区（红门）	14:30	温江院区	19座1辆（周末不停运）
主院区（红门）	16:40	温江院区	19座1辆（周末停运）（因主院区门诊医师下班时间为16:30，为确保顺利上车，故发车时间为16:40）
温江院区（4号门）	9:00	主院区（红门）	19座1辆（周末不停运）
温江院区（4号门）	12:00	主院区（红门）	19座1辆（周末停运）
温江院区（4号门）	15:30	主院区（红门）	19座1辆（周末停运）
温江院区（4号门）	16:00—16:30	主院区（红门）	49座（下班时间段）（周末不停运）
温江院区（4号门）	17:30	主院区（红门）	49座1辆（周末停运）
温江院区（4号门）	18:30	主院区（红门）	49座1辆（周末停运）
温江院区（4号门）	19:30	主院区（红门）	19座1辆（周六运行，周日、法定假日由救护车替代）

备注：
①循环班车（除上下班时间段，其余班次均为循环时间段）若科室乘车人数较多（超过8人）或特殊工作用车，请提前报备至综合办，以便临时调整。
②对患者用车进行调整，请广大职工做好宣传，尽量引导患者及家属使用社会交通工具出行。
③为了保证乘客的人身安全，请大家系好安全带，车未停稳请勿起身离座。
④请大家有序上下车，文明乘坐，主动出示胸牌。
⑤为了保证大家的人身安全，明确规定沿途停靠站点，非停靠站点驾驶员有权拒绝停靠，请大家配合。
上午上班沿途停靠站点：小南街口、一环路口（青羊宫）、二环路口（仁和春天）、万家湾（树德中学路口）、蔡桥地铁站。
下午下班沿途停靠站点：市区路线为蔡桥地铁站、万家湾（树德中学路口）、瑞联路、二环路内侧公交站、高升桥、衣冠庙地铁口、天使宾馆、急诊科；三环路线为蔡桥地铁站、万家湾（树德中学路口）、蓝天立交（美洲花园）、创业路口、天使宾馆、急诊科。

上锦医院班车时刻表

上锦医院班车时刻表（内部使用）

始发站	发车时间	终点站	车辆详情
主院区（公行道）	6:45	上锦医院	49座1辆（周末、节假日停运） 车牌号：川AN9200
主院区（公行道）	6:50	上锦医院	49座1辆（周末、节假日停运） 车牌号：川E60829
主院区（公行道）	6:55	上锦医院	49座1辆（周末、节假日停运） 车牌号：川A2863Q
主院区（公行道）	7:00	上锦医院	49座1辆（周末、节假日不停运） 车牌号：川AN9183
主院区（公行道）	7:02	上锦医院	49座1辆（周末、节假日停运） 车牌号：川AN9206
主院区（公行道）	7:05	上锦医院	49座1辆（周末、节假日停运） 车牌号：川AN9209
主院区（公行道）	7:10	上锦医院	49座1辆（周末、节假日不停运） 车牌号：川AN9211
地铁2号线天河路D出口	7:30	上锦医院	49座1辆（周末、节假日停运） 车牌号：川E60829
主院区（入院服务中心）	10:40	上锦医院	35座1辆（周末、节假日停运） 车牌号：川AG6622
主院区（公行道）	15:00	上锦医院	49座1辆（周末、节假日不停运） 车牌号：川AN9200
主院区（入院服务中心）	17:00	上锦医院	35座1辆（周末、节假日停运） 车牌号：川AG6622
上锦医院	8:00	主院区（入院服务中心）	35座1辆（周末、节假日停运） 车牌号：川AG6622
上锦医院	9:00	主院区（公行道）	49座1辆（周末、节假日不停运） 车牌号：川AN9200、川AN9209交替轮换
上锦医院	13:00	主院区（入院服务中心）	35座1辆（周末、节假日停运） 车牌号：川AG6622
上锦医院	16:30	主院区（公行道）	49座1辆（周末、节假日不停运） 车牌号：川E60829
上锦医院	16:30	主院区（公行道）	49座1辆（周末、节假日不停运） 车牌号：川AN9209
上锦医院	16:45	主院区（公行道）	49座1辆（周末、节假日停运） 车牌号：川AN9211

续表

始发站	发车时间	终点站	车辆详情
上锦医院	17:00	主院区（公行道）	49座1辆（周末、节假日停运） 车牌号：川AN9183
上锦医院	17:30	主院区（公行道）	49座1辆（周末、节假日停运） 车牌号：川AN9206
上锦医院	18:00	主院区（公行道）	49座1辆（周末、节假日停运） 车牌号：川AN9200
上锦医院	19:00	主院区（公行道）	49座1辆（周末、节假日停运） 车牌号：川A2863Q
上锦医院	20:30	主院区（公行道）	35座1辆（周日、节假日停运） 车牌号：川AZ8585

备注：

①为了保证乘客的安全，请职工乘坐时系好安全带，车未停稳请勿起身离座。

②请大家有序上下车，文明乘坐，请勿吸烟、吃东西、乱扔垃圾，保持车内的清洁卫生。

③为了保证行车安全，请遵照交通法规的规定，班车只在沿途规定的停靠站点停靠，非停靠站点驾驶员有权拒绝停靠，请大家配合。上午上班沿途停靠站点：营门口站、金牛体育中心；下午下班沿途停靠站点：茶店子、七号线地铁口、营门口站、八宝街、月亮村、人民南路校门。

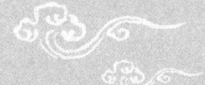

培训方案

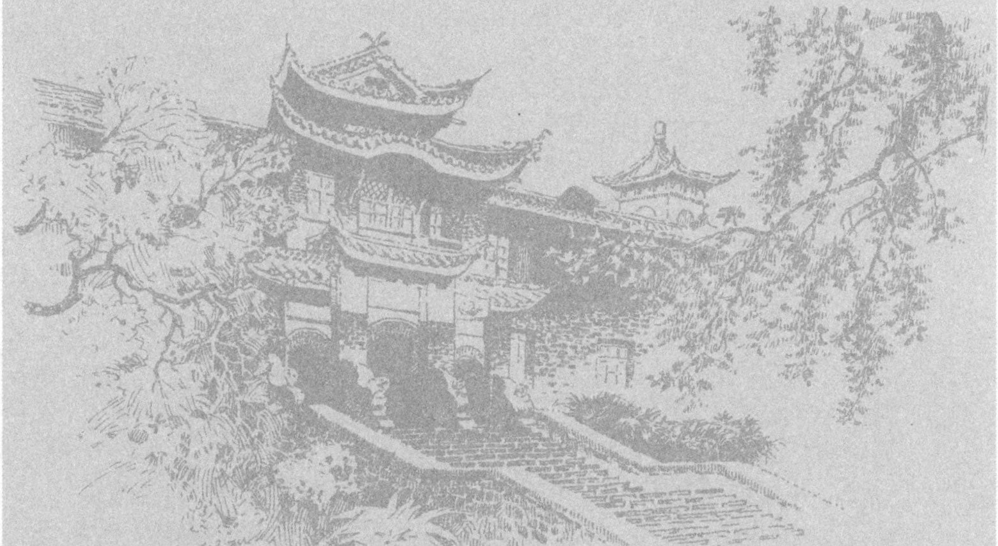

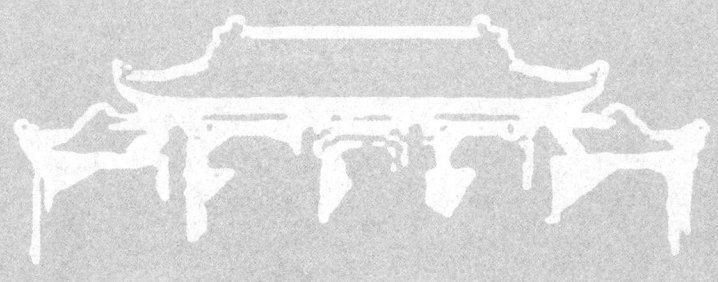

进修教育属于医学人才培养的第三阶段，是临床医师培训体系的重要组成部分，具有培训量大、培训时间相对较短的特点。华西医院为进一步提升进修培训质量，提高临床带教规范化程度，推进进修培训标准化和规范化，对各进修科室培训方案的设置提出了规范要求。培训方案包括培训对象资质、带教老师资质、进修计划、进修内容及要求和结业考核要求5个部分。本篇将重点介绍其中的进修计划、进修内容及要求2个部分。

培训对象资质：培训对象分为进修医师和进修技师。进修医师，应具备本科及以上学历，从事相关专业工作3年及以上，取得医师资格证、医师执业证；进修技师，具有本科及以上学历需从事相关专业工作2年及以上，具有专科学历需从事相关专业工作3年及以上，取得技师相应的资格证、执业证、技术职称证或上岗证。以上为进修学员招收的基本资质，各科室可以根据实际情况对进修学员的职称、年龄等做进一步要求。

带教老师资质：带教老师必须具有良好的医德师风，技术优良，具备相应的教学能力，具有高年资中级职称或副高及以上职称，每名指导老师同期带教进修学员原则上不超过3人。

培训方案的核心及重点是各科室的进修计划、进修内容及要求（包括进修总体要求、重点学习病种、技能操作及要求和教学活动及要求）。本篇将分别按照非手术科室、手术科室和医学技术科室3个大类详细介绍各个科室进修培训方案中的进修计划、进修内容及要求。

结业考核要求各个科室必须对进修学员的培训结果进行考核，考核内容包括专业考核（理论、技能）和综合评定（日常考勤、医德医风和职业素养等），考核结果分为"合格""不合格"，不合格者将不能取得进修结业证书。

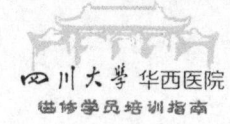

非手术科室进修培训方案

风湿免疫科进修培训方案

进修计划

进修专业	学习时间	学习内容	带教方法	进修学习后应达到的水平
风湿免疫学	6个月	风湿免疫专科常见病、疑难病的诊治 风湿免疫专科常用操作技术：关节穿刺术、肌肉活检术 风湿免疫专科危重症抢救技术：血浆置换术和免疫吸附术 参加风湿免疫专科专题讲座 至少1次读书报告	医疗组长负责制，每位医疗组长配备1~2名进修医生 参加查房、病案讨论 管理病床4~6张	风湿免疫科高年资专科医师水平 熟练掌握系统性红斑狼疮、类风湿关节炎、强直性脊柱炎、干燥综合征、炎性肌病的诊疗
风湿免疫学	12个月	风湿免疫专科常见病、疑难病的诊治 风湿免疫专科常用操作技术：关节穿刺术、肌肉活检术 风湿免疫专科危重症抢救技术：血浆置换术和免疫吸附术 参加风湿免疫专科专题讲座 至少2次读书报告	医疗组长负责制，每位医疗组长配备1~2名进修医生 参加查房、病案讨论 管理病床4~6张	风湿免疫科高年资专科医师水平 熟练掌握系统性红斑狼疮、类风湿关节炎、强直性脊柱炎、干燥综合征、炎性肌病的诊疗 熟悉风湿免疫科少见的专科疾病的病因、临床表现、诊断和治疗，包括系统性血管炎、IgG4相关性疾病、抗磷脂综合征、复发性多软骨炎、纤维肌痛综合征、嗜酸性筋膜炎、CVID等

进修内容及要求

进修总体要求

（1）风湿免疫专科疾病的诊疗，危重症患者病情的判断与处理；

（2）参与病区值班；

（3）在上级医师指导下完成查房，患者管理（4~6张病床）、病历书写、临床操作；

（4）跟随医疗组长进行门诊患者诊治；

（5）完成结业考试。

重点学习病种

（1）掌握风湿免疫常见的专科疾病的病因、临床表现、诊断和治疗，包括系统性红斑狼疮、类风湿关节炎、干燥综合征、炎性肌病、脊柱关节炎、硬皮病、自身免疫性肝病、混合性结缔组织病、痛风和骨关节炎等；

（2）熟悉风湿免疫科少见的专科疾病的病因、临床表现、诊断和治疗，包括系统性血管炎、免疫球蛋白G（IgG4）相关性疾病、抗磷脂综合征、复发性多软骨炎、纤维肌痛综合征、嗜酸性筋膜炎、普通变异型免疫缺陷病（CVID）和性联无丙种球蛋白血症（Bruton）等；

（3）熟悉并掌握风湿免疫科常用药物的使用原则；

（4）危重症患者的专科抢救技能：熟悉并掌握包括血浆置换术和免疫吸附术的应用。

技能操作及要求

技能操作名称	要求完成例数	
	6个月	12个月
关节腔穿刺	≥144例	≥50例
肌肉活检	≥36例	≥20例

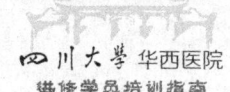

教学活动及要求

教学活动	频次	教学要求
入科教育	1次	进修学员入科当日进行
病例讨论	每周1次	由本科室主治医师及以上的医师重点讲授本专业相关理论、临床技能和常见疾病的诊疗技术进展
教学查房	每周1次	由科室教学主任主持,选取科室具有代表性的病例进行教学查房
临床小讲座	每周1次	由科室医疗主任主持,重点对科室疑难重症、死亡病例等进行分析
读书报告	每季度至少1次	由医疗组长主持,进修学员选取专科疾病进展进行读书报告及文献解读

放疗科进修培训方案

进修计划

进修专业	学习时间	学习内容	带教方法	进修学习后应达到的水平
放疗技术	3个月 6个月 12个月	整体熟悉放射治疗技术的主要流程及其特点，包括体位固定、模拟定位（CT、MRI定位）、图像预处理（影像融合）、靶区勾画、计划设计、复位、摆位验证、治疗实施等 尽可能掌握影像技术在放射治疗中的应用及规律 掌握各种放疗硬件设备主要区别，如常规模拟定位机、CT模拟定位机等 掌握放疗科各种影像获取手段及应用特点 了解治疗摆位验证的重要意义，尽可能掌握各种验证手段，如照射野片、正侧位平片、锥形束CT（CBCT）等 了解各种方式计划设计的特点，如三维计划、调强放疗（IMRT）、容积旋转调强放疗（VMAT）计划等	跟随带教老师进行临床操作流程观摩 参与放疗相关操作技能培训 参加科室的专题讲座、疑难病例分析、讨论及其他各项学术活动	能熟练掌握放疗相关流程操作 具有一定独立操作能力，学习能力得到提升 对放疗的技术特点有一定认识

续表

进修专业	学习时间	学习内容	带教方法	进修学习后应达到的水平
放疗物理	3个月 6个月 12个月	整体掌握放射治疗流程及放疗物理的主要特点，包括体位固定、模拟定位（CT、MRI定位）、图像预处理（影像融合）、靶区勾画、计划设计、计划剂量算法、复位、摆位验证、治疗实施等 掌握各种方式计划设计的特点，如三维计划、调强放疗（IMRT）、容积旋转调强放疗（VMAT）计划等 掌握不同计划系统的操作特点 了解影像技术在放射治疗中的应用及规律 了解各种放疗硬件设备主要区别，如常规模拟定位机、CT模拟定位机等 了解放疗科各种影像获取及应用特点 了解治疗摆位验证的重要意义及需要的各种验证手段，如照射野片、正侧位平片、锥形束CT（CBCT）等	跟随带教老师进行计划设计实际操作观摩、参与 参与模拟临床实际治疗计划 跟随带教老师进行加速器等质控操作观摩、参与 进行调强计划剂量验证质控观摩、参与 参与放疗物理相关技能培训 参加科室的专题讲座、疑难病例分析、讨论及其他各项学术活动	能熟练掌握放疗物理相关临床工作 能独立设计相关放疗计划 能独立进行计划剂量验证、加速器相关质控等 具有一定独立操作能力，学习能力得到提升 对放疗物理技术的特点有一定认识

注：进修学员在放射物理技术专业框架下，依据自身职业要求和进修意愿，选择上述专业。

进修内容及要求

进修总体要求

进修学员在进修期间应根据科室轮转安排，全流程、全方位地参与相应的临床工作。遵守科室各轮转部门的工作时间，不得迟到、早退、无故缺席；在带教或指导老师的指导下，完成规定的临床操作；整体临床操作技能水平和专业认知水平得到提升；能完成结业考核。

临床能力培养及要求

（1）治疗计划：进修学员主要在头颈组、胸组、腹组三大类计划组进行轮转，了解并掌握不同计划的设计特点；了解并熟悉不同计划的使用方法及特点；了解并掌握图像的导入、融合过程；了解并掌握计划的质量保证过程。

- 了解并掌握头颈组计划的设计特点；
- 了解并掌握胸组计划的设计特点；
- 了解并掌握腹组计划的设计特点；
- 图像导入（定义参考点）、预处理（ABAS正常组织勾画）、图像融合（CT-CT，CT-MRI等）；
- 计划的质量保证（QA）与质量控制（QC）。

（2）制模、定位：熟悉体位固定的方式和流程，熟悉模拟定位、CT/MRI的定位流程及技术特点。

- 体位固定；
- 常规模拟定位，CT、MRI定位；
- 模拟定位机、CT定位机的质量保证（QA）与质量控制（QC）。

（3）加速器：熟悉加速器机房的运行流程，不同类型计划的实施方式。

- 各型号加速器的治疗过程，需要在不同加速器机房轮转；
- 了解不同计划类型的实施方式；
- 加速器的质量保证（QA）与质量控制（QC）（包括各型号加速器不同周期性的质量保证与质量控制）。

技能操作及要求

技能操作名称	要求完成例数		
	3个月	6个月	12个月
制模 （参与）	头颈部≥10例 胸腹部≥10例 乳　腺≥10例	头颈部≥15例 胸腹部≥15例 乳　腺≥15例	头颈部≥20例 胸腹部≥20例 乳　腺≥20例
放疗定位 （参与）	头颈部≥10例 胸腹部≥10例 乳　腺≥10例	头颈部≥15例 胸腹部≥15例 乳　腺≥15例	头颈部≥20例 胸腹部≥20例 乳　腺≥20例

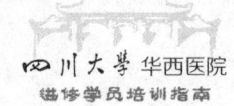

续表

技能操作名称	要求完成例数		
	3个月	6个月	12个月
不同放疗计划在加速器治疗实施时参与摆位、治疗	头颈部≥10例 胸腹部≥10例 乳　腺≥10例	头颈部≥15例 胸腹部≥15例 乳　腺≥15例	头颈部≥20例 胸腹部≥20例 乳　腺≥20例
放疗计划设计（参与）	头颈部≥10例 胸腹部≥10例 乳　腺≥10例	头颈部≥15例 胸腹部≥15例 乳　腺≥15例	头颈部≥20例 胸腹部≥20例 乳　腺≥20例
QA与QC（参与）	调强计划剂量验证类： 头颈部≥5例 胸腹部≥5例 乳　腺≥5例 加速器质控类≥12例	调强计划剂量验证类： 头颈部≥10例 胸腹部≥10例 乳　腺≥10例 加速器质控类： 能独立完成周检≥48例	调强计划剂量验证类： 头颈部≥15例 胸腹部≥15例 乳　腺≥15例 加速器质控类： 能独立完成周检≥144例

注：进修学员可根据自身的进修意愿和职业需求，在带教老师的指导、建议下，可适当调整病例例数。

教学活动及要求

教学活动	频次	教学要求
入科教育	1次	进修学员入科1周内进行
临床小讲课	每周至少1次	重点讲授本专业理论、临床技能和常见肿瘤的放疗技术进展
教学查房	每2周至少1次	重点审查新入院、疑难、危重、诊断未明、治疗效果不好病员的诊断，治疗计划
病例讨论（放疗计划类）	每2周至少1次	重点分析疑难肿瘤相关计划的设计
读书报告	每季度至少1次	平时对工作中发现的疑难点、延展性临床课题等进行针对性报告

感染性疾病中心进修培训方案

进修计划

进修专业	学习时间	学习内容	带教方法	进修学习后应达到的水平
感染病学	3或4个月	感染专业常见病、疑难病的诊治 感染专业常用操作技术：微生物标本的采集、胸穿、腰穿、腹穿 熟悉发热待诊断思路 参加感染专业专题讲座 合理使用抗菌药物：药物代谢分布、药物不良反应、使用禁忌证、用量及用法 了解多重耐药菌的诊治 熟悉医院感染的防控流程与措施 熟悉肝穿刺活检操作	跟医疗组长查房 自管病床4~6张 参加专题讲座 参与病房值班	专科医师水平 熟练掌握发热待查的临床诊治和多重耐药细菌的抗菌药物选择
传染病学	2或4个月	法定传染病的收治、处理原则 病毒性肝炎的规范化诊治 肝衰竭的诊治及并发症处理，人工肝患者的管理 疑难肝病的诊断思路 传染专科常用操作技术如腹穿、腹腔置管引流 艾滋病及其并发症的诊治及处理原则 熟悉肝穿刺活检操作	跟医疗组长查房 自管病床4~7张 参与病房值班	专科医师水平 熟练掌握肝衰竭综合救治和艾滋病合并机会性感染的临床诊治

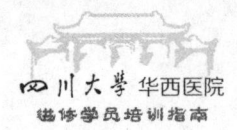

续表

进修专业	学习时间	学习内容	带教方法	进修学习后应达到的水平
感染-ICU（ID-ICU）	2个月	感染/传染急症、危重病诊治、呼吸衰竭检测 多脏器功能衰竭诊治 急症抢救方法与处理	跟主诊医师查房 主管1～2张病床 参与病房值班	掌握感染/传染危重症诊治理论和临床技能
人工肝治疗	1个月	初步了解股（颈内）静脉置管操作方法 初步了解人工肝治疗操作方法及危急情况处理	观摩及协助静脉置管操作 掌握人工肝适应证、禁忌证、术前准备、设备维护、常见并发症处理	掌握人工肝诊疗技术的适应证、禁忌证及人工肝技术操作 熟悉危急情况处理
微生物及院感专业	1个月（各半个月）	初步了解微生物标本的处理流程 初步了解院感工作流程	观摩微生物室医技人员操作 观摩学习院感分析及处理流程	了解微生物标本和院感的处理流程
医患沟通能力	病房轮转期间	了解医患沟通的礼仪，告知本人身份及确认对方身份 告知家属，患者目前的病情、已采取的治疗及将进一步采取的抢救措施及其意义、患者可能出现的并发症及最严重的后果 掌握疏导能力：熟练解答家属提问及疑虑 患者家属审阅医患沟通表、病危通知书及签名	观摩医疗组长或主任医师查房时，与患者的沟通方式 参与医疗组长与患者、家属沟通病情	熟练地参与临床医疗沟通，避免不良医疗事件的发生

注：进修期限为6个月者，原则上需要轮转感染病房3个月，传染病房2个月，人工肝治疗室1个月；进修期限为12个月者，原则上需要轮转感染病房4个月，传染病房4个月，感染-ICU2个月，人工肝治疗室1个月，微生物及院感专业1个月（各半个月）。

进修内容及要求

进修总体要求

（1）感染性疾病（包括普通病原微生物感染、具有传染性的病原微生物感染和肝衰竭等）的诊疗、危重症患者的病情判断与处理；

（2）参加病区值班；

（3）在上级医师指导下完成规定的临床操作；

（4）完成结业考试。

重点学习病种

感染性疾病

进修学员通过培训应熟悉和掌握下述疾病的病因、病理生理、临床表现和实验室及辅助检查、诊断及处理。

（1）神经系统感染，包括化脓性脑膜炎/脑炎、流行性脑脊髓膜炎、流行性乙型脑炎、结核性脑膜炎/脑炎、隐球菌性脑膜炎/脑炎、脑外科术后颅内感染等；

（2）颌面部及颈部感染，包括化脓性扁桃体炎、面部蜂窝组织炎、口腔间隙感染（包括颌下间隙感染累及颈部）、化脓性中耳炎、化脓性眼内炎；

（3）呼吸系统感染，包括病毒、细菌、真菌、非典型病原体、分枝杆菌，以及HIV、器官移植术后及使用免疫制剂所致的相关特殊感染；

（4）腹腔感染，包括肝脓肿（细菌、真菌、寄生虫）、急性化脓性胆管炎、原发性及继发性腹膜炎、结核性腹膜炎、脾脏脓肿、肠结核、急性化脓性阑尾炎、阿米巴肠病等；

（5）心血管系统，包括亚急性感染性心内膜炎、起搏器导线相关感染、结核性心包炎、化脓性心包炎等；

（6）泌尿系统感染，包括急/慢性肾盂肾炎、复杂性尿路感染（细菌/真菌）、泌尿系统结核、急性膀胱炎、导尿管相关感染等；

（7）血流感染，包括各种病原体所致感染性休克、败血症、菌血症等；

（8）皮肤及软组织感染，包括丹毒、蜂窝组织炎、伤口感染等；

（9）病毒性肝炎，包括甲型肝炎病毒（HAV）、乙型肝炎病毒（HBV）、丙型肝炎病毒（HCV）、戊型肝炎病毒（HEV）等肝炎病毒所致肝炎，以及巨细胞病毒（CMV）等非嗜肝病毒所致肝炎；

（10）艾滋病（AIDS），包括艾滋病毒（HIV）感染的临床表现、分期，抗病毒药物选择、药物不良反应，以及艾滋病继发各系统感染及艾滋病毒相关疾病；

（11）各种传染病，包括法定传染病、新发传染病以及一些有传染性的病原体感染所致疾病。

肝衰竭

进修学员应熟悉引起肝衰竭的常见病因、病理生理、临床表现、实验室及辅助检查、诊断及处理。

（1）肝炎病毒所致急性、亚急性及慢性肝衰竭，包括HAV、HBV、HCV、HEV等；

（2）药物所致肝衰竭，包括抗结核药物、非甾体类药物、中药及毒物中毒等；

（3）其他，包括酒精所致、肝豆状核变性、妊娠相关急性脂肪肝、肿瘤等。

发热待诊

熟悉不明原因发热的定义、发热原因待查的诊断思路、鉴别诊断及发热的处理原则。

人工肝

了解人工肝的概念、分型、原理，了解非生物性人工肝治疗适应证、禁忌证、并发症处理、疗效评估。

其他相关知识

了解临床科学、流行病学、社会学等各方面的知识，以及本学科领域的新进展，包括已明确的和正在发展中的知识，并在临床实践中加以应用。

（1）慢性EB病毒病；

（2）脓毒症与脓毒血症；

（3）新发传染病：新型冠状病毒、埃博拉病毒等；

（4）棘球蚴病（包虫病）；

（5）黑热病。

技能操作及要求

操作技能名称	要求完成例数	
	6个月	12个月
微生物标本采集（感染）	≥10例	≥20例
胸腹腔穿刺术（感染或传染）	≥5例	≥10例
动静脉穿刺置管术（传染）	≥2例	≥4例
腰椎穿刺术（感染或传染）	≥3例	≥6例
肝穿刺活检术（传染）	≥1例	≥2例
穿脱隔离衣（感染或传染）	≥1例	≥1例

教学活动及要求

教学活动	频次	教学要求
入科教育	1次	进修学员入科当日完成
会诊病例讨论	每月2次	其他科室感染疑难病例到本中心讨论
诊疗治疗改善讨论会	每月1次	病历总结分析、经验交流与死亡病例讨论
大内科疑难病例讨论	每月1次	对内科系统疑难重症病例进行分析
临床小讲课	每周1次	本专业理论、临床技能和常见疾病诊疗进展
教学大查房	每周1次	包括病例汇报、诊疗方案、最终诊断
读书报告	每月1次	针对临床诊治中的常见问题进行文献复习
感染病学进展会	每月2次	针对临床诊疗中的热点与难点进行学习

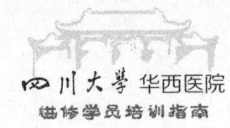

呼吸与危重症医学科进修培训方案

进修计划

进修专业	学习时间	学习内容	带教方法	进修学习后应达到的水平
呼吸与危重症医学（专修）	12个月	掌握呼吸系统常见病、多发病的规范化诊治，包括慢阻肺、哮喘、支气管扩张、肺部感染、肺结核、肺栓塞、肺部肿瘤、肺间质性疾病、ARDS、呼吸衰竭、胸腔积液、气胸、睡眠呼吸紊乱、罕见病、其他疑难与危重症等 学习呼吸疾病或危重症患者的常用影像检查 特殊设备监控和管理，包括呼吸监护单元和肺功能实验室，相关基础医学知识，肺移植的适应证、并发症预后，危重症中的伦理、经济学和法律问题，危重症患者及其家属的心理和情绪影响，终末期患者的姑息治疗等 提高进修学员的学习能力及人际交流技术与技巧	病房轮转学习、专题讲座、疑难病案分析讨论，以及实际操作	对呼吸系统疾病及内科重症具有判断及一定独立诊治能力，学习能力提升 对呼吸与危重症医学科学科建设有一定认识
呼吸与危重症医学	6个月	掌握呼吸系统常见病、多发病的规范化诊治，学习相关的基础及专业医学知识，提高进修学员的学习能力及人际交流技术与技巧	病房轮转学习、专题讲座、疑难病案分析讨论，以及实际操作	对呼吸系统疾病及内科重症具有判断及一定独立诊治能力，学习能力提升

续表

进修专业	学习时间	学习内容	带教方法	进修学习后应达到的水平
呼吸危重症RICU（单修）	6个月	掌握基本的危重症临床操作技能，学习高级临床操作技能包括深静脉置管、动脉置管、气管插管 熟悉床旁超声评估，了解床旁经皮气管切开技术 掌握危重症支持/监测技术 掌握循环监测技术 了解肝肾功能支持，包括CRRT和人工肝 掌握危重患者管理、患者家属的有效沟通、伦理问题等	普通病房/RICU轮转学习、专题讲座、疑难病案分析讨论，以及实际操作	对内科及呼吸疾病危重症的诊治、呼吸及脏器支持治疗、血流动力学维持及气道管理有一定认识和独立判断能力 能独立完成气管插管、动静脉穿刺及相关操作 能与患者及家属进行良好沟通
肺功能学（单修）	3个月	掌握呼吸系统的解剖特点，生理学特点，常见呼吸系统疾病的病理生理学知识 掌握肺功能检查室的建立与管理，肺功能正常值的选取与影响因素 掌握各项肺功能检查的适应证和禁忌证，检查前的停药要求，各项肺功能检查的标准操作规程、质控标准、检查指标的定义与计算方法、结果判断的标准 掌握常见呼吸系统疾病的肺功能改变，肺功能检查在呼吸慢病诊断与管理中的应用，肺功能检查在外科中的应用 掌握肺功能过程中危急症的应急处理，掌握肺功能报告的结果签发 熟悉与肺功能检查相关的流体力学知识 熟悉肺功能仪器的测定原理，肺功能职业安全防护措施 熟悉各项肺功能检查的操作技术和质控判断，肺功能报告的质控分级，检查数据的存储、备份与管理	肺功能室实践操作与理论学习	掌握呼吸生理相关知识、独立完成基础呼吸功能检查操作、对报告结果能进行正确判断 了解心肺运动、激发与舒张试验、FeNO等的操作及临床意义解读 肺功能室的建设及日常管理等

续表

进修专业	学习时间	学习内容	带教方法	进修学习后应达到的水平
呼吸介入（单修）	6个月	掌握支气管镜清洗消毒流程 掌握支气管镜基本构造及功能区 能独立进行患者评估 掌握普通支气管镜与无痛支气管镜相关内容 掌握支气管镜下气管解剖结构 掌握支气管镜下操作基础内容及技巧 掌握支气管镜检查后常见并发症的处理 熟悉EBUS、冷冻肺活检操作流程 熟悉支气管镜镜下治疗的适应证、方法、操作步骤 了解气管支架植入，电磁导航/虚拟导航引导下肺活检技术，热蒸汽消融术，经支气管活瓣植入肺减容术、CT引导肺穿刺、经支气管动脉栓塞术等	纤支镜室、介入室实践操作与理论学习	熟练掌握并独立完成常规及三级呼吸内镜诊疗技术 掌握并独立完成绝大多数四级呼吸内镜诊疗技术，以及部分经皮和经血管路径的介入呼吸病学相关诊疗技术 了解支气管镜中心的建设及日常运作
	3个月	掌握支气管镜清洗消毒流程 掌握支气管镜基本构造及功能 能独立进行患者评估 掌握普通支气管镜与无痛支气管镜相关内容 掌握支气管镜下气管解剖结构 掌握支气管镜下操作基础内容及技巧掌握支气管镜检查后常见并发症的处理	纤支镜室实践操作与理论学习	能规范进行呼吸内镜相关检查及操作 了解支气管镜中心的建设及日常运作
结核病学	3个月	掌握结核病的预防知识，结核病的诊断及鉴别诊断、规范化治疗方案 常规一线治疗及耐药结核的判定及治疗方案的制定与疗效评估 抗结核药物不良反应的类型及其处理原则，结核相关检查的指征及意义	结核病房轮转学习、专题讲座、疑难病案分析讨论、门诊跟诊，以及实际操作	对结核病的诊断、治疗、预防，以及相关疾病的诊断鉴别诊断能进行独立判断 达到结核专科医师的基本要求

续表

进修专业	学习时间	学习内容	带教方法	进修学习后应达到的水平
呼吸治疗（单修）	6个月	了解并熟悉呼吸治疗的范畴、工作内容、常规操作规范 熟悉包括胸部物理治疗、呼吸康复、气道湿化与雾化治疗、气道管理、呼吸机设置及调控等方面的相关理论及实践操作	病房轮转学习、专题讲座、病案分析讨论，以及实际操作	独立完成呼吸治疗相关操作，呼吸机操作及调试、气道管理等内容具有一定理论知识基础
呼吸康复（单修）	6个月	掌握呼吸及肺康复的相关理论，患者的评估、康复治疗的实施，以及治疗后评估等 学习相关设备、工具及手法的使用 熟悉危重症康复的相关内容	病房轮转学习、专题讲座、病案分析讨论，以及实际操作	熟悉掌握呼吸肺康复、重症康复等相关理论，包括慢病康复和危重症康复相关内容，完成康复教育及实际操作等
	3个月	掌握呼吸及肺康复的相关理论，患者的评估、康复治疗的实施，以及治疗后评估等	病房轮转学习、专题讲座、病案分析讨论，以及实际操作	熟悉呼吸肺康复、重症康复等相关理论，尤其是慢病康复相关内容，完成康复教育及实际操作等
睡眠呼吸障碍（单修）	3个月	掌握多导睡眠监测及初筛设备的操作规范及流程 学习识别及判读正常及常见异常睡眠波形 了解睡眠障碍类型、治疗及相关进展等 睡眠呼吸监测室的建立及运作	睡眠中心轮转学习、专题讲座、门诊跟诊，以及实际操作	掌握多导睡眠监测及初筛设备的操作规范及流程 学习识别及判读正常及常见异常睡眠波形 了解睡眠障碍类型、治疗及相关进展等 睡眠呼吸监测室的建立及运作

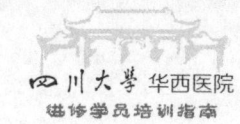

进修内容及要求

进修总体要求

进修学员在进修期间应根据轮转安排、全程参与相应的临床工作,包括对呼吸与危重症医学专业相关疾病的判断与处理,参与病房值班,在上级医师指导下完成规定的临床操作、病历及医疗文书的书写要求等。

重点学习病种

进修学员通过学习和培训应熟悉和掌握的常见呼吸系统疾病与呼吸危重症的病因、临床表现,诊断与处理等,重点包括:

(1)慢性阻塞性肺疾病,慢性阻塞性肺疾病急性加重;

(2)支气管哮喘;

(3)肺炎:社区获得性肺炎,医院获得性肺炎;

(4)支气管扩张症;

(5)肺结核;

(6)原发性支气管肺癌;

(7)肺血管疾病:肺动脉高压,肺栓塞;

(8)特发性肺间质纤维化;

(9)急性肺损伤、急性呼吸窘迫综合征;

(10)胸膜疾病;

(11)阻塞性睡眠呼吸暂停综合征。

技能操作及要求

进修专业	技能操作名称	要求完成例数
呼吸与危重症医学 (专修) *进修6个月例数要求相应减半	重症监护	≥20例
	胸腔穿刺术	≥15例
	胸膜活检术	≥8例
	气管插管	≥5例
	无创通气	≥8例

续表

进修专业	技能操作名称	要求完成例数
呼吸与危重症医学（专修）*进修6个月例数要求相应减半	血气分析	≥15例
	专题幻灯汇报	≥2例
呼吸危重症（RICU）	气管插管	≥5例
	中心静脉置管	≥8例
	参与经皮气管切开	≥3例
	无创通气	≥10例
	有创通气	≥20例
	气管镜	≥10例
	床旁超声等操作	参与
肺功能（医师）	仪器校准	≥10例
	肺量计检查	≥60例
	体描法肺容量及气道阻力测定	≥20例
	肺弥散功能检查	≥20例
	支气管舒张试验	≥20例
	支气管激发试验	≥20例
	脉冲振荡呼吸阻抗测定	≥20例
	心肺运动试验	≥20例
	激发试剂的制备与存储	≥1例
	肺功能仪器传感器及配件的拆装和消毒	≥1例
呼吸介入（6月）**进修3个月例数要求相应减半	可弯曲支气管镜检查	≥60例
	支气管镜导航术	≥20例
	支气管腔内超声检查	≥20例
	内科胸腔镜检查	≥5例
	临时性气道内支架置入	≥5例
	经支气管镜气管支气管球囊扩张术	≥10例
	经气管支气管针吸活检术	≥20例
呼吸治疗	有创通气	≥10例
	无创通气	≥10例
	经鼻高流量吸氧	≥5例
	辅助或操作气管镜检查	≥30例

续表

进修专业	技能操作名称	要求完成例数
呼吸治疗	俯卧位通气	≥15例
	危重症患者转运	≥15例
	胸部物理治疗	≥30例
	呼吸机终末消毒	≥20例
	专题幻灯汇报	≥2例
呼吸康复（6月） *进修3个月例数要求相应减半	呼吸慢病急性加重患者的综合呼吸康复计划	≥6例
	危重症患者的综合呼吸康复计划	≥6例
	慢性阻塞性肺病的病理生理学和评估 运动评估、处方和呼吸康复训练	≥4例
	营养和肺部疾病	≥2例
	呼吸康复的并发症、入选及排除标准，危重症早期康复终止的指征	≥2例
	运动训练	≥2例
	吸气肌训练等	≥2例
	专题幻灯汇报	≥1例
睡眠呼吸障碍	整夜多导睡眠呼吸监测安装操作	≥100例
	多导睡眠图数据分析的判读	≥100例
	日间多次小睡潜伏期测试操作	≥20例
	夜间手工压力滴定的操作	≥30例
	专题报告	≥1例

教学活动及要求

教学活动	频次	教学要求
入科教育	1次	进修学员入科当日完成
病例讨论	每周1~2次	重点对疑难重症、死亡病例等进行分析 由各病区安排，至少每月1次 科室疑难讨论，每周1次
教学查房	每周3~5次	重点审查对新入院、疑难、危重、诊断未明、治疗效果不好病员的诊断、治疗计划 病房每天早上进行指导查房，单修亚专业每周2~3次指导教学

续表

教学活动	频次	教学要求
临床小讲课	每周1次	重点讲授本专业理论、临床技能和常见疾病的诊疗技术进展
读书报告	每月1~2次	每月进修生读书报告至少2次 各单修亚专业相关学习至少每周1次

进修期间其他要求

中国医师协会呼吸医师分会已开展呼吸与危重症医学相关专业的专修及单修项目，目前华西医院呼吸与危重症医学科为PCCM专修、呼吸危重症（RICU）、呼吸治疗、呼吸康复、介入呼吸病学、肺功能和睡眠呼吸单修全国基地。要求相关专业的进修学员须同时在"全国专修单修管理平台"上进行报名和相关课程的学习。结业时按要求参加实际操作及理论考试。

急诊科进修培训方案

进修计划

进修专业	学习时间	学习内容	带教方法	各区域学习重点	进修学习后应达到的水平
急诊医学	6个月 12个月	医疗服务能力，包括院前急救的方法与技能，分检、动态观察和评估，在有限的时间内准确收集重要的患者信息，根据已有信息做出临床决策，各种急、危、重情况的抢救策略，各种急救操作技术和急救设备的使用 医学知识学习能力，包括生物医学、临床疾病学、流行病学和社会行为学，参加关于临床和教学的课程，学习、科研的基本原则，正确评价和解释科研结果 基于临床实践的学习和提高，包括正确分析和评价患者的诊治经过，搜寻、评估和领会医学文献和科学证据，使用信息技术改进患者救治方法，正确自我评价、终身学习、持续提高诊疗水平 沟通能力，包括与患者和家属进行充分而有效沟通，医护、上下级、急诊与专科、急诊与辅助人员交流与沟通，跨行业沟通与协作，与包括媒体在内的社会团体的沟通 职业精神和素养，包括承担职业责任，坚守道德准则，尊重患者、家属，尊重团队其他成员和其他同行，保持心态开放，能积极回应他人的评价 医疗体制学习与适应能力，包括适应医疗大环境，理解医疗体制，综合考虑成本、风险-收益比，有效调动相应的医疗资源	实施"科主任负责制下的双导师"管理模式：科主任为总体负责进修医师培训，导师负责进修医师的总体规划及指导（包括定期谈话了解情况），实习导师负责进行临床指导	观察区和普通诊断区：观察室和普通诊断室，主要为急症的鉴别诊断、药物治疗原则以及预后评估 抢救区和监护室：主要为急危重症抢救技能和急危重症早期治疗，包括抢救技术、急危重症的抢救流程和复苏后各脏器的功能支持维护 职业道德、沟通技巧和急救思维训练贯穿整个培训过程	具有较高急诊医学科研和教学水平的高年资专科医师

急诊进修医师临床轮转及时间安排

培训区域	中期（6个月）	长期（12个月）
普通诊断区	1月	2月
观察区	1月	3月
抢救区（含胸痛中心、清创间）/抢救分流区	2月	3月
EICU	1月	2月
机动（含各分院区）	1月	2月

进修内容及要求

进修总体要求

在临床轮转期间，进修学员应参与进修专业相关疾病的判断与处理，参与病房值班，在上级医师指导下完成规定的临床操作、病历及医疗文书的书写等。

重点学习病种

进修学员通过培训应熟悉和掌握以下疾病病因、临床表现，诊断与处理等，记录患者信息并由带教老师审核。具体疾病包括心脏骤停、休克、呼吸衰竭、急性冠脉综合征、急性主动脉综合征、高血压急症、心力衰竭、心律失常、肺栓塞、脑梗死、脑出血、肝硬化、AECOPD、肺炎、急性中毒、咯血、创伤、消化道出血、肠梗阻、腹膜炎、胆道疾病、急性胰腺炎、肾功能衰竭、中枢神经系统感染、不明原因发热、内分泌疾病急症和血液系统肿瘤紧急情况等。

临床病种及完成例数要求如下。

学习病种	要求完成例数	学习病种	要求完成例数
心脏骤停	≥10例	肺炎	≥20例
休克	≥10例	急性中毒	≥10例
呼吸衰竭	≥10例	咯血	≥10例
急性冠脉综合征	≥20例	创伤	≥20例
急性主动脉综合征	≥10例	消化道出血	≥10例
高血压急症	≥10例	肠梗阻	≥5例

续表

学习病种	要求完成例数	学习病种	要求完成例数
心力衰竭	≥5例	腹膜炎	≥5例
心律失常	≥5例	胆道疾病	≥5例
肺栓塞	≥5例	急性胰腺炎	≥5例
脑卒中	≥10例	肾功能衰竭	≥5例
脑出血	≥10例	中枢神经系统感染	≥5例
肝硬化	≥10例	不明原因发热	≥10例
肝衰竭	≥5例	内分泌疾病急症	≥5例
慢性阻塞性肺疾病急性加重期（AECOPD）	≥20例	血液系统肿瘤紧急情况	≥5例

技能操作及要求

进修学员应掌握急诊常见临床技能及辅助检查结果判读。技能操作在急诊技能岗的床旁指导下进行，作为主要操作者完成相应操作例数，急诊技能岗进行相应记录，确保学员掌握下述诊疗技术。

技能操作名称	要求完成例数	
	6个月	12个月
心肺复苏术	≥5例	≥10例
洗胃术	≥2例	≥4例
胸、腹腔穿刺术	≥10例	≥20例
胸腔闭式引流术	≥3例	≥6例
腰椎穿刺术	≥3例	≥6例
心包穿刺术	≥2例	≥4例
三腔二囊管压迫止血术	≥2例	≥4例
电除颤/电复律	≥2例	≥4例
经皮心脏起搏术	≥2例	≥4例
人工亚低温技术	≥2例	≥4例
中心静脉穿刺置管术	≥5例	≥10例
血流动力学监测	≥2例	≥4例
呼吸机应用	≥20例	≥40例

续表

技能操作名称	要求完成例数	
	6个月	12个月
气管插管术（普通/可视）	≥10例	≥20例
纤维支气管镜检查/吸痰	≥3例	≥6例
脑电双频指数（BIS）检测	≥2例	≥4例
床旁超声技术重症评估	≥20例	≥40例
超声引导穿刺术	≥5例	≥10例
急诊CRRT技术	≥3例	≥6例

辅助检查项目	要求完成例数	辅助检查项目	要求完成例数
血气分析结果判读	≥50例	12导联心电图结果判读	≥30例
CT读片	≥50例	心脏超声结果判读	≥20例

教学活动及要求

教学活动	频次	教学要求
岗前培训	入科第1周	熟悉工作制度、流程
急救技能培训课程［基础生命支持（BLS）、高级心脏生命支持（ACLS）、团队协作］	每月	分别完成1次
专项技能培训	技能岗安排	6次以上
科室病例讨论	时间不固定（各组疑难病例讨论）	20个病例以上
科室死亡病例讨论	每周四	20次以上
急诊科小讲课	每周四下午	20次以上
各学组晨读	15分钟/次～30分钟/次 周一至周五7:15	20次以上
科研会（含开题报告、论文答辩会）	1小时/次～3小时/次，每周一下午	4次以上
教学查房（由所在医疗组安排）	每2周至少1次	重点审查新入院、疑难、危重、诊断未明、治疗效果不好病员的诊断，治疗计划

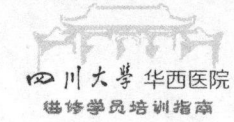

康复医学中心进修培训方案(康复医学方向)

进修计划

进修专业	学习时间	学习内容	带教方法	进修学习后应达到的水平
脊髓损伤康复	2个月	脊髓损伤的康复评定、康复治疗、脊柱稳定性和预后判断 中枢神经损伤中后期的康复评定和物理治疗的临床操作 神经内科脊髓相关常见疾病的康复评定、康复治疗禁忌证和适应证 神经外科椎管内常见疾病的康复评定、康复治疗禁忌证和适应证 神经源性膀胱及神经源性肠的临床评估、管理与康复治疗	跟随主诊医生查房 自管病床6~8张 参加专题讲座 参加值班 观摩及协助尿流动力检查的操作 掌握适应证、禁忌证及常见并发症的处理 参与重症病人管理1~2张床	基本掌握脊髓损伤临床诊治、并发症处理及脊髓损伤的康复评定方法和常用治疗技术
骨折康复	2个月	常见骨折的种类及骨折后的功能障碍 骨折的康复评定和康复治疗 骨折后常见并发症的处理 初步了解肌电图、骨密度检查的操作方法、临床应用	跟随主诊医生查房 自管病床6~8张 参加专题讲座 参加值班 观摩及协助肌电图及骨密度检查的操作 掌握适应证、禁忌证及常见并发症的处理 参与重症病人管理1~2张床	基本掌握骨折的临床诊治、并发症处理及骨折后的康复评定方法和常用治疗技术

续表

进修专业	学习时间	学习内容	带教方法	进修学习后应达到的水平
疼痛康复	2个月	疼痛的机理及康复科常见的引起疼痛的疾病诊治 疼痛的康复评定和康复治疗 初步了解自体干细胞美容技术（PRP）治疗的操作方法、临床应用	跟随主诊医生查房 自管病床6~8张 参加专题讲座 参加值班 观摩及协助PRP的操作 掌握术前准备及适应证、禁忌证、常见并发症的处理	基本掌握疼痛的临床诊治及疼痛相关的康复评定方法和常用治疗技术
心肺及重症康复	2个月	心肺康复的适应证、禁忌证 心肺康复的评定方法 心肺康复治疗方案的确定 初步了解简易肺功能检查的操作，肺功能报告的解读 初步了解心肺运动试验（CPX）的操作方法、临床应用及报告解读 重症康复的时机、评估与临床管理	跟随主诊医生查房 自管病床6~8张 参加专题讲座 参加值班 观摩及协助CPX的操作 掌握适应证、禁忌证及常见并发症的处理 参与重症病人管理1~2张床	基本掌握心肺的康复评定方法和常用治疗技术
脑血管病及颅脑外伤康复	2个月	脑卒中与脑外伤的临床诊治及相关疾病的临床诊疗 脑卒中与脑外伤常见并发症的处理 脑卒中与脑外伤的康复评定与康复治疗 初步了解高压氧在脑卒中与脑外伤的应用 脑电图、肌电图及头部影像学等相关检查报告解读	跟随主诊医生查房 自管病床6~8张 参加专题讲座 参加值班 观摩及协助CPX的操作 掌握适应证、禁忌证及常见并发症的处理 参与重症病人管理1~2张床	基本掌握脑卒中及脑外伤的临床诊治、并发症处理及脑卒中与脑外伤的康复评定方法和常用治疗技术
康复治疗	2个月	基本掌握相关康复方向的康复评定技术和治疗技术	跟随相关治疗组治疗师参与康复评定和康复治疗的操作	基本掌握相关康复治疗技术的操作 能独立完成相关患者的治疗

注：进修期限为12个月的学员需完成所有培训要求，进修期限为6个月的学员按实际需求完成前6项中的3项，进修期限为3个月的学员按实际需求完成前6项中的1项或2项。

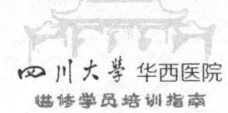

进修内容及要求

进修总体要求

康复科常见疾病的临床诊疗,康复科危急重症患者的病情判断与处理;参加病区值班;在上级医师的指导下完成规定的临床操作;完成结业考核。

重点学习病种

通过培训应熟悉和掌握下述疾病的病因、临床表现、实验室检查及影像学检查、临床诊断和处理、康复评定、康复诊断及常用康复技术。具体内容包含脊髓损伤;各类型骨折;与疼痛相关的疾病,包括康复科常见与疼痛相关的疾病,如颈椎病、腰椎间盘突出症、骨关节炎、骨质疏松、冻结肩、肩袖损伤、肌筋膜炎等;与心肺康复相关的疾病,包括冠心病、高血压、COPD、胸科术前术后的处理、肺部感染性疾病、肺部肿瘤等;脑血管意外,包括脑出血、脑梗死、各型颅脑损伤。

技能操作及要求

技能操作名称	要求完成例数
肌力评定	≥10例
疼痛评定	≥10例
肌张力评定	≥10例
关节活动度评定	≥10例
日常生活活动能力(ADL)评定	≥10例
偏瘫评定	≥5例
脊髓损伤评定	≥5例
关节活动术*	≥5例
关节松动术*	≥5例
肌力训练技术*	≥5例
神经生理治疗技术*	≥5例

续表

技能操作名称	要求完成例数
脊柱牵引技术*	≥5例
微创操作技术*	≥5例

注：带"*"号的技能操作项目为进修期限为12个月的学员根据所选进修方向完成其中2~3项。

教学活动及要求

教学活动	频次	教学内容
入科教育	1次	入科当日完成
教学查房	每周1次	包括病例汇报、诊疗方案
"三基"讲座	每周1次	基础理论知识、常见疾病与技术
技能培训	每月1次	常见技术培训
读书报告	每月1次	国内外重要临床研究与进展，最新指南解读
疑难病例讨论	每周1次	对疑难、危重、死亡病例进行重点分析讨论

康复医学中心进修培训方案（康复治疗学方向）

进修计划

进修专业	学习时间	学习内容	带教方法	进行学习后应达到的水平
神经物理治疗	3个月 6个月	脑卒中、脑外伤、神经重症、脊髓损伤、周围神经损伤、帕金森病、儿童运动发育落后、儿童脑外伤、多系统萎缩、多发性硬化、缺氧缺血性脑病等神经系统疾病的物理治疗评估与干预	观摩、在带教老师指导下完成治疗小讲课演示及病案讨论等	掌握患者病史采集，生命体征的评估，常规身体功能评估，功能活动的评估，姿势评估，异常活动的运动分析 熟悉CPPC技术/bobath技术/PNF技术/运动学习技术，神经影像报告解读，神经系统疾病预后判断依据，儿童运动发育评估量表，儿童运动发育物理治疗，神经重症物理治疗管理 了解理疗/传统/智慧康复在神经康复中的应用神经调技术
骨骼肌肉物理治疗	3个月 6个月	颈腰疼痛、肩关节疼痛、膝关节疼痛、足踝疼痛的物理治疗评估与治疗 常见骨折术后的物理治疗评估及治疗技术 骨关节肌肉系统疾病及创伤术后的（如脊柱疾病、周围神经损伤、骨折、关节置换术、手外伤等）围手术期康复技术	在线平台授课 每周讲课 临床实践学习 病案讨论	掌握物理治疗基础理论，关节松动技术、Mulligan技术、Mckenzie技术、神经肌肉激活与训练技术、组织牵拉技术等常用治疗技术，骨关节肌肉系统疾病外科处置原则 熟悉假肢与矫形器的适配及训练技术

续表

进修专业	学习时间	学习内容	带教方法	进行学习后应达到的水平
作业治疗	3个月 6个月	作业治疗基本理论 作业治疗评估 作业治疗活动分析 作业治疗方案设计 作业治疗干预实施	观摩带教 临床实践 病案讨论 小讲课 专项技能培训	掌握每个亚组作业治疗基本评估，并根据评估结果应用OT理论制订作业治疗计划，撰写计划书，实施治疗干预；掌握作业治疗基本技术、临床思维推理能力；掌握支具、辅具、压力衣等的制作技术；掌握小组活动开展要点及实施
心肺与危重症物理治疗	3个月 6个月	心血管疾病的物理治疗评估与管理 呼吸疾病的物理治疗评估与管理 重症物理治疗评估与管理 重症吞咽和语言障碍的常见表现 重症吞咽和语言障碍的基础评定及治疗方法 重症作业治疗评估与管理	观摩及临床实践 小讲课、专项技能培训、病案讨论 技术交流与讨论	掌握心肺与重症康复物理治疗的适应证、禁忌证及注意事项，选择及应用适宜的评估及治疗技术，管理风险并进行效果评价；具备基本的沟通及表达能力 熟悉重症康复中语言与吞咽治疗障碍常见表现，重症康复作业治疗的适应证、禁忌证及注意事项，临床转介及临床逻辑思维，基于循证及临床实际情况选择及应用适宜的评估 了解重症语言及吞咽障碍常见评定及治疗方法
吞咽、语言康复治疗	3个月 6个月	失语症评估与治疗 构音障碍评估与治疗 吞咽障碍评估与治疗 认知障碍评估与治疗	观摩带教 独立参与治疗 主题讲座	掌握失语症的分类、治疗适应证、治疗原则；构音障碍的临床表现、治疗原则；吞咽障碍的常见原因、诊疗思路及不同类型吞咽障碍的治疗方法选择；认知障碍的表现，治疗原则 熟悉语言相关脑区、构音器官结构及生理，语言及吞咽相关影像及仪器检查
物理因子治疗	3个月 6个月	根据个人意愿选择其他治疗部中的两部进行为期4周的进修学习，此期间按照对应部门的进修培训方案进行 康复科常用物理因子的治疗	观摩带教 组内小讲课	掌握超声波、电疗、偏振红外光、蜡疗、磁疗的适应证与禁忌证，物理因子治疗处方的制订 熟悉水疗的治疗方法 了解各项理疗的原理机制及最新的研究方向

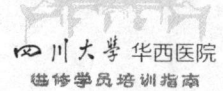

续表

进修专业	学习时间	学习内容	带教方法	进行学习后应达到的水平
假肢矫形	3个月 6个月	假肢矫形适配相关的临床疾病的基本知识（骨科/神经） 常见矫形器的分类、功能、设计及使用 常见假肢的分类，功能及使用 假肢与矫形器围装配期处理（矫形器穿戴准备，残肢塑形等）	观摩、跟带教老师到相关病区查房 理论讲授及实际操作培训 培训讲座	掌握假肢及矫形器的分类及适用范围，各类矫形器的临床应用，假肢与矫形器围装配期处理，假肢/矫形器制作的力学原理，低温脊柱矫形器、低温上、下肢矫形器的设计与制作，高温踝足矫形器（AFO）的设计与制作 熟悉相关疾病的基本知识，假肢围装配期相关知识，下肢高温矫形器、脊柱侧凸矫形器、生物力学足矫正垫的计算机辅助设计与制造技术 了解假肢制作流程，脊柱侧弯矫形器的设计及修型
老年康复治疗	3个月 6个月	老年医学常见内科疾病的基本临床知识 激光治疗的基本操作及临床禁忌证与适应证 老年人常见疾病，偏瘫、疼痛、股骨颈骨折等的康复评定与治疗 老年各种疾病和综合征可能导致的功能障碍及处理方法 熟悉内科药物对康复治疗的可能影响 掌握ACE单元及功能促进单元的评估及治疗方法 静态平衡训练仪的使用 上、下肢主被动训练仪的使用	观摩、跟带教治疗师完成手法治疗 制订培训课程表，进行理论知识的讲授及实际操作课程培训 参加新病人讨论和每日ACE病例讨论	掌握老年医学常见内科疾病的基本临床知识，激光治疗的基本操作及临床禁忌证与适应证，老年人常见疾病，偏瘫、疼痛、股骨颈骨折等的康复评定与治疗，ACE单元及功能促进单元的评估及治疗方法，多学科合作模式，上、下肢主被动训练仪的使用及可独立设置运动处方，外科围手术期患者多学科管理流程 熟悉老年各种疾病和综合征可能导致的功能障碍及处理方法，内科药物对康复治疗的可能影响，静态平衡训练仪的使用 了解徒手淋巴引流技术的基本操作和应用范围，肌内效贴技术在内、外科学科中的应用

续表

进修专业	学习时间	学习内容	带教方法	进行学习后应达到的水平
智慧康复（大型设备方向）	3个月6个月	下肢康复机器人的评估和操作技术 临床常用（多类型量表和不同仪器）步态分析技术 下肢各关节的等速肌力测试和训练技术 临床常用（多类型量表和不同仪器）平衡功能评估及训练技术 前庭功能康复技术 功能性电刺激自行车和普通功率自行车在临床中的应用 下肢运动控制系统在临床中的应用 电动起立床在临床体位适应及部分负重中的应用 各类型仪器设备在临床研究中的设计、实施、数据收集和分析、文章撰写和投稿教学	观摩和跟随治疗师完成患者评估和各类型仪器操作、参数设置 参加部门内小讲课 参加部门内新病人评估和疑难重症病人讨论	掌握下肢康复机器人的评估和操作技术，临床常用（多类型量表和不同仪器）步态分析技术，下肢各关节的等速肌力测试和训练技术，临床常用（多类型量表和不同仪器）平衡功能评估及训练技术，前庭功能康复技术，功能性电刺激自行车和普通功率自行车在临床中的应用，下肢运动控制系统在临床中的应用，电动起立床在临床体位适应及部分负重中的应用 熟悉各类型仪器设备在临床研究中的设计、实施、数据收集和分析、文章撰写和投稿教学
传统康复治疗	3个月6个月	传统康复主要治疗技术及临床应用 传统康复主要优势病种的规范化治疗方案 特色中医辨证思维与应用 功能障碍评估对传统康复治疗的指导与应用 "醒脑开窍""养髓醒神""峨眉伤科"等特色技术及应用 重症促醒针刺治疗技术与评估（各类型量表） 传统康复治疗技术的临床观察与疗效评价研究思路与方法等科研能力培养 传统康复重症、神经、脊髓损伤、疼痛、骨科、门诊等专业方向轮转学习	观摩及参与临床实践，包括治疗室、床旁、ICU及门诊患者的评估与治疗 参加科室与部门讲课及学习 进行技术交流与讨论 指导完成相应考核（文书、操作、文献学习）	掌握传统康复主要治疗技术及临床应用，传统康复主要优势病种的规范化治疗方案，特色中医辨证思维与应用，功能障碍评估对传统康复治疗的指导与应用，"醒脑开窍""养髓醒神""峨眉伤科"等特色技术及应用，重症促醒针刺治疗技术与评估（各类型量表） 熟悉传统康复治疗技术的临床观察与疗效评价科学研究思路与方法

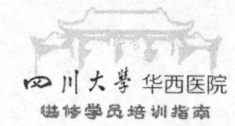

进修内容及要求

进修总体要求

进修学员在临床进修过程中应参与的工作及要求:

参与康复医学科常见基本的康复治疗工作,根据工作安排参与周末值班,在带教老师的指导下完成必要的查房、患者评定及治疗(4~6例)、治疗文书的记录书写、治疗技术的临床操作等。还应参与规定的教学活动,完成结业考核。

重点学习病种

(1)神经系统疾病:脑卒中、脑外伤、脊髓损伤、周围神经损伤、帕金森病、阿尔茨海默病、多发性硬化等。

(2)肌肉骨骼系统疾病:骨折术后、骨质疏松、骨关节炎、软组织损伤、肌腱损伤、颈椎病、腰背痛、烧伤、外伤等。

(3)心肺系统疾病:慢性阻塞性肺病、高血压、肺癌、冠心病、心肌梗死、心肺移植术后、各种心胸手术围术期、各种重症等。

(4)精神心理疾病:青少年首发精神障碍患者。

技能操作及要求

进修专业	技能操作名称	要求完成例数	
		3个月	6个月
神经物理治疗	脊髓损伤康复评定和治疗技术	≥5例	≥10例
	偏瘫康复治疗技术	≥5例	≥10例
	运动发育落后、脑外伤康复治疗技术	≥2例	≥5例
	颅脑损伤(颅脑占位、脑外伤)康复评定、治疗技术	≥5例	≥10例
	帕金森病康复评定、治疗技术	≥2例	≥5例
	周围神经损伤康复评定、治疗技术	≥5例	≥10例
	脑血管疾病早期康复评定、治疗技术	≥5例	≥10例

续表

进修专业	技能操作名称	要求完成例数	
		3个月	6个月
骨骼肌肉物理治疗	基于PANC的疼痛患者功能障碍的治疗	≥10例	≥20例
	关节松动技术、Mckenzie技术、神经肌肉训练技术	≥10例	≥20例
骨骼肌肉物理治疗	外科术后患者功能障碍治疗	≥20例	≥40例
	四肢或脊柱骨折术后的治疗	≥20例	≥40例
	软组织损伤修复术后的物理治疗（如交叉韧带损伤等）	≥5例	≥15例
	外科患者围手术期物理治疗流程及技术	≥10例	≥30例
	康复工程（假肢及矫形器的适配及训练）	≥1例	≥3例
作业治疗	脑损伤作业评定及治疗技术	≥15例	≥30例
	脊髓损伤作业评定及治疗技术	≥5例	≥10例
	肌肉骨骼疾病作业评定及治疗技术	≥5例	≥20例
	支具制作	≥2例	≥5例
	压力治疗技术	≥1例	≥2例
	团体治疗	≥1例	≥2例
心肺与危重症物理治疗	6分钟步行试验	≥3例	≥5例
	肺部听诊和心脏听诊	≥10例	≥10例
	主动循环呼吸技术	≥3例	≥5例
	吸气肌训练	≥3例	≥5例
	徒手过度通气	≥3例	≥5例
	肺功能测试	—	≥5例
	心电图的解读	—	≥5例
	胸部影像学的解读	—	≥5例
吞咽、言语康复治疗	失语症康复治疗技术	≥2例	≥4例
	失语症康复评定技术	≥2例	≥4例
	构音障碍康复治疗技术	≥1例	≥2例
	构音障碍康复评定技术	≥5例	≥10例
	吞咽障碍康复治疗技术	≥2例	≥5例
	吞咽障碍康复评定技术	≥2例	≥5例

续表

进修专业	技能操作名称	要求完成例数	
		3个月	6个月
物理因子治疗	电子生物反馈疗法	≥40例	≥80例
	低频脉冲电刺激	≥30例	≥45例
	中频脉冲电刺激	≥40例	≥60例
	超声波导入	≥100例	≥150例
	蜡疗	≥20例	≥30例
	超短波	≥30例	≥45例
	骨质疏松治疗	≥40例	≥60例
假肢矫形	矫形器评估与装配	≥20例	≥30例
	假肢评估与装配	≥2例	≥5例
	上肢低温矫形器的设计与制作	≥3例	≥6例
	下肢低温矫形器的设计与制作	≥3例	≥6例
	脊柱低温矫形器的设计与制作	≥6例	≥12例
	下肢高温矫形器的设计与制作	≥1例	≥2例
	3D雕刻脊柱侧凸矫形器的设计与制作	≥1例	≥2例
	3D生物力学足矫正垫的设计与制作	≥3例	≥6例
老年康复治疗	老年常见疾病的评定及治疗技术	≥24例	≥48例
	老年常见综合征的治疗技术	≥24例	≥48例
	上、下肢主被动治疗技术	≥12例	≥24例
	静态平衡测试及治疗技术	≥6例	≥12例
	老年常见骨折非手术及围手术期治疗技术	≥6例	≥12例
	徒手淋巴引流技术	≥6例	≥12例
	肌内效贴技术	≥6例	≥12例
智慧康复（大型设备方向）	下肢康复机器人的评估和操作技术	≥270例	≥540例
	下肢各关节的等速肌力测试和训练技术	≥180例	≥360例
	利用各类型平衡仪进行平衡功能评估及训练技术	≥90例	≥180例
	功能性电刺激自行车和普通功率自行车在临床中的应用	≥180例	≥360例
	下肢运动控制系统在临床中的应用	≥90例	≥180例
	电动起立床在临床体位适应及部分负重中的应用	≥180例	≥360例

续表

进修专业	技能操作名称	要求完成例数	
		3个月	6个月
传统康复治疗	醒脑开窍针法	≥270例	≥540例
	穴位埋线操作	≥6例	≥12例
	中医辨证论治评估技术	≥60例	≥120例
	八髎穴（骶管、骶后孔）及其他穴位注射操作	≥90例	≥180例
	推拿手法操作	≥3例	≥6例
	刃针操作	≥3例	≥6例

教学活动及要求

教学活动	频次	教学要求
入科教育	1次	入科报到当日完成
入组教育	1次	进修学员入组3天内完成
日常病例讨论	每2天至少1次	组内新入患者的治疗前讨论、治疗中期讨论和疑难病例讨论
疑难病例讨论	每周1次	针对疑难病例医、治、护多团队大讨论
临床小讲课	每周至少2次	围绕各亚专业需掌握的理论基础知识、康复治疗技术和专业发展现状及进展
读书报告	每季度至少1次	由康复治疗临床教学管理小组统一组织进行
"三基"讲座	每周1次	每周三由科室教学专职岗统一安排
进修生沙龙	每月1次	由康复治疗临床教学管理小组统一组织进行

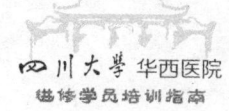

老年医学中心进修培训方案

进修计划

轮转科室	学习时间	学习内容	带教方法	进修学习后应达到的水平
营养模式病房	3个月	营养模式病房常见病、多发病的规范化诊治 学习营养风险评估及干预知识 提高进修学员的学习能力	参加营养评估及管理系列专题讲座、教学查房、床旁观摩，以及营养评估及干预相关操作培训	对营养不良及老年科重症具有判断及独立诊治能力 完成营养风险评估及干预实际操作，学习能力提升
老年人急性期快速恢复模式病房（ACE）	3个月	熟悉ACE多学科团队工作模式 掌握ACE纳入标准及出院指征 掌握谵妄患者的管理 提高进修学员的学习能力	参加ACE评估及管理系列专题讲座、主诊医师教学查房、床旁观摩、谵妄评估及干预相关操作培训	对谵妄及老年科重症具有判断及独立诊治能力 完成谵妄风险评估及干预实际操作，学习能力提升
安宁疗护病房	3个月	掌握安宁疗护学科团队工作模式及会诊制度、坏消息告知及家属沟通技巧、安宁疗护原则 提高进修学员的学习能力	参加安宁疗护系列专题讲座、主诊医师教学查房、床旁观摩，以及安宁疗护相关操作培训	对安宁疗护及老年科重症具有判断及独立诊治能力 完成安宁疗护沟通及治疗实际操作，学习能力提升
生活品质促进病房	3个月	掌握老年人全程照护的特点、老年综合评估及共病的管理 提高进修学员的学习能力	参加生活品质促进系列专题讲座、教学查房，床旁观摩生活品质促进模式的相关干预及操作培训	对生活品质促进及老年科重症具有判断及独立诊治能力 完成生活品质促进干预的实际操作，学习能力提升

注：注：进修期限为12个月的学员，每个病房轮转3个月，共计12个月；进修期限为6个月的学员，科室可根据教学计划安排其轮转2个病房，每个病房轮转3个月，共计6个月。

进修内容及要求

进修总体要求

（1）参与老年疾病的诊疗、危重症患者病情判断与处理；

（2）参加病区值班；

（3）在上级医师指导下完成查房、患者管理（6~16张病床）、病历及医疗文书书写、规定的临床操作；

（4）参加规定的教学活动，完成结业考核。

重点学习病种

常见老年慢性疾病

进修学员通过培训应熟悉和掌握下述疾病及相关残疾的评估、诊断和处理。

（1）心血管系统疾病，包括冠心病、心律失常、高血压、慢性肺源性心脏病、心力衰竭；

（2）呼吸系统疾病，包括慢性阻塞性肺疾病、呼吸衰竭、吸入性肺炎；

（3）消化系统疾病，包括胃食管反流、便秘、功能性消化不良、胃溃疡；

（4）内分泌系统疾病，包括糖尿病、甲状腺功能障碍；

（5）肾脏系统疾病，包括慢性肾功能不全、肿瘤、尿失禁、前列腺增生、泌尿道感染；

（6）皮肤病及症状，包括瘙痒、皮疹、小腿溃疡、压疮；

（7）肌肉骨骼系统疾病，包括退行性骨关节疾病、骨质疏松；

（8）神经系统疾病，包括脑卒中、癫痫、震颤、意识障碍、言语障碍、帕金森病、睡眠障碍；

（9）其他非特异性症状，包括眩晕、消瘦、疲劳、贫血、疼痛等。

常见老年综合征的评估及干预

（1）老年营养风险及营养不良评估及干预；

（2）老年衰弱和肌少症的评估、管理和防治；

（3）老年多重用药评估及干预；

（4）老年认知功能障碍评估及干预；

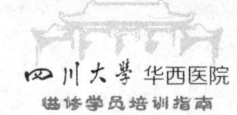

（5）跌倒风险评估及干预；

（6）吞咽呛咳评估及干预；

（7）谵妄评估及干预；

（8）情绪障碍（焦虑、抑郁）评估及干预；

（9）常见共病的评估及诊疗。

其他相关知识

（1）掌握老年综合评估和跨学科的团队工作模式；

（2）运用共病处理和缓和医疗的原则解决患者最迫切的问题。

技能操作及要求

进修专业	技能操作名称	要求完成例数	
		6个月	12个月
老年医学	无创机械通气	≥4例	≥8例
	老年综合评估	≥10例	≥20例
	老年用药指导	≥5例	≥10例
	老年围手术期管理	≥3例	≥6例
	跌倒和晕厥评估	≥3例	≥6例
	营养评估与支持	≥10例	≥20例

教学活动及要求

教学活动	频次	教学要求
入科教育	1次	进修学员入科当日完成
病例讨论	每周1次	重点对疑难重症、死亡病例进行分析
教学查房	每2周1次	翻转课堂形式，重点审查新入院、疑难、危重、诊断未明、治疗效果不好病员的诊断、治疗计划
临床小讲课	每周1次	重点讲授老年医学相关理论、临床技能和常见疾病的诊疗技术进展
读书报告	每季度1次	每季度开设1次针对进修生的读书报告

内分泌代谢科进修培训方案

进修计划

进修专业	学习时间	学习内容	带教方法	进修学习后应达到的水平
内分泌与代谢病	12个月	内分泌与代谢疾病〔安排轮转3~4个亚专业组（原则上不含糖尿病足亚专业），具体要求参考所在亚专业组学习内容〕	病房临床实践、讲座	掌握内分泌代谢系统常见及危重症疾病的诊治 熟悉内分泌代谢科罕见疾病的诊治流程 掌握专业文献查询能力，提升阅读专业英文文献能力
周围血管病与慢性创面（糖尿病足）亚专业方向	6个月 12个月	糖尿病足诊治思路 下肢动脉病变的早期筛查与诊治 神经病变的筛查与诊治 高危足的识别 创面的评估方法 糖尿病足治疗相关技术，包括但不限于：清创换药术，超声水刀清创术，皮肤溃疡负压吸引术，以及自体富血小板凝胶治疗技术的掌握 糖尿病足多学科协作模式	病房临床实践、讲座	掌握糖尿病足筛查诊治等相关理论 掌握糖尿病足清创换药术，超声水刀清创术，皮肤溃疡负压吸引术，以及自体富血小板凝胶治疗技术等 掌握专业文献查询能力，提升阅读专业英文文献能力

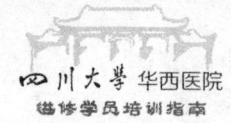

续表

进修专业	学习时间	学习内容	带教方法	进修学习后应达到的水平
代谢性骨病（骨质疏松症）亚专业方向	6个月 12个月	骨质疏松症的诊断及鉴别诊断 制订治疗方案、产期随访方案 疗程及停药标准、各专科用药的特点及选择原则 骨软化症的临床表现及诊断、治疗措施 原发性甲状旁腺功能亢进症的诊断及治疗原则 继发性/三发性甲状旁腺功能亢进症的诊治原则 其他代谢性骨病的诊治 正确解读骨密度及骨代谢指标	病房临床实践、讲座、骨密度室学习	掌握骨质疏松、骨软化症及甲状旁腺功能亢进症等相关疾病的诊断、鉴别诊断、治疗方案、随访方案等 掌握专业文献查询能力，提升阅读专业英文文献能力
下丘脑垂体疾病亚专业方向	6个月 12个月	下丘脑-垂体疾病的诊治思维及流程，激素检测的选择与解读 垂体泌乳素瘤的常见临床表现及诊治常规 库欣病的功能诊断、鉴别诊断与定位诊断，相关合并症的筛查及处理，术后恢复期的评估、监测与处理 肢端肥大症的功能诊断及定位诊断，相关合并症的筛查及防治，个体化治疗方案抉择（手术、药物、立体定向放射治疗），治疗后定期评估、监测、随访 垂体前叶功能低下症的常见病因、临床表现、诊断流程、规范替代治疗，定期随访内容，垂体危象的处理 鞍区占位患者围手术期的监测与处理 垂体占位的规范诊治流程 尿崩症的诊断及病因的筛查与鉴别诊断，中枢性尿崩症的治疗与随访 其他下丘脑垂体疾病的诊治	病房临床实践、讲座	掌握下丘脑-垂体疾病的诊治思维及流程 掌握常见的功能试验 掌握专业文献查询能力，提升阅读专业英文文献能力

续表

进修专业	学习时间	学习内容	带教方法	进修学习后应达到的水平
甲状腺疾病亚专业方向	6个月 12个月	甲状腺疾病的发病机制、病理学、影像学等；诊断、治疗；交叉学科如影像、甲状腺外科的学习	病房临床实践、讲座、甲状腺专科门诊、甲状腺疾病相关学科学习	熟练掌握甲状腺疾病的诊治，并熟悉其病理、影像等 熟练掌握甲状腺穿刺指征、手术治疗指征及术前准备等 熟练掌握碘131治疗 掌握专业文献查询能力，提升阅读专业英文文献能力
肾上腺疾病亚专业方向	6个月 12个月	内分泌性高血压如原醛症、库欣综合征、嗜铬细胞瘤、先天性肾上腺皮质增生症等，Addison氏病、肾上腺意外瘤等其他肾上腺疾病	病房临床实践、讲座	掌握原醛症、库欣综合征、嗜铬细胞瘤、先天性肾上腺皮质增生症等相关疾病的诊治流程 掌握专业文献查询能力，提升阅读专业英文文献能力
高尿酸血症及痛风亚专业方向	6个月 12个月	高尿酸血症的发病机制、常见诱因及合并症 痛风性关节炎的诊断、处理方式 痛风石破溃的处理	病房临床实践、讲座	掌握高尿酸血症及痛风等相关疾病的诊治 掌握痛风石破溃的处理 掌握专业文献查询能力，提升阅读专业英文文献能力
罕见病亚专业方向	6个月 12个月	内分泌代谢罕见病如非糖尿病性低血糖症、发作性低钾血症等的发病机制、分子等诊断；治疗。	病房临床实践、讲座	熟悉内分泌代谢罕见病的诊断思路、治疗手段，尤其分子、影像及病理诊断等
性腺疾病亚专业方向	6个月 12个月	IHH和青春期延迟的诊断方法和治疗原则 多囊卵巢综合征的临床表现和治疗原则 染色体异常相关性腺发育障碍性激素水平降低与骨质疏松症 其他与性腺疾病相关的内分泌代谢病	病房临床实践、讲座	掌握IHH和青春期延迟、多囊卵巢综合征等相关疾病的诊治 提升阅读专业英文文献能力

续表

进修专业	学习时间	学习内容	带教方法	进修学习后应达到的水平
糖尿病亚专业	6个月 12个月	《指南》要求的糖尿病预防、诊断、管理 急性并发症、慢性靶器官损伤的评估、管理等。糖尿病教育 相关辅助检查等	病房临床实践、讲座	熟练掌握糖尿病及并发症的筛查及治疗，应用最新指南指导临床实践 掌握糖尿病相关知识
肥胖症亚专业方向	6个月 12个月	肥胖症的诊断、病因、不同病因的治疗 原发性肥胖的发病机制、预防及诊治，并发症的诊治	病房临床实践、讲座	熟练掌握肥胖相关指南并用于临床实践 掌握继发与原发性肥胖症的鉴别、不同病因的治疗及肥胖症的预防

进修内容及要求

进修总体要求

（1）参与病房一线值班；

（2）在上级医师指导下管床3~4张；

（3）严格按照医院规定完成病历及各项医疗文书的书写；

（4）参加科室疑难病例讨论及教学查房等讲座；

（5）规范临床医疗操作。

重点学习病种

进修学员通过不同进修专业培训，应重点熟悉、掌握病种的病因、临床表现，诊断与处理等。

（1）糖尿病足亚专业：下肢动脉病变、神经病变、糖尿病高危足、夏科氏关节病、糖尿病足溃疡。

（2）骨质疏松亚专业：骨质疏松症、骨软化症、原发性甲状旁腺功能亢进症、继发性/三发性甲状旁腺功能亢进症。

（3）下丘脑-垂体亚专业：垂体泌乳素瘤、库欣病、肢端肥大症、垂体前叶功能低下、鞍区占位、垂体占位。

（4）甲状腺亚专业：甲状腺功能亢进症、甲状腺功能减退症、Graves病、Graves眼病、自身免疫性甲状腺疾病、甲状腺激素抵抗综合征、TSH瘤。

（5）肾上腺亚专业：原发性醛固酮增多症、库欣综合征、嗜铬细胞瘤、先天性肾上腺皮质增生症、Addison氏病、肾上腺意外瘤。

（6）高尿酸血症亚专业：高尿酸血症、痛风、痛风石。

（7）内分泌代谢罕见病亚专业：肾上腺皮质癌、肾素瘤、发作性低钾血症、多发性内分泌腺瘤病。

（8）性腺亚专业：IHH、青春期延迟、多囊卵巢综合征、染色体异常相关性腺发育障碍。

（9）糖尿病亚专业：糖尿病分型、糖尿病急性并发症、糖尿病慢性并发症。

（10）肥胖亚专业：原发性肥胖、继发性肥胖。

技能操作及要求

进修专业	技能操作名称	要求完成例数	
		6个月	12个月
周围血管病与慢性创面（糖尿病足）亚专业方向	糖尿病足清创术	≥50例	≥80例
	足底压力测试等技术（观摩）	≥50例	≥80例
糖尿病亚专业	CSⅡ的应用	≥20例	≥40例
	CGM的应用	≥20例	≥40例
肾上腺疾病亚专业方向	卡托普利试验	≥10例	≥15例
	盐水负荷试验	≥10例	≥15例
	肾上腺静脉采血（观摩）	≥5例	≥10例
	皮质醇昼夜节律	≥10例	≥15例
	小剂量地塞米松抑制试验	≥10例	≥15例

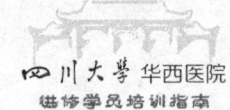

续表

进修专业	技能操作名称	要求完成例数	
		6个月	12个月
垂体下丘脑疾病亚专业方向	皮质醇昼夜节律	≥10例	≥15例
	小剂量地塞米松抑制试验	≥10例	≥15例
	大剂量地塞米松抑制试验	≥10例	≥15例
	DDAVP兴奋试验	≥5例	≥8例
	岩下窦静脉采血（观摩）	≥2例	≥2例
	垂体泵的应用	≥1例	≥2例
	GnRH兴奋试验	≥2例	≥2例
	禁水-加压试验	≥2例	≥2例
代谢性骨病	钙负荷试验	≥5例	≥5例
	DXA骨密度检查（观摩）	≥5例	≥10例
	椎体成形术（观摩）	≥5例	≥10例
甲状腺疾病亚专业方向	彩超引导下甲状腺穿刺活检（观摩）	≥1例	≥1例
	核医学技术在甲状腺疾病中的应用（观摩）	≥30例	≥2例

教学活动及要求

教学活动	频次	教学要求
入科教育	1次	进修学员入科当日完成
病例讨论	每周1次	重点对疑难重症、死亡病例等进行分析
教学查房	每周1次	重点审查对新入院、疑难、危重、诊断未明、治疗效果不好病员的诊断、治疗计划
临床小讲课	每周1次	重点讲授本专业理论、临床技能和常见疾病的诊疗技术进展
读书报告	每周1次	每周针对进修生开设读书报告，由进修半年以上的进修生在指导教师的帮助下完成
论文写作	每年1次	进修半年者，鼓励写论文；进修1年者，必须写1篇论文，鼓励发表论文，但不做强制要求

皮肤性病科进修培训方案

进修计划

进修专业	学习时间	学习内容	带教方法	进修学习后应达到的水平
皮肤性病学	6个月 12个月	掌握皮肤性病科常见病、多发病的规范化诊治 学习相关的基础及专业医学知识 提高进修学员的学习能力及人际交流技术与技巧	病房、治疗室、诊断室轮转学习专题讲座、教学查房、疑难病案分析讨论、床旁观摩及皮肤科相关操作培训	对皮肤性病科疑难重症具有判断及一定独立诊治能力 学习能力提升

注：进修期限为12个月者，需要轮转6个月的病房、6个月的门诊诊断室和治疗室；进修期限为6个月者，仅在门诊诊断室和治疗室培训。

进修内容及要求

进修总体要求

（1）参与皮肤性病科疾病的诊疗，危重症患者病情的判断与处理。

（2）参与病区值班。

（3）在上级医师指导下完成查房、患者管理（4~6张床）、病历及医疗文书书写、临床操作等。

（4）跟随门诊医师进行门诊患者诊治。

（5）参与激光室、美容室患者的治疗。

（6）参加规定的教学活动，完成结业考核。

重点学习病种

病房
掌握银屑病、湿疹、天疱疮、药疹、荨麻疹等住院病人诊断和治疗。

门诊诊断室和治疗室
掌握湿疹、痤疮、色素性皮肤病、血管性疾病、皮肤感染、性病等门诊病例诊治，掌握皮肤活检、激光治疗、液氮冷冻、化学剥脱治疗、超声导入，了解皮肤美容激光操作。

技能操作及要求

进修学员在进修期间（12个月或者6个月）应掌握下述诊疗技术并完成相应例数，操作要有带教老师指导并有相应的记录。

技能操作名称	要求完成例数
皮肤镜	≥100例
斑贴试验	≥20例
Wood灯检查	≥50例
皮肤/甲真菌取材	≥50例
性病取材	≥30例
醋酸白试验	≥30例
皮肤活检	≥20例
皮肤浅表肿物切除术	≥20例
激光切除术	≥50例
电离子切除术	≥50例
微波治疗术	≥30例
液氮冷冻术	≥100例
睑黄瘤治疗	≥30例
超声波导入	≥50例
化学剥脱治疗	≥50例
粉刺祛除术	≥20例

教学活动及要求

教学活动	频次	教学要求
入科教育	1次	进修学员入科1周内进行
病例讨论	每2周1次	重点对疑难重症、死亡病例等进行分析讨论
教学查房	每2周1次	重点审查新入院、疑难、危重、诊断未明、治疗效果不好病员的诊断，治疗计划
临床小讲课	每周1次	重点讲授本专业理论、临床技能和常见疾病的诊疗技术进展
读书报告	每季度1次	每季度开设1次读书报告
青年医生沙龙	每2周1次	重点对前沿医疗技术、行业指南和规范等进行分享和解读

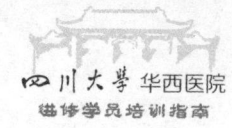

内科进修培训方案

进修计划

进修专业	学习时间	学习内容	带教方法	进修学习后应达到的水平
呼吸与危重症医学	1~3月	学习呼吸系统常见病、多发病的规范化诊治 学习相关的基础及专业医学知识 提高进修学员的学习能力及人际交流技术与技巧	病房轮转学习、专题讲座、疑难病案分析讨论,以及实际操作	对呼吸系统疾病及内科重症具有判断及一定独立诊治能力 学习能力提升
心血管病学	1~3月	心血管内科常见病、疑难病的诊治 心血管内科急症、危重症诊治 多脏器功能衰竭诊治 心血管内科专科常用操作技术,如心包穿刺、胸腔穿刺引流 有创/无创呼吸机、IABP临床应用、血气分析的结果分析	在普通病房、监护室（CCU）轮转及值班 专题讲座 疑难病案分析讨论及实际操作	对心血管内科疾病及危重症具有一定的独立诊治能力 学习能力提升
消化内科学	1~3月	消化道常见病及疑难病的诊治 消化内科常用操作技能,如腹穿、三腔二囊管安置术 消化内镜及介入技术的适应证、禁忌证	跟医疗组长查房,参加值班,参加消化专科专题讲座。	对消化系统疾病及内科重症具有判断及一定独立诊治能力。掌握常用操作技能。

续表

进修专业	学习时间	学习内容	带教方法	进修学习后应达到的水平
感染性疾病中心	1~4月	感染专业常见病、疑难病的诊治 感染专业常用操作技术：微生物标本的采集、胸穿、腰穿、腹穿 熟悉发热待诊诊断思路 参加感染专业专题讲座 合理使用抗菌药物 药物代谢分布、药物不良反应、使用禁忌证、用量及用法 了解多重耐药菌的诊治 熟悉医院感染的防控流程与措施 熟悉肝穿刺活检操作 法定传染病的收治、处理原则 病毒性肝炎的标准诊治、处理方法 肝衰竭的诊治及并发症处理，人工肝患者的管理 疑难肝病的诊断思路 传染专科常用操作技术，如腹穿、腹腔置管引流 艾滋病及其并发症的诊治及处理原则 熟悉肝穿刺活检操作	跟医疗组长查房；参加专题讲座；参与病房值班	对常见病、多发病具有判断及一定的独立诊治能力 掌握常用操作技能
肾脏病学	1~3月	泌尿系统肾脏内科常见病、多发病的规范化诊治 学习相关的基础及专业医学知识 提高进修学员的学习能力及人际交流技术与技巧	病房轮转学习 专题讲座、教学查房 疑难病案分析讨论、床旁观摩及肾科相关操作培训	对泌尿系统疾病及肾脏内科重症具有判断及一定独立诊治能力 学习能力提升

续表

进修专业	学习时间	学习内容	带教方法	进修学习后应达到的水平
血液病学	1~3月	血液科常见疾病的诊治常规 血液科常见危急重症的处理 各种血液系统肿瘤的化疗方案 血液系统疾病常用的靶向治疗药物的适应证，作用机理及疗效判断，相应并发症的处理 学习上述穿刺技术，骨髓涂片技术 学习《中华血液学杂志》近5年发表的血液疾病中国指南/专家共识，规范诊治 学习血液系统疾病常见的实验室诊断 学习血液系统肿瘤常见合并感染的肺部影像学 了解常见淋巴瘤的病理诊断	跟主诊医生查房，床旁学习血液相关检查的适应证，结果判读 常见肺部感染的影像学 常见病理结果的判读 参加科室疑难病例讨论 参加专题讲座	掌握血液科常见疾病的诊治，常用检查手段的应用，常用靶向治疗药物及生物治疗的使用
内分泌与代谢病学	1~3月	学习内分泌与代谢疾病的规范化诊治	跟医疗组长查房 参加专题讲座	对内分泌与代谢疾病具有判断及一定独立诊治能力 学习能力提升
风湿免疫病学	1~3月	风湿免疫专科常见病、疑难病的诊治 风湿免疫专科常用操作技术 风湿免疫专科危重症抢救技术 参加风湿免疫专科专题讲座等	医疗组长负责制，参加查房、病案讨论	对风湿免疫疾病具有判断及一定独立诊治能力 学习能力提升

注：进修期限为12个月者，需轮转血液内科、感染性疾病中心及风湿免疫科，共计至少4个月；其余轮转科室包括呼吸与危重症医学科、心脏内科、肾脏内科、消化内科和内分泌代谢科等，具体可根据学员需求安排。

进修内容及要求

进修总体要求

（1）内科疾病的诊疗、患者病情的判断与处理；

（2）参与轮转病房值班；

（3）在上级医师指导下完成规定的临床操作、病历书写等；

（4）通过轮转科室进行出科考核；

（5）通过内科结业考核。

重点学习病种

进修学员通过培训，熟悉和掌握内科常见、多发疾病的病因，临床表现及诊断与处理。具体病种参见所在轮转内科科室的病种。

技能操作及要求

进修学员技能操作及要求参照各轮转科室对进修学员应掌握的诊疗技术及例数的要求进行。

教学活动及要求

教学活动	频次	教学要求
入科教育	1次	进修学员入科当日完成
大内科晨读	每周1次（周五7:50）	介绍各专业领域的最新研究进展
大内科病案讨论	每隔两周1次（周三10:30）	各内科临床科室轮流进行病案讨论
教学查房	每周至少1次	重点审查新入院、疑难、危重、诊断未明、治疗效果不好病员的诊断、治疗计划
临床小讲课	每周至少1次	重点讲授本专业理论、临床技能和常见疾病的诊疗技术进展
病例讨论	每周至少1次	重点对疑难重症、死亡病例等进行分析讨论
读书报告	每季度至少1次	国内外最新指南、近期国外重要临床研究

全科医学科进修培训方案

进修计划

全科进修按照模块化设计，根据进修学员的需求进行组合轮转。

模块名称	学习内容	带教方法	进修学习后应达到的水平
全科普通病房	社区常见病、多发病、症状未分化疾病的诊治 外科病人的围手术期管理 临床基本技能操作	全科普通病房轮转学习，管理病床2~5张 参加病区值班、专题讲座、疑难病案讨论和典型病案分享 完成各项临床基本技能操作	掌握社区常见病、多发病、症状未分化疾病的诊治规范 具备一定的急危重症的识别和抢救技能
全科门诊	常见病、多发病病种学习，症状未分化疾病的诊治 对心身障碍病人的处理	全科门诊跟诊学习，填写门诊轮转登记表	掌握常见病、多发病、症状未分化疾病的诊治 熟悉心身障碍病人识别与初步处理 了解双向转诊模式
全科签约	家庭医生签约模式，签约服务包设计，健康体检与早癌筛查，健康促进与慢病管理	全科签约轮转，处理家庭医生签约、续约、健康咨询、体检预约，书写体检报告，档案管理，慢病随访	掌握家庭医生签约内涵，安排健康体检与早癌筛查 熟悉签约服务包设计、健康促进与慢病随访
全科老年	社区常见慢性病的管理，老年综合征评估，多病共患的综合治疗	老年医学中心病房轮转，管理病床5~10张 参加病区值班、专题讲座、疑难病案讨论 完成各项临床基本技能操作	掌握社区常见慢性病的管理，多病共患的综合治疗 熟悉老年综合征评估

续表

模块名称	学习内容	带教方法	进修学习后应达到的水平
全科社区	社区慢病管理（脂肪肝、心力衰竭、呼吸慢病等方向），社区门诊，健康档案管理，分级诊疗模式，预防接种，围生期保健	华西医院托管社区卫生服务中心、基层实践社区基地轮转学习 参加社区慢病管理、社区门诊跟诊、健康档案管理等	掌握社区慢病管理，社区SOAP病历书写，健康档案管理 了解分级诊疗模式，预防接种，围生期保健，基层教学组织情况
全科教学	教学组织与实施，课程设计，教案书写，教学调查设计	实践教学专职教学岗带教学习	掌握教学组织与安排 了解课程设计，教案书写，教学调查设计

轮转安排以进修期限3个月（即12周）为例，见下表。进修期限为6个月、12个月的轮转安排按照相应比例增加，也可根据具体情况适当调整。

	全科普通病房	全科门诊	全科签约	全科老年	全科社区	全科教学	合计
全科教学管理方向	2周	2周	1周	选修	1周	6周	12周
全科医疗方向	4周	2周	2周	2周	2周	选修	12周
社区慢病管理方向	2周	3周	3周	1周	3周	选修	12周
全科学科建设方向	2周	2周	2周	2周	2周	2周	12周

进修内容及要求

进修总体要求

（1）掌握全科医师临床诊疗思维，社区常见病、多发病、症状未分化疾病的诊治，常见慢性病的管理、多病共患的综合治疗，急危重症的识别与早期处理；

（2）掌握家庭医生签约内涵，健康体检与慢病随访；

（3）参加轮转病区值班；

（4）在上级医师指导下完成规定的临床诊疗操作；

（5）树立良好的医德医风，全心全意为病员服务，工作认真负责，遵守组织纪律，有爱伤护伤意识、同理心；

（6）完成结业考核。

重点学习病种

掌握全科病史采集方法（BATHE/RICE问诊要点）与社区常见慢病体格检查方法，掌握辅助检查结果判读，掌握常见病例的分析与处理。重点包括：

（1）下列症状的病史采集：

发热、乏力、消瘦、肥胖、头晕、眩晕、耳聋、胸闷、胸痛、气短、胸腔积液、关节痛、心悸、腹痛、腹泻、呕血、便血、血尿、蛋白尿、水肿、贫血、体表肿物、腹部包块、视力障碍、认知障碍、鼻衄、耳鸣、咽痛、吞咽困难；

（2）下列辅助检查结果的判读：

常见慢病的实验室检查，社区常见心电图、彩超、影像学、肺功能及心脏彩超；

（3）下列常见病例的分析与处理：

高血压、糖尿病、冠心病、血脂异常、心力衰竭、常见心律失常、脑卒中、上呼吸道感染、哮喘、肺炎、慢阻肺、急性胃炎/肠炎、急性胆囊炎、泌尿系统感染、慢性肾功能不全、高尿酸血症、痛风、骨质疏松、前列腺增生、慢性乙型肝炎、常见肿瘤筛查。

技能操作及要求

技能操作名称	要求完成例数		
	3个月	6个月	12个月
心肺复苏	≥3例	≥6例	≥12例
胸腔穿刺	≥3例	≥6例	≥12例
腹腔穿刺	≥3例	≥6例	≥12例
外科手术切口换药与拆线	≥3例	≥6例	≥12例
肺功能检查（含结果解读）	≥5例	≥10例	≥20例

教学活动及要求

教学活动	频次	教学要求
入科教育	每个轮转科室1次	进修学员入科当日完成
典型病案学习	每月至少3次	对社区、病房、签约等的典型病例,疑难、危重但治疗效果好的患者的分享学习
病例讨论	每2周至少1次	对疑难重症、大手术或死亡病例等进行分析、讨论、总结
教学查房	轮转病房期间每2周1次	重点审查新入院、疑难、危重、诊断未明、治疗效果不好的患者的诊疗计划
临床小讲课	每周至少1次	重点讲授本专业理论、临床技能和常见疾病的诊疗技术进展
远程继续教育	每季度至少10次	远程中心学习,学习需完成学术交流活动记录表
读书报告	每季度1次	针对进修医师开设

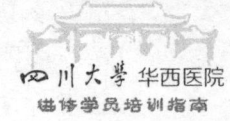

神经内科进修培训方案

进修计划

进修专业	学习时间	学习内容	带教方法	进修学习后应达到的水平
神经内科学	6个月 12个月	神经内科常见病，多发病的诊疗规范及危急重症的抢救、治疗 少见病及罕见病的诊疗思路	自管病床3~6张，跟随医疗组长查房，参加值班、门诊跟班、参加专题讲座	熟练掌握神经科常见病、多发病及危急重症的诊断及治疗 熟悉少见病及罕见病的诊疗思路 达到神经内科专科医师水平
神经内科介入治疗	6个月 12个月	掌握全脑血管造影技术，包括神经介入基本操作，全脑血管造影的规范步骤及技术，造影图像的识别及解读 围手术期患者的管理，术中、术后患者危急重症的处理规范 进修期限为12个月的学员在达到基本要求的基础上，初步了解急性血管内取栓及支架置入的操作方法、临床应用	观摩及协助介入手术、术前准备围术期患者的管理	熟练掌握脑血管造影技术 初步了解血管内介入治疗的适应证和禁忌证 熟悉危急情况处理
肌电图	6个月 12个月	肌电图操作基本规范 肌电图电生理基础 正常肌电图及异常肌电图的识别及临床解读	观摩及协助肌电图操作	掌握肌电图的常规技术操作

续表

进修专业	学习时间	学习内容	带教方法	进修学习后应达到的水平
脑电图	6个月 12个月	脑电图的基本操作技术、规范及读图方法 脑电图电生理基础、睡眠脑电图和多导睡眠图、视频脑电图的诊断和报告书写、癫痫脑电图识别 中枢神经系统感染和炎症的脑电图、睡眠障碍脑电图、3岁以上儿童脑电图等	在带教老师指导下，进行电极安装、使用脑电图软件 熟悉值班流程、浏览脑电图报告、参与脑电图查房	掌握脑电图监测的基本操作和报告规范
肌电图+脑电图	3个月+3个月	肌电图操作基本规范，肌电图电生理基础，正常肌电图及异常肌电图的识别及临床解读 脑电图仪器和电极安置方法、脑电图基本概念、正常脑电图、异常脑电图、脑电图良性变异型和临床意义不确定的波形、伪差识别、脑电图诱发试验、常规脑电图的诊断和报告书写	观摩及协助肌电图操作 在带教老师指导下，进行电极安装、使用脑电图软件 熟悉值班流程、浏览脑电图报告、参与脑电图查房	掌握肌电图的常规技术操作 掌握脑电图监测的基本操作和报告规范

进修内容及要求

进修总体要求

（1）按照培训要求及科室计划管理病人，参加门诊、急诊工作，参加疑难病例、教学病例的讨论及教学活动；

（2）参加相应病区的值班工作；

（3）在上级医师指导下完成规定的临床操作；

（4）完成结业考核。

重点学习病种

根据进修学员培养时限的不同，具体做如下要求。

（1）神经内科学（6个月）：神经内科常见疾病的发病机制、临床表现、诊断（定位、定性）与鉴别诊断以及治疗原则，如常见脑血管病、头痛、癫痫、帕

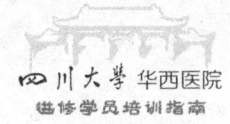

金森病等诊治。

（2）神经内科学（12个月）：在达到基本要求的基础上，加深对复杂疑难脑血管疾病、癫痫疾病、帕金森和运动障碍病、神经免疫性疾病、肌肉和周围神经疾病以及颅内感染急重症的认识和掌握正规的诊治流程，掌握神经科常用药物的药理学作用及应用，尤其癫痫和锥体外系疾病、免疫性疾病的药物应用，建立针对少见疾病的诊断和鉴别诊疗思路，并有一定的诊断能力。

技能操作及要求

进修专业	技能操作名称	要求完成例数	
神经内科学		6个月	12个月
	规范完整神经系统体格检查与定位	≥60例	≥120例
	腰穿	≥10例	≥20例
	肌电图阅读	≥5例	≥10例
	脑电图阅读	≥5例	≥10例
	头颅和脊柱CT阅片	≥15例	≥30例
	头颅和脊柱MRI阅片	≥20例	≥40例
	脑血管造影阅片	≥5例	≥10例
神经介入		6个月	12个月
	神经介入基本操作	≥5例	≥10例
	全脑血管造影的规范步骤及技术	≥3例	≥6例
	造影图像的识别及解读	≥10例	≥20例
	急性血管内取栓及支架置入的操作方法及临床应用	≥2例	≥5例
肌电图		6个月	12个月
	肌电图基本规范操作	≥5例	≥10例
	肌电图的识别及临床解读	≥10例	≥20例
脑电图		6个月	12个月
	脑电图仪器和电极安置	≥5例	≥10例
	视频脑电图报告解读	≥10例	≥20例

续表

进修专业	技能操作名称	要求完成例数
肌电图+脑电图（3月+3月）	肌电图基本规范操作	≥3例
	肌电图的识别及临床解读	≥8例
	脑电图仪器和电极安置	≥3例
	视频脑电图报告解读	≥8例

教学活动及要求

教学活动	频次	教学要求
入科教育	1次	进修学员入科当日完成
临床课程	每周1次	讲授本专业理论、临床技能和常见疾病的诊疗技术进展
教学查房	每周1次	典型或者疑难、危重患者的诊断思路及治疗计划
脑电图查房（脑电图）	每周1次	疑难脑电图分析解读
病例讨论	每周2次	对疑难重症、手术、死亡病例等进行分析讨论
介入讨论（神经介入）	每周1次	神经介入患者手术方式讨论
读书报告	每季度1次	每季度开设1次读书报告

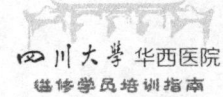

肾脏内科进修培训方案

进修计划

进修专业	学习时间	学习内容	带教方法	进修学习后应达到的水平
肾脏病及血液净化	12个月	掌握泌尿系统肾脏内科常见病、多发病的规范化诊治，对泌尿系统疾病的危重症能够正确判断 熟悉肾脏病理报告分析，及时并正确处理 系统掌握肾脏内科疾病的基本理论，了解本专业国内外发展现状和新进展，并能与实际工作相结合 掌握泌尿系统辅助检查的意义及腹膜透析、血液透析、血管通路、连续肾脏替代疗法（CRRT）和肾脏穿刺的相关理论和操作规范 学习肾脏疾病或危重症患者的常用影像检查，特殊设备的监控、管理及相关知识 肾移植的适应证、并发症和预后 危重症中的伦理、经济学和法律问题 危重症患者及其家属的心理和情绪影响 终末期患者的姑息治疗等 提高进修学员的学习能力及人际交往技巧	病房轮转学习 专题讲座 教学查房 疑难病例分析讨论 床旁观摩以及肾科相关操作培训	对泌尿系统疾病及肾脏内科危重症具有判断能力及一定独立的诊治能力 提升学习能力 对肾脏内科学科建设有一定认识

续表

进修专业	学习时间	学习内容	带教方法	进修学习后应达到的水平
肾脏病	6个月	掌握泌尿系统肾脏内科常见病、多发病的规范化诊治 学习相关的基础及专业医学知识 提升进修学员的学习能力及人际交往技巧	病房轮转学习 专题讲座 教学查房 疑难病例分析讨论 床旁观摩以及肾科相关操作培训	对泌尿系统疾病及肾脏内科重症具有判断能力及一定独立诊治的能力 提升学习能力
血液透析	6个月	掌握血液透析患者的透析处方（包括普通血液透析、序贯治疗、血液灌流、血液透析滤过、血浆置换和组合肾）的制订 医嘱的执行、急性并发症的处理 掌握门诊血液透析病人的日常查房和管理以及常见血液透析急/慢性并发症的处理 熟悉血液透析患者血管条件的判断、血管通路的选择、建立与维护 掌握危重患者管理、与患者家属的有效沟通、伦理问题等 熟悉肾脏内科血液透析患者病例库的建立和资料分析及病例随访	病房轮转学习 专题讲座 疑难病例分析讨论 床旁观摩和亚专业相关操作培训	能独立完成血液透析患者透析处方的制订和医嘱的执行 血流动力学维持、透析常见并发症及透析用血管通路管理有一定认识和独立判断的能力 能与患者及家属进行良好的沟通
腹膜透析	6个月	掌握腹膜透析患者透析处方的制订、医嘱的执行、腹膜平衡试验的结果分析及处方调整 掌握门诊腹膜透析病人的日常查房和管理，以及常见血液透析急慢性并发症的处理 掌握尿毒症透析患者肾脏替代方式的选择、腹膜透析通路的建立与维护 掌握危重患者管理、与患者家属的有效沟通、伦理问题等 熟悉肾脏内科腹膜透析患者病例库的建立和资料分析及病例随访	病房轮转学习 专题讲座 疑难病例分析讨论 床旁观摩和亚专业相关操作培训	能独立完成腹膜透析患者透析处方的制订和执行，血流动力学维持、透析常见并发症及腹膜透析用通路管理有一定认识和独立判断能力 能与患者及家属进行良好沟通

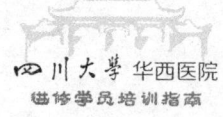

续表

进修专业	学习时间	学习内容	带教方法	进修学习后应达到的水平
血管通路	6个月	掌握血液透析患者血管条件的判断、血管通路的选择、建立与维护 掌握血透用临时中心静脉导管置入术、血透用留置带涤纶套（CUFF）的导管置入术和拔除术、血透用动静脉内瘘成形术及动静脉内瘘闭合术的适应证和禁忌证 熟悉血液透析患者透析处方（包括普通血液透析、序贯治疗、血液灌流、血液透析滤过、血浆置换和组合肾）的制订、医嘱的执行、并发症的处理 熟悉床旁超声的应用 掌握危重患者管理、与患者家属的有效沟通、伦理问题等 熟悉肾脏内科血液透析患者病例库的建立和资料分析及病例随访	病房轮转学习 专题讲座 疑难病例分析讨论 床旁观摩和亚专业相关操作培训	熟练掌握并独立完成血透用临时中心静脉导管置入术、血透用留置带涤纶套的导管置入术和拔除术、血透用动静脉内瘘成形术及动静脉内瘘闭合术 掌握并独立完成绝大多数病人的血管评估及通路选择 对透析常见并发症能独立判断和正确处理 能与患者及家属进行良好的沟通
肾脏血管介入	6个月	掌握血液透析患者血管条件的判断、血管通路的选择、建立与维护 掌握中心静脉狭窄造影、中心静脉狭窄球囊扩张术、中心静脉狭窄球囊扩张术及导管置入术、人造血管动静脉内瘘置入术、自体血管移植内瘘术的适应证和禁忌证以及基本操作流程和并发症的处理 熟悉床旁超声的应用 掌握危重患者管理、与患者家属的有效沟通、伦理问题等 熟悉肾脏内科血液透析患者病例库的建立和资料分析及病例随访	病房轮转学习 专题讲座 疑难病例分析讨论 床旁观摩和亚专业相关操作培训	能规范进行肾脏血管介入的相关检查及操作 掌握并独立完成绝大多数病人的血管评估及通路选择 对透析常见并发症能独立判断和正确处理 能与患者及家属进行良好的沟通

续表

进修专业	学习时间	学习内容	带教方法	进修学习后应达到的水平
连续性血液净化（CRRT）	6个月	掌握危重患者肾功能的评估及肾脏替代治疗方式的选择 掌握CRRT常用治疗模式的原理及应用、CRRT处方的制订和调整、CRRT治疗中的血气监测、CRRT血管通路的建立 熟悉CRRT上机操作及常见报警处理、CRRT患者水分和营养的管理、CRRT患者抗生素的选用、血管通路的维护及床旁超声的应用 掌握危重患者管理、与患者家属的有效沟通、伦理问题等 熟悉肾脏内科血液透析患者病例库的建立和资料分析及病例随访	病房轮转学习 专题讲座 疑难病例分析讨论 床旁观摩和亚专业相关操作培训	对危重患者肾功能独立评估及合理选择肾脏替代治疗方式，并能在治疗中准确按照血气分析监测对CRRT处方进行规范的制订和调整 对透析常见并发症能独立判断和正确处理 能与患者及家属进行良好的沟通
肾穿刺活检	6个月	熟悉肾穿刺活检的临床意义、适应证和禁忌证、常规操作规范 掌握肾穿刺活检术前、术中及术后的注意事项和观察要点 了解并熟悉肾脏病理报告分析，并初步对疾病做出判断 掌握危重患者管理、与患者家属有效沟通、伦理问题等	病房轮转学习 专题讲座 疑难病例分析讨论 床旁观摩和亚专业相关操作培训	能进行术前评估，规范进行肾脏穿刺相关检查及操作 对肾脏穿刺术后常见并发症能独立判断和正确处理 能与患者及家属进行良好的沟通 具有一定肾脏病理基础知识
肾移植	6个月	掌握肾移植的相关理论，患者围手术期的评估以及肾移植患者围手术期管理、肾移植术后常见并发症的处理、移植肾功能检查与评估、肾移植术后免疫抑制剂的应用 熟悉移植肾穿刺活检术、床旁超声、动脉穿刺等技术 了解并熟悉移植肾患者的管理及资料库的建立、移植肾与营养管理、熟悉危重症康复的相关内容	病房轮转学习 专题讲座 疑难病例分析讨论 床旁观摩和亚专业相关操作培训	熟悉掌握肾移植围手术期、移植术后并发症等相关理论和临床处理 对肾移植术后常见并发症能初步判断和正确处理 能与患者及家属进行良好的沟通

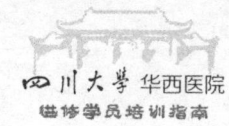

进修内容及要求

进修总体要求

进修学员在进修期间应根据轮转安排全程参与相应的临床工作,包括对肾脏病学及血液净化专业相关疾病的判断与处理,参与各亚专业值班,在上级医师指导下完成规定的临床操作、病历及医疗文书的书写要求等。

重点学习病种

进修学员通过学习和培训应系统地掌握肾脏内科疾病的基本理论,了解本专业国内外发展现状和新进展,并能与实际工作相结合;掌握肾脏内科常见疾病的诊断、处理流程,对急危重症能够正确判断,及时并正确处理;掌握泌尿系统常用辅助检查的意义及腹膜透析、血液透析、血管通路、CRRT和肾脏穿刺的相关理论和操作规范,以及肾脏病理报告分析,达到各亚专业的培训要求。

技能操作及要求

进修专业	技能操作名称	要求完成例数
肾脏病及血液净化 (12个月)	肾脏功能检查与评估	≥200例
	血气分析判断	≥100例
	中心静脉置管	参与
	胸腔穿刺(引流)	≥10例
	腹腔穿刺(引流)	≥10例
	腰椎穿刺	≥3例
	动脉穿刺术	≥50例
	肾穿刺活检术	参与
	床旁超声	参与
	人体成分测定与评估	参与
	血液透析患者血管通路流量测定与评估	参与
	慢性肾脏病患者管理及资料库的建立	≥20例
	慢性肾脏病与营养	≥20例
	肾移植患者围手术期并发症的处理	≥20例

续表

进修专业	技能操作名称	要求完成例数
肾脏病 （6个月）	肾脏功能检查与评估	≥100例
	血气分析判断	≥50例
	中心静脉置管	参与
	胸腔穿刺（引流）	≥5例
	腹腔穿刺（引流）	≥5例
	腰椎穿刺	≥1例
	动脉穿刺术	≥25例
	肾穿刺活检术	参与
	人体成分测定与评估	参与
	血液透析患者血管通路流量测定与评估	参与
	慢性肾脏病与营养	参与
血液透析 （6个月）	血液透析患者透析处方	≥500例
	血液透析急性并发症处理	≥50例
	血液透析慢性并发症处理	≥50例
	血透用临时中心静脉导管置入术	≥50例
	血透用留置带的导管置入术	参与
	血透用动静脉内瘘成形术	参与
	透析用水的处理，透析液的更换、消毒、感控	≥50例
	血气分析判断	≥50例
	全国血液透析网络登记系统	≥50例
	血液透析患者肾康复管理	≥50例
	床旁超声	参与
	人体成分测定与评估	参与
	血液透析患者血管通路流量测定与评估	参与
腹膜透析 （6个月）	腹膜透析患者透析处方	≥500例
	腹膜透析急性并发症处理	≥50例
	腹膜透析慢性并发症处理	≥50例
	腹膜平衡试验	≥50例
	局麻下腹膜透析置管置入术和拔除术	参与
	全麻下腹腔镜腹膜透析置管置入术	参与
	腹横肌麻醉腹膜透析置管置入术	参与
	腹膜透析换液技巧及感控	≥100例
	血气分析判断	≥50例
	全国腹膜透析网络登记系统及信息库建立	≥50例
	腹膜透析患者肾康复管理	≥50例
	床旁超声	参与
	人体成分测定与评估	参与

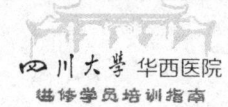

续表

进修专业	技能操作名称	要求完成例数
血管通路 （6个月）	尿毒症患者血管功能的判断及通路选择	≥300例
	血透用临时中心静脉导管置入术	≥100例
	血透用留置带的导管置入术和拔除术	≥100例
	血透用动静脉内瘘成形术	≥100例
	动静脉内瘘闭合术	≥10例
	动静脉内瘘瘤样扩张切除术	≥1例
	人造血管动静脉内瘘置入术	参与
	自体血管移植内瘘术	参与
	中心静脉狭窄造影及球囊扩张术	参与
	血管通路患者病例库的建立和资料分析	参与
	血气分析判断	≥100例
	血管通路的维护	≥100例
	床旁超声	参与
肾脏血管介入 （6个月）	尿毒症患者血管功能的判断及通路选择	≥200例
	血管介入手术方式的适应证及禁忌证	≥100例
	中心静脉狭窄造影	≥50例
	中心静脉狭窄球囊扩张术	≥50例
	中心静脉狭窄球囊扩张术及导管置入术	≥10例
	人造血管动静脉内瘘置入术	≥1例
	自体血管移植内瘘术	≥1例
	血气分析判断	≥100例
	血管通路的维护	≥50例
	血管通路患者病例库的建立和资料分析	≥10例
	床旁超声	参与
连续性血液净化 （CRRT） （6个月）	CRRT的常用治疗模式及应用	≥100例
	CRRT处方的制订	≥100例
	透析中CRRT处方的调整	≥100例
	CRRT患者透析通路的建立	≥50例
	CRRT患者抗凝方式的选择	≥100例
	CRRT患者水分和营养的管理	≥100例
	CRRT患者抗生素的选用	≥20例
	CRRT治疗中的血气监测	≥100例
	CRRT上机操作及常见报警处理	≥20例
	血管通路的维护	≥20例
	床旁超声	参与

续表

进修专业	技能操作名称	要求完成例数
肾穿刺活检 （6个月）	肾穿刺活检术	≥50例
	肾穿刺活检术后并发症的处理	≥25例
	肾脏功能检查与评估	≥100例
	血气分析判断	≥50例
	中心静脉置管	≥25例
	胸腔/腹腔穿刺（引流）	≥5例
	腰椎穿刺	≥1例
	动脉穿刺术	≥25例
	人体成分测定与评估	参与
	血液透析患者血管通路流量测定与评估	参与
	慢性肾脏病与营养	参与
	床旁超声	参与
肾移植 （6个月）	肾移植患者围手术期管理	≥100例
	肾移植术后常见并发症的处理	≥50例
	移植肾功能检查与评估	≥50例
	肾移植术后免疫抑制剂的应用	≥50例
	移植肾失功后治疗和肾脏替代治疗的选择	≥50例
	血气分析判断	≥50例
	中心静脉置管	≥10例
	动脉穿刺术	≥10例
	移植肾穿刺活检术	参与
	床旁超声	≥20例
	人体成分测定与评估	≥20例
	移植肾患者管理及资料库的建立	≥10例
	移植肾与营养	≥10例

教学活动及要求

教学活动	频次	教学要求
入科教育	1次	进修学员入科当日完成
临床小讲课	每周1次	重点讲授本专业理论、临床技能和常见疾病的诊疗技术进展
教学查房	每周3~5次	重点审查新入院、疑难、危重、诊断未明、治疗效果不好病员的诊断，治疗计划 病房每天早上进行指导查房及每周2~3次指导教学
病例讨论	每周1~2次	重点对疑难重症、死亡病例等进行分析 由各病区安排，每周至少1次；科室疑难病例讨论，每周1次
读书报告	每周1次	读书报告每月不得少于3次
肾脏病理读片	两周1次	重点对肾穿刺活检术后患者的临床和病理表现进行分析，做出诊断和制订治疗方案

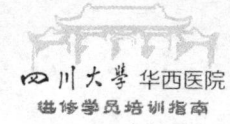

特需医疗中心/全科医学病房进修培训方案

进修计划

进修专业	学习时间	学习内容	带教方法	进修学习后应达到的水平
全科-心血管专业	1个月	心脑血管系统常见病、多发病、症状未分化疾病的诊治 临床基本技能操作	跟随主诊医师及专科医师查房 主管1~2张床位 参加病房教学活动 参与科室值班	能运用全科思维对全科-心脑血管系统常见病、多发病进行鉴别及诊治 基本掌握该系统基本的临床技能
全科-内分泌代谢专业	1个月	内分泌系统常见病、多发病、症状未分化疾病的诊治 临床基本技能操作	跟随主诊医师及专科医师查房 主管1~2张床位 参加病房教学活动 参与科室值班	能运用全科思维对全科-内分泌代谢系统常见病、多发病进行鉴别及诊治 基本掌握该系统基本的临床技能
全科-呼吸专业	1个月	呼吸系统常见病、多发病、症状未分化疾病的诊治 临床基本技能操作	跟随主诊医师及专科医师查房 主管1~2张床位 参加病房教学活动 参与科室值班	能运用全科思维对全科-呼吸系统常见病、多发病进行鉴别及诊治 基本掌握该系统基本的临床技能
全科-消化专业	1个月	消化系统常见病、多发病、症状未分化疾病的诊治 临床基本技能操作	跟随主诊医师及专科医师查房 主管1~2张床位 参加病房教学活动 参与科室值班	能运用全科思维对全科-消化系统常见病、多发病进行鉴别及诊治 基本掌握该系统基本的临床技能

续表

进修专业	学习时间	学习内容	带教方法	进修学习后应达到的水平
全科-风湿免疫及其他亚专业	1个月	风湿免疫系统及其他亚专业（老年、血液等）常见病、多发病、症状未分化疾病的诊治 临床基本技能操作	跟随主诊医师及专科医师查房 主管1~2张床位 参加病房教学活动 参与科室值班	能运用全科思维对全科-风湿免疫及其他亚专业系统常见病、多发病进行鉴别及诊治 基本掌握该系统基本的临床技能
全科-肿瘤及姑息医疗专业	1个月	常见肿瘤的预防、筛查及诊治 终末期管理 围手术期管理 快速康复	跟随主诊医师及专科医师查房 主管1~2张床位 参加病房教学活动 参与科室值班	掌握各系统常见肿瘤的预防及筛查计划 了解肿瘤诊治 了解围手术期的管理及肿瘤临终姑息治疗

注：以上是进修期限为6个月学员的培训安排，进修期限为3个月或12个月的学员，则根据全科亚专业需求进行自由选择组合。

进修内容及要求

进修总体要求

（1）掌握全科医师临床诊疗思维，全科基本问诊技巧（BATHE/RICE问诊原则），常见慢病查体要点及常见辅助检查结果的判读，全科常见疾病的诊疗，多病共患的综合管理，危重症病人识别及转诊；

（2）全科能力培养：了解全科慢病管理模式、疾病随访策略、健康检查计划制定、检查结果告知、医患沟通技巧等；

（3）参加病区值班；

（4）在上级医师指导下完成全科常见临床操作；

（5）完成结业考核。

重点学习病种

（1）心血管系统：高血压、冠心病、充血性心力衰竭、常见心律失常；

（2）内分泌及代谢系统疾病：糖尿病、酮症酸中毒、高血糖高渗状态、低

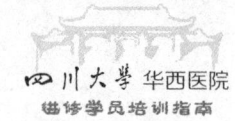

血糖、血脂异常和脂蛋白异常血症、痛风、甲状腺功能亢进；

（3）呼吸系统：呼吸道感染、支气管哮喘、慢性阻塞性肺疾病、肺炎、睡眠呼吸暂停低通气综合征、急性肺梗死；

（4）风湿性疾病：系统性红斑狼疮、类风湿关节炎；

（5）血液系统：贫血（缺铁性贫血、巨幼细胞性贫血、再生障碍性贫血），出血性疾病（过敏性紫癜和血小板减少性紫癜），急、慢性白血病，淋巴瘤，多发性骨髓瘤；

（6）消化系统：急、慢性胃炎，消化性溃疡，急、慢性腹泻，胃食管反流病，肝硬化；

（7）泌尿系统：急、慢性泌尿系统感染，急、慢性肾小球肾炎，慢性肾功能不全；

（8）老年疾病与老年问题：骨质疏松、跌倒、前列腺增生、痴呆、便秘、尿失禁；

（9）各系统常见肿瘤：肺癌、消化道肿瘤、泌尿系统肿瘤等；

（10）围手术期：各类外科手术的术前及术后处理。

技能操作及要求

技能操作名称	要求完成例数		
	3月	6月	12月
电除颤及心肺复苏	≥3例	≥4例	≥6例
心电图操作及心电图识别	≥5例	≥10例	≥15例
动态血糖监测	≥5例	≥10例	≥15例
动态血压监测	≥5例	≥10例	≥15例
外科手术切口换药与拆线	≥5例	≥10例	≥15例

教学活动及要求

教学活动	频次	教学要求
入科教育	1次	科室介绍进修期间的轮转安排、学习内容、考核内容等

续表

教学活动	频次	教学要求
英语学习	每周1次	包括专业英语学习及UKeMED国际在线医学教育项目学习
疑难病案讨论	每周1次	包括病历汇报、诊疗方案、诊断思路及相关知识点学习
教学查房	每月2次	包括问诊、查体及诊断、治疗相关知识学习
临床小讲课	每周1次	全科常见疾病诊疗规范及进展
读书报告	进修期间独立完成1次	针对临床问题或新进展查阅文献并进行科内汇报
内科晨读	每周1次	内科相关领域的新进展

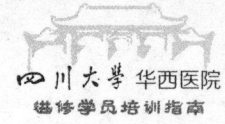

消化内科进修培训方案

进修计划

进修专业	学习时间	学习内容	带教方法	进修学习后应达到的水平
消化内科学	6个月 12个月	消化道常见病及疑难病的诊治 消化内科常用操作技能，如腹穿、三腔二囊管安置术 消化内镜及介入技术的适应证、禁忌证 消化内科微创治疗技术的运用（进修12个月的学习内容）	跟医疗组长查房，自管病床3～5张，参加值班 参加消化专科专题讲座	熟练掌握消化系统常见疾病诊治 掌握消化系统危重及疑难疾病的诊治流程（进修12个月的学习要求）
消化内镜	6个月	熟练掌握胃肠镜操作方法；早癌的内镜下诊断；掌握常用的内镜下治疗方法，如息肉切除、异物取出、内镜下止血等。对ESD/ERCP/EUS的适应证和诊治经过有初步了解	进行胃肠镜操作，完善每份内镜报告的描述 掌握适应证、禁忌证、术前准备、设备维护、常见并发症的处理	熟练操作胃肠镜初步掌握常见内镜下治疗的方法及适应证
消化内镜	12个月	熟练掌握胃肠镜操作方法；早癌的内镜下诊断；掌握常用的内镜下治疗方法，如息肉切除、异物取出、内镜下止血等。对3E技术ESD/ERCP/EUS中的任一项有相对深入的掌握	亲自动手进行胃肠镜操作，完善每份内镜报告的描述；掌握适应证、禁忌证、术前准备、设备维护、常见并发症的处理。尝试在老师带领下进行内镜下治疗的学习	熟练操作胃肠镜，尝试在老师带领下进行内镜下治疗的操作，掌握常见内镜下治疗的方法，适应证以及并发症的处理。

续表

进修专业	学习时间	学习内容	带教方法	进修学习后应达到的水平
内窥镜逆行性胆管胰管造影术（ERCP）	3个月	初步掌握ERCP的操作方法，能顺利插管成功	观摩及学习ERCP的操作过程 掌握适应证、禁忌证、术前准备、设备维护、常见并发症的处理	了解ERCP的操作过程，能顺利插管成功
	6个月	可在老师指导下进行ERCP的操作，能顺利插管成功，对熟悉EST及常用的ERCP治疗技术	在老师指导下进行ERCP的操作；掌握适应证、禁忌证、术前准备、设备维护、常见并发症的处理	可在老师指导下，进行ERCP的操作，能顺利插管成功 熟悉EST及常用的ERCP治疗技术
	12个月	熟练掌握ERCP的操作方法，包括顺利插管技术熟悉常用的ERCP治疗方法，如EST、胆道扩张取石、胆胰管支架的安置，须在老师指导下进行操作	在老师指导下，能独立进行ERCP的操作 熟悉常用的治疗方法 掌握适应证、禁忌证、术前准备、设备维护、常见并发症的处理	熟练掌握ERCP的操作方法，包括顺利插管技术熟悉常用的ERCP治疗方法，如EST、胆道扩张取石、胆胰管支架的安置，须在老师指导下进行操作
消化介入治疗	3个月	基础消化介入观摩和学习，如经导管肝动脉栓塞化疗，经皮经肝胆道外引流，各部位穿刺活检等	观摩消化介入操作 掌握适应证、禁忌证、术前准备、常见并发症的处理	初步了解消化介入常见操作及相关并发症的处理
	6个月	基础消化介入操作，如经导管肝动脉栓塞化疗，经皮经肝胆道外引流，各部位穿刺活检等	观摩及学习消化介入操作 掌握适应证、禁忌证、术前准备、常见并发症的处理	熟悉消化介入常见操作及危急情况处理 初步学习介入操作
	12个月	高阶消化介入操作，如经颈静脉肝内门体分流术	观摩及学习消化介入操作 掌握适应证、禁忌证、术前准备、常见并发症的处理	熟练掌握消化介入操作及围手术期的常见并发症处理

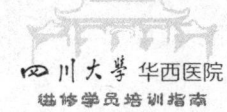

进修内容及要求

进修总体要求

（1）参与消化疾病的诊疗、危重症患者病情的判断与处理；

（2）在病房轮转的进修学员（包括进修消化内科学及介入的学员）需参加病区值班，在内镜中心轮转的进修学员需参与内镜中心的排班；

（3）在上级医师指导下完成规定的临床操作；

（4）完成结业考核。

重点学习病种

胃食管反流病（GERD）、慢性胃炎、功能性消化不良、消化性溃疡、急性胰腺炎、炎症性肠病（溃疡性结肠炎、克罗恩病）、结肠癌、肝硬化、肝性脑病、原发性肝癌、上消化道出血、黄疸、腹腔结核、自身免疫性肝病、消化道早癌等。

了解消化系统少见疑难重症的临床表现及诊治原则。

了解消化系统疾病的有关国内外研究动态及最新进展。

技能操作及要求

进修专业	技能操作名称	要求完成例数	
		6个月	12个月
消化内镜	胃镜检查	≥150例	≥300例
	肠镜检查	≥75例	≥150例
	超声内镜	≥10例	≥30例
	息肉切除	≥5例	≥10例
	胃肠道狭窄扩张	≥5例	≥10例
	曲张静脉套扎术	≥3例	≥5例

续表

进修专业	技能操作名称	要求完成例数	
		6个月	12个月
消化病学	腹腔穿刺术	≥20例	≥50例
	胃管安置术	≥120例	≥50例
	阅读胃肠镜报告	≥100例	≥200例
	阅读腹部影像学检查	≥100例	≥200例

进修专业	技能操作名称	要求完成例数		
		3个月	6个月	12个月
内窥镜逆行性胆管胰管造影术（ERCP）	ERCP	≥50例	≥100例	≥200例
消化介入	动脉血管造影	≥20例	≥50例	≥100例
	经皮/颈静脉肝穿	≥10例	≥15例	≥20例
	射频消融/TACE	≥10例	≥20例	≥500例
	动脉造影+止血	≥5例	≥10例	≥20例
	TIPS/BRTO	≥1例	≥5例	≥10例

教学活动及要求

教学活动	频次	教学要求
入科教育	1次	进修学员入科当日完成
疑难病例讨论	每周1次（周四10:30）	各医疗组轮流，对疑难病例进行讨论，并复习文献
临床小讲课	每周1次（周四7:15）	消化内科专业知识讲座
内科晨读	每周1次（周五7:50）	大内科晨读（各内科临床科室轮流进行）
大内科病案讨论	每两周1次（周三10:30）	各内科临床科室轮流进行病案讨论
内镜技能培训	由内镜中心具体安排并通知	内镜操作方面的培训
内镜中心讲课	每周1次（由内镜中心具体安排并通知）	主要针对内镜进修学员的专业讲座
读书报告	每季度1次	由进修学员进行消化专科领域教学的读书报告

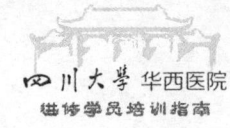

心理卫生中心进修培训方案

进修计划

进修专业	学习时间	学习内容	带教方法	进修学习后应达到的水平
精神科通科	6个月 12个月	完成老年精神障碍、儿童青少年精神障碍、成瘾医学、成年普通精神病学（重性精神障碍和情绪与心身障碍）的亚专业的轮转 掌握精神科常见病、多发病的规范化诊治 学习相关的基础及专业医学知识	病房轮转学习（跟医疗组长查房，自管病床4~8张，参加值班、门诊跟诊） 参加专题讲座、疑难病案讨论、教学查房等	对精神科常见病、多发病具有独立诊治能力 提高进修学员医患沟通及自主学习的意识及能力
精神科亚专科	3个月 6个月 12个月	3个月者固定进修某亚专业 3个月以上者，三分之一时间轮转相关亚专业，其余时间固定在选修专业（儿童、老年、普通精神病学、物质依赖等）	病房轮转学习（跟医疗组长查房，自管病床4~8张，参加值班、门诊跟诊） 参加专题讲座、疑难病案讨论、教学查房等	对相应专科常见病、多发病具有独立诊治能力 提高进修学员医患沟通及自主学习的意识及能力

续表

进修专业	学习时间	学习内容	带教方法	进修学习后应达到的水平
临床心理咨询与治疗	6个月 12个月	安排在病房及评估中心轮转	各亚专业临床轮转，跟随临床医生参与查房，开展临床心理治疗实践 心理专家每周心理治疗示范、专业讲课与案例督导、自我成长督导 参与专题讲座培训	掌握临床心理访谈技术和流程 掌握首次心理评估技术 掌握不同病种的心理治疗方法 掌握不同类型的团体治疗 了解不同理论流派和心理危机干预的基本步骤 了解常见精神障碍的诊疗
临床心理评估	3个月 6个月 12个月	安排在病房及评估中心轮转	各亚专业临床轮转，跟随临床医生参与查房，开展临床心理治疗实践 心理专家每周心理治疗示范、专业讲课与案例督导、自我成长督导 参与专题讲座培训	掌握临床心理访谈技术和流程 掌握心理评估技术 初步掌握不同病种的心理治疗方法 掌握不同类型的团体治疗 了解不同理论流派和心理危机干预的基本步骤 了解常见精神障碍的诊疗
临床科研	12个月	上临床3个月，其他时间参与导师科研提交并投递至少1篇论著	3个月临床工作同亚专业进修 导师一对一指导科研及文章撰写	提升专科医师临床科研水平
脑功能检测与神经调控	6个月 12个月	安排在脑功能检测与神经调控中心轮转	各亚专业临床轮转，跟随临床医生和治疗师开展物理治疗和无创脑功能检测临床实践 参与专题讲座培训、疑难病案讨论、教学查房等	掌握各物理诊疗技术的操作 掌握各物理诊疗技术原理与临床治疗规范化流程，能够做到个性化治疗 了解脑功能检测与神经调控技术的前沿技术及最新进展

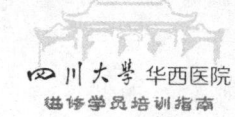

进修内容及要求

精神科临床进修

进修总体要求

参与病房医疗组的诊疗工作,在上级医师指导下完成门诊、急诊和(或)住院部的病历书写,参与病房和(或)急诊值班,在上级医师指导下完成规定的临床操作。掌握精神科相关专业对应疾病的判断与基本处理原则。完成平时考核及结业考核。

通科进修学员按计划完成全部亚专业的轮转;亚专业进修学员3个月者固定进修某亚专业,3个月以上者三分之一时间轮转相关亚专业,其余时间固定在选修专业。

重点学习病种

(1)老年精神障碍:老年期情绪障碍(抑郁症等)、阿尔茨海默病和其他脑退行性变疾病所致精神障碍、血管性精神障碍(血管性痴呆和抑郁障碍)、老年期谵妄等;

(2)儿童青少年精神障碍:注意缺陷多动障碍、孤独症、精神发育迟滞、起病于儿童青少年期的精神分裂症和双相情感障碍、其他(如品行障碍、亲子沟通问题)等;

(3)成瘾医学:酒精所致精神障碍、非法物质所致精神障碍等;

(4)普通精神病学:精神分裂症及相关重型障碍、心境障碍、焦虑障碍等。

技能操作及要求

	技能操作名称	要求完成例数		
		3个月	6个月	12个月
老年精神障碍	神经认知检查(MMSE、MOCA)	≥6例	≥12例	≥24例
	谵妄评估[谵妄评估量表(CAM-S)]	≥3例	≥6例	≥12例
	脑缺血评估[Hachinski缺血量表(HIS)]	≥6例	≥12例	≥24例
	老年抑郁评定[老年抑郁量表(GDS)]	≥6例	≥12例	≥24例

续表

技能操作名称		要求完成例数		
		3个月	6个月	12个月
老年精神障碍	神经精神症状评定[神经精神科问卷（NPI）]	≥3例	≥6例	≥12例
	日常生活功能评定（ADL）	≥6例	≥12例	≥24例
儿童青少年精神障碍	儿童患者精神检查	≥7例	≥15例	≥30例
	儿童行为量表评定及结果判读	≥6例	≥12例	≥24例
	Conners问卷（父母版）	≥6例	≥12例	≥24例
	韦氏儿童智力测验的结果判读	≥6例	≥12例	≥24例
	儿童游戏治疗	≥4例	≥8例	≥16例
成瘾医学	动机干预治疗	≥3例	≥6例	≥12例
	酒精戒断症状评估量表	≥3例	≥6例	≥12例
	成瘾严重程度评定量表	≥3例	≥6例	≥12例
	酒精滥用问题筛查表	≥3例	≥6例	≥12例
普通精神病学	电休克（包括无抽搐电休克）	≥10例	≥20例	≥40例
	PANSS量表或BPRS量表检查	≥15例	≥30例	≥60例
	副反应量表检查	≥15例	≥30例	≥60例
	汉密尔顿抑郁量表检查	≥5例	≥10例	≥20例
	汉密尔顿焦虑量表检查	≥5例	≥10例	≥20例
	完成针精神障碍患者及家庭的个别心理治疗	≥4例	≥8例	≥16例

教学活动及要求

教学活动	频次	教学要求
入科教育	1次	进修学员入科当日完成
教学查房	每2周至少1次	重点审查新入院、疑难、危重、诊断未明、治疗效果不好患者的诊断，治疗计划
病例讨论	每2周至少1次	重点对疑难重症等进行分析讨论
临床小讲课	每周至少1次	重点讲授本专业理论、临床技能和常见疾病的诊疗技术进展
读书报告	每季度至少1次	每季度至少开设1次读书报告

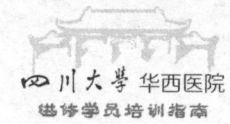

临床心理咨询和治疗

进修总体要求

临床统一安排进修学员轮转各亚专业,参与病房交班、查房等,在医疗组长、心理治疗组长的安排下开展心理治疗工作。

严格遵守科室规章制度和心理咨询师的职业道德规范。

临床能力培养及要求

掌握临床心理学的基础知识和基本技能以及精神科常用的量化评估技术,有效开展临床心理咨询和治疗。根据不同层面的需要提供心理干预服务,包括各种内外科躯体疾病患者、心身疾病患者、情绪障碍、儿童青少年精神心理问题、老年精神疾病、物质滥用与依赖、重型精神疾病康复治疗等。根据不同需要设置个别心理治疗、家庭治疗和团体治疗。

熟悉其他临床心理障碍的病因、发病机制、临床表现、诊断与处理。常用的心理治疗方法和危机干预策略。熟悉心理咨询和治疗各流派的特点与方法,了解心理咨询和治疗的最新理论及其进展。

工作期间,每周完成个别治疗20次,团体治疗1次;出科轮转前,完成连续8次以上的个案报告1份和2次团体方案的设计;个别心理治疗后要及时做好病历的书写记录。

学习并掌握心理治疗与咨询的基本外语专业词汇,能够阅读和正确理解本专业的外文文献。

技能操作及要求

技能操作名称	要求完成例数	
	6个月	12个月
个别治疗	≥480例	≥960例
团体治疗	≥24例	≥48例
神经认知检查(MMSE、MOCA)的操作及结果解读	≥288例	≥576例
日常生活能力评定量表(Adl)、汉密尔顿焦虑量表(hama)、汉密尔顿抑郁量表(hamd)、强迫症状量表(yale-brown)、威斯康星卡片分类测验(wcst)、斯特鲁普测验(stroop)的操作及结果解读	≥144例	≥288例

教学活动及要求

教学活动	频次	教学要求
入科教育	1次	进修学员入科当日完成
心理学组专题讲课	每周至少1次	重点讲授本专业理论、临床技能和常见疾病的诊疗技术进展
教学查房	每2周至少1次	重点审查新入院、疑难、危重、诊断未明、治疗效果不好病员的诊断，治疗计划
案例督导	每2周至少1次	重点对疑难病例等进行分析
读书报告	每季度至少1次	每季度至少开设1次读书报告

临床心理评估进修

进修总体要求

固定在进修心理评估中心进修的学员，在负责人的安排下开展相关工作。

严格遵守科室规章制度和职业道德规范。

临床能力培养及要求

掌握临床心理学的基础知识和基本技能，有效开展精神科常用的量化评估和物理治疗技术。

熟悉常见临床心理障碍的病因、发病机制、临床表现、诊断与处理。常用的心理治疗方法和危机干预策略。熟悉心理咨询和治疗各流派的特点与方法，了解心理咨询和治疗的最新理论及其进展。

工作期间，进修学员应在上级人员的安排下开展具体工作，经理论和实际操作考核合格后方能单独上岗操作。

学习并掌握心理治疗与咨询的基本外语专业词汇，能够阅读和正确理解本专业的外文文献。

技能操作及要求

技能操作名称	要求完成例数		
	3个月	6个月	12个月
神经认知检查（MMSE、MOCA）的操作及结果解读	≥240例	≥480例	≥960例
Adl、hama、hamd、yale-brown、wcst、stroop的操作及结果解读	≥120例	≥240例	≥480例
ECT、TMS等物理治疗的理论、操作及问题处理	≥240例	≥480例	≥960例

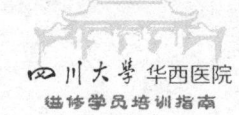

教学活动及要求

教学活动	频次	教学要求
入科教育	1次	进修学员入科1周内进行
心理学组专题讲课	每周至少1次	重点讲授本专业理论、临床技能和常见疾病的诊疗技术进展
教学查房	每2周至少1次	熟悉新入院、疑难、危重、诊断未明、治疗效果不好病员的诊断，治疗计划
技能督导	每2周至少1次	重点对疑难病例等进行分析
读书报告	每季度至少1次	每季度至少开设1次读书报告

临床科研进修

（1）3个月临床轮转同精神科亚专业进修要求；

（2）导师一对一指导科研项目设计、申请、执行等，以及文章撰写，提交并投递至少1篇论著；

（3）教学活动要求同精神科亚专业进修要求。

脑功能检测与神经调控进修

进修总体要求

固定进修脑功能检测与神经调控中心。在负责人的安排下开展相关工作，严格遵守科室规章制度和职业道德规范。

临床能力培养及要求

掌握改良后电休克治疗、重复经颅磁刺激、经颅直流电刺激、拟态光照治疗、近红外脑功能成像、脑电图及事件相关电位、植物神经稳定性及心率变异性检测、脑涨落图等脑功能检测与神经调控技术的操作，以及各种物理诊疗技术的理论知识、操作规范及相关工作指南，有效开展精神科常用物理诊疗技术。

熟悉特殊人群的物理诊疗策略，脑功能检测与神经调控技术的前沿技术及最新进展，常见临床精神心理障碍的病因、临床表现、诊断及适应的物理诊疗处理。

工作期间，在上级人员的安排下开展具体工作，经理论和实际操作考核合格后方能单独上岗操作。

学习并掌握脑功能检测与神经调控的基本的外语专业词汇，能够阅读和正确理解本专业的英文文献与指南。

技能操作及要求

技能操作名称	要求完成例数	
	6个月	12个月
近红外脑功能成像、脑电图及事件相关电位、植物神经稳定性及心率变异性检测、脑涨落图的理论、操作及结果解读	≥240	≥480
改良后电休克治疗、重复经颅磁刺激、经颅直流电刺激、拟态光照治疗的理论、操作及问题处理	≥480	≥960

教学活动及要求

教学活动	频次	教学要求
入科教育	1次	进修学员入科当日完成
脑功能检查与神经组专题讲课	每周至少1次	重点讲授本专业理论、临床技能和常见疾病的诊疗技术进展
教学查房	每2周至少1次	熟悉新入院、疑难、危重、诊断未明、治疗效果不好病员的诊断，治疗计划
技能督导	每2周至少1次	重点对疑难病例等进行分析
读书报告	每季度至少1次	每季度至少开设1次读书报告

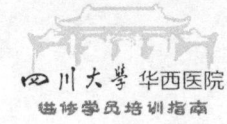

心脏内科进修培训方案

进修计划

进修专业	学习时间	学习内容	带教方法	进修学习后应达到的水平
心血管病学	12个月	心血管内科常见病及疑难病的诊治 心血管内科急症及危重症的诊治 多脏器功能衰竭诊治 心血管内科专科常用操作技术,如心包穿刺、胸腔穿刺引流,有创/无创呼吸机及IABP的临床应用,血气分析的结果分析	在普通病房及监护室(CCU)轮转及值班、专题讲座、疑难病案分析讨论,以及实践操作等	达到专科医师水平 对心血管内科疾病及危重症具有一定的独立诊治能力 学习能力提升
冠心病介入	12个月	各种冠心病亚型及其合并症的诊治 冠脉造影基础与临床 冠脉腔内影像学及FFR等的应用 PCI基本操作及规范 IABP的应用 急性冠脉综合征的介入治疗 复杂冠脉疾病的介入治疗	跟台手术、值班参加专题讲座	能够独立开展常规的PCI操作
冠心病介入	6个月	冠脉造影基础与临床 冠脉腔内影像学及FFR等的应用 PCI基本操作及规范 IABP的应用 急性冠脉综合征的介入治疗		能够独立开展冠脉造影及简单病变的PCI操作

续表

进修专业	学习时间	学习内容	带教方法	进修学习后应达到的水平
电生理及射频消融	12个月	各种心律失常的诊治及电生理介入围术期管理 心内电生理检查及射频消融的理论基础 心内膜标测方法和消融技术 各类快速性心律失常介入治疗操作 电生理检查及介入治疗报告的书写 射频消融并发症的处理	跟台手术、值班参加专题讲座	能够独立开展常规的电生理检查和射频消融治疗
	6个月	各种心律失常的诊治及电生理介入围术期管理 心内电生理检查及射频消融的理论基础 心内膜标测方法和消融技术 室上性心动过速的射频消融治疗 电生理检查及介入治疗报告的书写 射频消融并发症的处理		能够独立开展常规的电生理检查和室上性心动过速的射频消融治疗
起搏器	12个月	起搏器植入围术期管理 起搏器植入理论基础 起搏器、CRT、ICD植入操作规范 缓慢心律失常的起搏器适应证判断 CRT、ICD适应证判断 常见起搏心电图的识别 起搏器术后程控与随访 起搏器植入相关并发症的识别与处理	跟台手术、值班参加专题讲座	能够独立开展常规的心脏起搏器、CRT及ICD植入操作
	6个月	起搏器植入围术期管理 起搏器植入理论基础 起搏器植入操作规范 缓慢心律失常的起搏器适应证判断 CRT、ICD适应证判断 常见起搏心电图的识别 起搏器术后程控与随访 起搏器植入相关并发症的识别与处理		能够独立开展常规的心脏起搏器植入操作

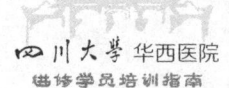

续表

进修专业	学习时间	学习内容	带教方法	进修学习后应达到的水平
电生理射频及起搏器	12个月	各种心律失常的诊治及电生理介入围术期管理 心内电生理检查及射频消融的理论基础 心内膜标测方法和消融技术 室上性心动过速和部分复杂快速性心律失常射频消融治疗 电生理检查及介入治疗报告的书写 射频消融并发症的处理 起搏器植入理论基础 起搏器、CRT、ICD植入操作规范 缓慢心律失常的起搏器适应证判断 CRT、ICD适应证判断 常见起搏心电图的识别 起搏器术后程控与随访 起搏器植入相关并发症的识别与处理 心律失常、心力衰竭的诊治、电生理射频及起搏器植入围术期管理	跟台手术、值班参加专题讲座	能够独立开展常规的电生理检查和室上性心动过速的射频消融治疗 能够独立开展常规的心脏起搏器植入操作
先心病介入	6个月 12个月	先心病的基础和临床知识 先心病介入围术期管理 各种常见先心病的介入诊疗知识 左、右心导管检查技术及心血管造影技术 常见先心病等介入诊疗器材的选择及使用 常见先心病介入治疗技术	跟台手术、值班参加专题讲座	能够独立开展常规的心导管检查和常见先心病的介入治疗
超声心动图	6个月	基本掌握超声心动图的检查方法 掌握常见心脏疾病的超声心动图表现及报告撰写	实践结合理论，通过病例与心超医师及技师进行分析	基本掌握超声心动图的检查方法 掌握常见心脏疾病的超声心动图表现及报告撰写

续表

进修专业	学习时间	学习内容	带教方法	进修学习后应达到的水平
心电图	3个月 6个月	常见心电图的诊断与鉴别诊断 心肌梗死、心律失常、电解质紊乱心电图的判读 疑难及危急重症心电图的诊断及鉴别诊断 平板运动适应证、方法、注意事项及结果判读 倾斜试验适应证、方法、注意事项及结果判读	理论讲授 教师示范及实践操作 边写心电图报告边学习 专题小讲课 教学心电图谱讨论	能熟练掌握心电图技能操作 熟悉心电图理论基础知识 能够分析一般常见心电图及复杂心律失常心电图，并能承担心电图相关工作
动态心电图	6个月	动态心电图、动态血压及动脉硬化指标的检查方法 常见心脏疾病的动态心电图表现及报告撰写 动态血压的报告判读 动脉硬化指标的报告判读	实践，理论，通过病例进行分析	熟练掌握检查仪器的安装操作方法 掌握常见心脏疾病的动态心电图表现及报告判读，动态血压及动脉硬化指标的报告判读
心脏重症（CCU）	6个月	熟练掌握CCU中的各种操作及抢救技术 熟悉血气分析、IABP、临时起搏器、ABP等CCU常用仪器设备 掌握心肺复苏、电除颤、心源性休克、严重心律失常、急性心衰等常见心血管危重症的处理	主要参与CCU病房轮转及值班，可根据需要选择普通病房亚专业进行短时间轮转，其他计划与普通心血管进修医生相同	能独立处理常见心血管危重症，具有心脏重症方面的专业知识及技能，对心脏重症、CCU病房建设发展有一定认识

进修内容及要求

进修总体要求

进修学员在进修期间应根据进修的亚专业进行工作轮转安排，全程参与心脏内科普通病房、心脏内科监护室、心导管室、超声心动图室、心电图室或动态心电图室相应的临床工作，在上级医师、技师指导下完成对心血管病专业相关疾病的诊治、介入诊疗、操作、病历及医疗文书的书写、诊断报告书写等，参与病房、导管室或检查室值班。

重点学习病种

心血管病学进修学员通过学习和培训应熟悉和掌握常见心血管系统疾病与心血管危重症的病因、发病机制、临床表现、诊断与处理等。

心导管室各亚专业（冠心病介入、电生理及射频消融、起搏器、电生理射频及起搏器、先心病介入）进修学员通过学习和培训应掌握相应亚专业的基础知识和临床知识，并能够独立开展相应亚专业常规的介入诊疗工作。

超声心动图进修学员通过学习和培训应基本掌握超声心动图的检查方法，常见心脏疾病的超声心动图表现及报告的撰写。

心电图进修学员通过学习和培训应熟悉和掌握常见心电图的诊断及鉴别诊断，对复杂心电图能够提出可能的诊断和鉴别诊断。

动态心电图进修学员通过学习和培训应熟悉和掌握常见及部分少见心血管疾病的动态心电图表现及报告的撰写，能够识别危急心电图。

心脏重症（CCU）进修学员通过学习和培训应熟悉和掌握常见心血管系统危重症的诊断、救治流程等，并熟练掌握CCU中常用仪器设备的使用及各种救治技术，能将重症理念与心血管专科知识相结合，成为一名合格的心血管重症医生。

技能操作及要求

进修专业	技能操作名称	要求完成例数
心血管病学		12个月
	心肺复苏	≥5例
	电复律/除颤	≥5例
	呼吸机管理	≥5例
	心包穿刺	≥2例
	桡动脉穿刺行动脉压监测	≥3例
	深静脉置管	≥3例
	心电图结果判读	≥100例（异常心电图）

续表

进修专业	技能操作名称	要求完成例数	
心血管病学	动态心电图结果判读	≥20例	
	动态血压结果判读	≥20例	
	运动负荷心电图结果判读	≥10例	
	经胸超声心动图检查	≥5例	
	阅读胸部X片及CT等	≥20例	
	心血管核素检查的结果判读	≥5例	
	阅读CT冠脉造影	≥10例	
	阅读心脏磁共振	≥5例	
		6个月	12个月
冠心病介入	冠脉造影	≥50例	≥100例
	冠脉介入治疗	≥20例	≥30例
	血管内超声	≥10例	≥20例
	FFR	≥3例	≥5例
	IABP	≥5例	≥10例
	呼吸机管理	≥5例	≥10例
	深静脉置管	≥3例	≥5例
	临时起搏器植入	≥3例	≥5例
		6个月	12个月
电生理及射频消融	心脏电生理检查	≥40例	≥80例
	室上性心动过速导管消融	≥15例	≥30例
	复杂心律失常导管消融	≥15例	≥30例
	房间隔穿刺	≥15例	≥30例
		6个月	12个月
起搏器	起搏器植入手术第一助手	≥100例	≥100例
	起搏器植入	≥10例	≥40例

续表

进修专业	技能操作名称	要求完成例数	
电生理射频及起搏器		12个月	
	心脏电生理检查	≥40例	
	室上性心动过速导管消融	≥15例	
	复杂心律失常导管消融	≥15例	
	房间隔穿刺	≥15例	
	起搏器植入手术第一助手	≥100例	
	起搏器植入	≥10例	
先心病介入		6个月	12个月
	心导管检查	≥50例	≥100例
	房间隔缺损封堵	≥25例	≥50例
	室间隔缺损封堵	≥10例	≥20例
	动脉导管未闭封堵	≥15例	≥30例
	肺动脉瓣狭窄球囊成形	≥3例	≥5例
超声心动图		6个月	
	常规心脏超声检查操作与报告撰写	≥20例	
心电图		3个月或6个月	
	书写心电图报告	≥1000例	
	心电图操作	≥400例	
	平板运动	≥10例	
动态心电图		6个月	
	动态心电图安装及分析操作与报告撰写	≥20例	
	动态血压安装操作	≥20例	
	动脉硬化指标操作	≥3例	
心脏重症（CCU）		6个月	
	心肺复苏、电复律/除颤	≥5例	
	深静脉置管	≥4例	
	桡动脉穿刺行动脉压监测	≥10例	
	参加IABP病人管理	≥10例	
	呼吸机管理	≥10例	
	动脉血气操作与分析	≥30例	

续表

进修专业	技能操作名称	要求完成例数
心脏重症（CCU）	心包穿刺	≥2例
	临时起搏器管理	≥10例
	ECMO病人的管理	≥3例
	心脏重症超声	≥10例
	血流动力学测定与判读	≥3例

教学活动及要求

教学活动	频次	教学要求
入科教育	1次	进修学员入科当日完成
病例讨论	每周1次	重点对疑难重症、手术及死亡病例等进行分析 科室疑难病例讨论如无特殊情况每周1次，各病区安排的疑难病例讨论每周至少1次
教学查房	每周1次	重点审查新入院、疑难、危重、诊断未明及治疗效果不好病员的诊断与治疗计划
临床小讲课	每周1次	重点讲授本专业理论、临床技能和常见疾病的诊疗技术进展
读书报告	每季度至少1次	国内外最新指南、近期国外重要临床研究

血液内科进修培训方案

进修计划

进修专业	学习时间	轮转安排	学习内容	带教方法	进修学习后应达到的水平
血液病学	12个月	血液临床9个月	掌握血液科常见疾病的诊治常规，如贫血的鉴别诊断、自身免疫性溶血性贫血、免疫性血小板减少性紫癜、急性白血病、多发性骨髓瘤、淋巴瘤、慢性粒细胞性白血病、噬血细胞综合征、血栓性血小板减少性紫癜 掌握血液科常见危急重症的处理，如高白细胞白血病，肿瘤溶解综合征，高钙血症，感染性休克 掌握各种血液系统肿瘤常用的化疗方案 掌握血液系统疾病常用的靶向治疗药物的适应证，作用机理及疗效判断，相应并发症的处理，如CD20单抗，CD38单抗，酪氨酸激酶抑制剂（伊马替尼，尼罗替尼，达沙替尼），FLT3抑制剂，BCL-2抑制剂，PD-1抑制剂 掌握血液系统常用生物治疗手段的适应证，并发症监测及处理，如嵌合抗原受体t细胞免疫治疗（CART） 掌握造血干细胞移植的适应证，常见并发症 掌握骨髓穿刺、骨髓活检的适应证、禁忌证，腰椎穿刺及鞘注的适应证、禁忌证及常见并发症的处理 熟练掌握上述穿刺技术，掌握骨髓涂片技术 掌握无创呼吸机安置的适应证，安装，参数选择及调节 参观并了解血浆置换技术的适应证 学习《中华血液学杂志》近5年发表的血液疾病中国指南/专家共识，规范诊治	跟主诊医生查房 自管病床4~8张 跟主治医生门诊 参加科室疑难病例讨论 参加专题讲座	掌握血液科常见疾病的诊治，常用检查手段的应用，常用靶向治疗药物及生物治疗的使用

续表

进修专业	学习时间	轮转安排	学习内容	带教方法	进修学习后应达到的水平
血液病学	12个月	血液检验3个月	掌握血液系统疾病常见的实验室诊断 骨髓细胞形态学及细胞化学，流式分析，染色体核型，融合基因及预后基因 掌握血液系统肿瘤常见合并感染的肺部影像学、真菌、肺孢子虫肺炎 了解常见淋巴瘤的病理诊断、弥漫大B细胞淋巴瘤、何杰金淋巴瘤等及其预后相关指标 认识正常外周血片、骨髓涂片及各种急性白血病的骨髓片，特别是急性早幼粒细胞性白血病的判断，多发性骨髓瘤的骨髓片	跟随主治医生查房 床旁学习血液相关检查的适应证，结果判读 常见肺部感染的影像学 常见病理结果的判读 跟随血液形态室老师阅片	掌握血液系统疾病常见检查的适应证，结果判读，常见肺部感染的影像学，常见病理结果的判读 掌握正常血片、骨髓片及急慢性白血病，骨髓瘤的骨髓片
血液病学	6个月	血液临床4个月	掌握血液科常见疾病的诊治常规 贫血的鉴别诊断，自身免疫性溶血性贫血，免疫性血小板减少性紫癜，急性白血病，多发性骨髓瘤，淋巴瘤，慢性粒细胞性白血病，噬血细胞综合征 掌握血液科常见危急重症的处理、高白细胞白血病、肿瘤溶解综合征、高钙血症、感染性休克、弥散性血管内凝血 掌握各种血液系统肿瘤常用的化疗方案 掌握血液系统疾病常用的靶向治疗药物的适应证、作用机理及疗效判断、相应并发症的处理，CD20单抗、CD38单抗、酪氨酸激酶抑制剂（伊马替尼，尼罗替尼，达沙替尼）、FLT3抑制剂、BCL-2抑制剂、PD-1抑制剂 熟练掌握骨髓穿刺，骨髓活检的适应证、禁忌证，腰椎穿刺及鞘注的适应证、禁忌证及常见并发症的处理 掌握上述穿刺技术，掌握骨髓涂片技术 学习《中华血液学杂志》近5年发表的血液疾病中国指南/专家共识，规范诊治	跟主诊医生查房 自管病床4~8张 参加科室疑难病例讨论 参加专题讲座	掌握血液科常见疾病的诊治，常用检查手段的应用，常用靶向治疗药物及生物治疗的使用

续表

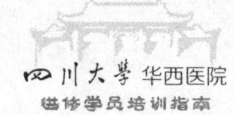

进修专业	学习时间	轮转安排	学习内容	带教方法	进修学习后应达到的水平
血液病学	6个月	血液检验2个月	掌握血液系统疾病常见的实验室诊断、骨髓细胞形态学及细胞化学、流式分析、染色体核型、融合基因及预后基因 掌握血液系统肿瘤常见合并感染的肺部影像学、真菌、肺孢子虫肺炎 了解常见淋巴瘤的病理诊断、弥漫大B细胞淋巴瘤、何杰金淋巴瘤等及其预后相关指标	跟随主治医生查房床旁学习血液相关检查的适应证，结果判读 常见肺部感染的影像学 常见病理结果的判读	掌握血液系统疾病常见检查的适应证，结果判读 常见肺部感染的影像学，常见病理结果的判读

进修内容及要求

进修总体要求

在华西医院及上锦院区各个医疗组轮转，参与血液科疾病的诊疗，在上级医师指导下完成规定的临床操作、病历及医疗文书的书写等；参与病房值班；跟随主治医生查房及门诊；参加相关教学活动及每周三下午血液病理淋巴瘤协作组共同阅片，完成结业考核。

重点学习病种

通过培训应熟悉和掌握下述疾病的病因、临床表现、实验室检查及影像学检查、临床诊断和处理。具体内容包含贫血的鉴别诊断、缺铁性贫血、巨幼细胞性贫血、自身免疫性溶血性贫血、阵发性睡眠性血红蛋白尿、免疫性血小板减少性紫癜、血栓性血小板减少性紫癜、各种急性白血病、多发性骨髓瘤、POEMS综合征、淀粉样变、各种淋巴瘤、慢性粒细胞性白血病、慢性淋巴细胞白血病、噬血细胞综合征、血友病、获得性血友病、深静脉血栓形成。

技能操作及要求

技能操作名称	要求完成例数	
	12个月	6个月
骨髓穿刺	≥40例	≥20例
腰椎穿刺及鞘内注射	≥40例	≥20例
骨髓活检	≥30例	≥15例

教学活动及要求

教学活动	频次	教学要求
入科教育	1次	入科当日完成，介绍科室、科室管理制度等
疑难病例及死亡病例讨论	每周2次	重点对疑难、危重、死亡病例进行分析、讨论
教学查房	每周1次	包括病例汇报、诊疗方案
"三基"讲座	每周1次	基础理论知识、常见疾病与技术
读书报告	隔周1次	国内外重要临床研究与进展，最新指南解读
技能培训	每周1次	常见技术培训
大内科晨读	每周1次	内科各科室进展学习
大内科疑难病例讨论	每3周1次	内科各科室疑难病例讨论

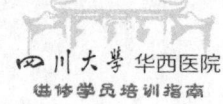

中西医结合科进修培训方案

进修计划

进修专业	学习时间	学习内容	带教方法	进修学习后应达到的水平
中西医结合	6个月	掌握中西医结合的相关理论，患者的评估、康复治疗的实施，以及治疗后评估等	病房轮转学习、专题讲座、病案分析讨论，以及实际操作	熟悉中西医结合消化、呼吸等相关理论 完成教育及实际操作等
	12个月	掌握中西医结合的相关理论，患者的评估、康复治疗的实施，以及治疗后评估等 学习相关设备、工具及手法的使用 熟悉危重症康复的相关内容	病房轮转学习、专题讲座、病案分析讨论，以及实际操作	熟悉掌握中西医结合消化、呼吸、重症等相关理论，包括慢病和危重症相关内容 完成教育及实际操作等
中医痔瘘（肛肠）	6个月	掌握中医痔瘘的相关理论，患者的评估、手术治疗的实施，以及治疗后换药等	病房轮转学习、专题讲座、病案分析讨论，以及实际操作	熟悉中医痔瘘相关理论，完成教育及手术、换药操作等
	12个月	掌握中医痔瘘及疑难杂症的相关理论，患者的评估、手术治疗的实施，以及治疗后换药等	病房轮转学习、专题讲座、病案分析讨论，以及实际操作	熟悉掌握中医痔瘘相关理论，包括疑难杂症相关内容 完成教育及实际操作等

续表

进修专业	学习时间	学习内容	带教方法	进修学习后应达到的水平
针灸推拿学	6个月	掌握中医针灸的相关理论、患者的评估、治疗的实施，以及治疗后评估等	专题讲座以及实际操作	熟悉中医针灸相关理论 完成教育及实际操作等
	12个月	掌握中医针灸的相关理论、患者的评估、治疗的实施，以及治疗后评估等 学习相关设备、工具及手法的使用 熟悉危重症针灸的相关内容	专题讲座 实际操作	熟悉掌握中医针灸相关理论，包括慢病和危重症相关内容 完成教育及实际操作等

进修内容及要求

进修总体要求

（1）参与专科疾病的诊疗，危重症患者病情的判断与处理；

（2）参与病区值班；

（3）在上级医师指导下完成查房、患者管理（4~6张床）、病历及医疗文书书写、临床操作等；

（4）参加规定的教学活动，完成结业考核。

重点学习病种

进修学员通过不同进修专业培训，应重点熟悉、掌握病种的病因、临床表现、诊断与处理等。

（1）消化组：掌握重症急性胰腺炎的中西医结合诊疗。

（2）呼吸组：熟悉常见肺系病证（感冒、咳嗽、肺热病、哮病、喘证、肺胀、咯血）的中医病因病机、辨证论治和上呼吸道感染、急性气管-支气管炎、支气管哮喘、支气管扩张、慢性阻塞性肺疾病、肺炎、肺源性心脏病及呼吸衰竭、肺癌等疾病的发病机制、临床表现、诊断、鉴别诊断和中医、中西医结合治疗方案。

（3）中医痔瘘组：诊治中医痔瘘常见疾病内痔、外痔与混合痔，肛周脓肿、肛瘘、肛裂、直肠脱垂、结直肠息肉、便秘等疾病的发病机制、临床表现、诊断、鉴别诊断和中医、中西医结合治疗方案。

（4）针灸推拿组：熟练进行针灸和推拿的临床操作，诊治针灸推拿常见疾病。如，颈腰椎病疼痛专科：颈椎病、腰椎病、肩周炎、腱鞘炎、网球肘等；神经系统疾病专科：中风偏瘫、头痛、面瘫、失眠、截瘫等；消化系统疾病专科：功能性便秘、功能性腹胀、功能性腹痛、肠易激综合征、消化不良等；其他针灸优势疾病的处理：带状疱疹、湿疹、皮肤美容、单纯性肥胖、慢性支气管炎等。

技能操作及要求

进修专业	技能操作名称	要求完成例数	
		6个月	12个月
中西医结合	心肺复苏	≥20例	≥40例
	呼吸机管理	≥20例	≥40例
	阅读胸部CT	≥20例	≥40例
	阅读腹部CT	≥20例	≥40例
	胸穿	≥5例	≥10例
	腹穿	≥5例	≥10例
中医痔瘘（肛肠）		6个月	12个月
	痔瘘手术	≥50例	≥100例
	痔瘘换药	≥100例	≥200例
针灸推拿		6个月	12个月
	电针	≥150例	≥300例
	灸	≥150例	≥300例
	头皮针	≥5例	≥10例
	圆利针	≥3例	≥5例
	穴位注射	≥10例	≥20例
	穴位敷贴	≥20例	≥40例
	推拿	≥20例	≥40例
	耳针	≥10例	≥20例

教学活动及要求

教学活动	频次	教学要求
入科教育	1次	进修学员入科当日完成
病例讨论	每周1次	重点对疑难重症、死亡病例等进行分析，由各病区安排，≥1次/周 科室疑难病案讨论，每周1次
教学查房	每周1次	重点审查新入院、疑难、危重、诊断未明、治疗效果不好病员的诊断、治疗计划，病房每天早上进行指导查房，单修亚专业每周2~3次指导教学
临床小讲课	每周1次	重点讲授本专业理论、临床技能和常见疾病的诊疗技术进展
读书报告	每月2次	每月读书报告≥2次
技能培训	每周1次	本专业相关技能

肿瘤中心进修培训方案

进修计划

进修专业	学习时间	学习内容	带教方法	进修学习后应达到的水平
肿瘤放射治疗	6个月 12个月	肿瘤放射治疗原理、放射物理学、放射生物学、放射剂量学 常见肿瘤放射治疗原则、靶区勾画培训、放射治疗计划的评估 放射治疗副作用的处理 放射急诊的处理 肿瘤综合治疗策略 掌握二维放疗（2D）、三维适形放疗（3D）、调强放射治疗（IMRT）、图像引导放射治疗（IGRT）、容积旋转调强放射治疗（VMAT）、立体定向放射治疗（SBRT）、四维呼吸时像整合控制技术（4D-CT）以及速锋刀（EDGE）等多种治疗技术	病房轮转学习、专题讲座、疑难病案分析讨论，以及实际操作	能够独立制订常见肿瘤的放疗方案和毒副作用处理
肿瘤内科治疗	6个月 12个月	肿瘤化疗 肿瘤靶向治疗 肿瘤免疫治疗 各种抗肿瘤内科治疗的机制与原理 综合治疗的时机与选择 综合治疗的标准方案与进展，疗效评估副作用处理 肿瘤急症处理	病房轮转学习、专题讲座、疑难病案分析讨论，以及实际操作	能够独立制订常见肿瘤的内科治疗方案和毒副作用处理

续表

进修专业	学习时间	学习内容	带教方法	进修学习后应达到的水平
肿瘤介入治疗	6个月 12个月	肿瘤的介入治疗 影像引导穿刺活检流程 肝癌肝动脉化疗栓塞术（TACE）操作流程 各种抗肿瘤介入治疗的时机与选择 静脉港植入在肿瘤患者中的应用 数字减影技术（DSA）下介入操作流程及应对预案	病房轮转学习、专题讲座、疑难病案分析讨论，以及实际操作	能够独立进行常见肿瘤的介入治疗和毒副作用的处理
恶性肿瘤诊治	6个月 12个月	肿瘤放射治疗 肿瘤内科治疗 单病种诊治（可根据派遣单位要求进行组合） 头颈部肿瘤、淋巴瘤、乳腺癌、骨及软组织肿瘤、胃肠道肿瘤、泌尿系统肿瘤、生殖系统肿瘤、肝胆胰肿瘤、肺癌、食管癌等	病房轮转学习、专题讲座、疑难病案分析讨论，以及实际操作	能够独立进行常见肿瘤的放射治疗 能够独立制订内科治疗方案 能够独立处理毒副作用

注：（1）进修期限为6个月的进修学员，头颈、胸部、腹部三科室分别轮转2个月；进修期限为12个月的进修学员，头颈、胸部、腹部三科室分别轮转4个月。（2）进修肿瘤放疗专业、肿瘤内科专业、介入专业的进修学员均安排在科室相应专业组轮转。（3）进修肿瘤综合治疗12个月的学员，在头颈、胸部、腹部三科室分别轮转4个月，其中肿瘤放射治疗、肿瘤内科治疗专业组分别轮转2个月。（4）如果原单位有特殊轮转要求，需要向肿瘤中心提交原单位加盖了公章的纸质申请书。

进修内容及要求

进修总体要求

（1）进修学员在临床轮转过程中应积极参与临床工作，进行全面系统的学习。

（2）科室按照进修学员填报的专业，将其分配到相应的医疗组，学习对肿瘤患者进行放射治疗、内科治疗或介入治疗的原则和规范。

·头颈肿瘤科专业方向：头颈部肿瘤、乳腺癌、淋巴瘤、骨及软组织肿瘤可采取肿瘤放射治疗、肿瘤内科治疗、肿瘤介入治疗。

· 腹部肿瘤科专业方向：消化系统、泌尿生殖系统肿瘤可采取肿瘤放射治疗、肿瘤内科治疗和肿瘤介入治疗。

· 胸部肿瘤科专业方向：肺癌、食管癌、纵隔肿瘤可采取肿瘤放射治疗、肿瘤内科治疗。

· 生物治疗科专业方向：不限病种，可采取肿瘤放射治疗、肿瘤内科治疗。

（3）进修学员在上级医师指导下完成规定的临床操作、病历的书写。

（4）要求进修学员参与病房一线值班。熟悉常见危急症、肿瘤急症、并发症的处理，学习医患沟通技巧。

重点学习病种

进修学员通过培训应熟悉和掌握常见肿瘤的病因、临床表现、诊断与处理等。

常见病种：肺癌、乳腺癌、结直肠癌、胃癌、肝癌、食管癌、子宫颈癌、卵巢癌、前列腺癌、鼻咽癌、中枢神经系统肿瘤和淋巴瘤等。

常见抗肿瘤治疗副作用：骨髓抑制、中性粒细胞减少性发热、消化道反应（恶心、呕吐、胃肠炎、便秘等）、肝肾毒性、心脏毒性、神经毒性、口腔溃疡、口腔黏膜炎、皮疹、血管炎、过敏等。

常见放疗相关毒副作用：放射性口腔黏膜炎、溃疡、放射性皮炎、放射性脑坏死、放射性脊髓炎、放射性肺炎、心脏损害、肝肾损害等。

常见生物治疗副作用：黏膜炎、皮疹、骨髓抑制、心脏毒性、免疫性肺炎、肝肾损害、胃肠道反应等。

常见肿瘤急诊：恶性心包积液或填塞、上腔静脉阻塞综合征、脊髓压迫、高钙血症、肿瘤崩解综合征、粒细胞缺少性发热等。

技能操作及要求

进修专业	技能操作名称	要求完成例数	
		6个月	12个月
肿瘤放射治疗	肿瘤放疗靶区勾画	≥50例	≥100例
	肿瘤放疗计划审核	≥50例	≥100例
	放射治疗副作用的处理	≥50例	≥100例
肿瘤内科治疗	肿瘤内科治疗方案制定和执行	≥100例	≥200例
	肿瘤内科治疗副作用处理	≥50例	≥100例
肿瘤介入	肿瘤介入治疗（专业）	≥50例	≥100例
	穿刺活检（肿瘤介入专业）	≥50例	≥100例

教学活动及要求

教学活动	频次	教学要求
入科教育	1次	进修学员入科当日完成
病例讨论	每2周1次	重点对疑难重症、手术、死亡病例等进行分析讨论
教学查房	每2周1次	重点审查新入院、疑难、危重、诊断未明、治疗效果不好病员的诊断，治疗计划
临床小讲课	每周2次	重点讲授本专业理论、临床技能和常见疾病的诊疗技术进展 肿瘤相关的临床科研设计，撰写临床科研论文
读书报告	每季度1次	每季度开设1次读书报告

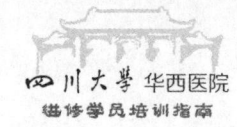

重症医学科进修培训方案

进修计划

一年期进修医生进修计划

进修专业	轮转地点	学习时间	学习内容	带教方法	进修学习后应达到的水平
重症医学	中心ICU 上锦ICU	3个月	内科及外科危重症的诊治思路，脏器功能支持要点：循环衰竭的监测、评估与治疗 呼吸衰竭的治疗：气道管理、有创与无创呼吸机应用 肝肾凝血消化中枢免疫等各脏器功能衰竭的评估与维持 重症营养 掌握监护仪、呼吸机、血气分析应用及分析 掌握重症患者急救流程 掌握ICU常用技术：动静脉穿刺置管、气管插管、气管切开、胸穿、腹穿等技术 了解PiCCO监测、重症超声及ECMO等专项技术	进入医疗组，跟随查房 管理病床1~2张 参加值班 参加科室的各项学术活动	能够独立处理危重症、急症及基本脏器功能维持 掌握必要的重症临床技能
	SICU	2~3个月	外科术后危重紧急情况的识别与处理 普通外科、脑外科、骨科、烧伤整形外科等的重点疾病及重大手术的围术期关注重点及并发症处理	进入医疗组，跟随查房 管理病床1~2张 参加值班 参加科室的各项学术活动	能够独立处理术后危重症、急症及并发症

续表

进修专业	轮转地点	学习时间	学习内容	带教方法	进修学习后应达到的水平
重症医学	*NICU/PICU/CTICU	2~3个月	掌握专科ICU中相应专科疾病的诊断及处理流程	进入医疗组，跟随查房管理病床1~2张参加值班参加科室的各项学术活动	能够独立处理相应专科危重症、急症
	RT/CRRT/重症超声	1个月	任选其一：初步掌握相应技术在重症病房的应用适应证，操作规范，并发症处理	跟随专业技术小组参与查房及临床诊疗	初步掌握各专项技术的适应证，操作规范，并发症处理

半年期进修医生培训计划

进修专业	轮转地点	学习时间	学习内容	带教方法	进修学习后应达到的水平
重症医学	中心ICU	2个月	内科及外科危重症的诊治思路脏器功能支持要点：循环衰竭的监测、评估与治疗呼吸衰竭的治疗——气道管理、有创及无创呼吸机应用肝肾凝血消化中枢免疫等各脏器功能衰竭的评估与维持重症营养掌握监护仪、呼吸机、血气分析应用及分析掌握重症患者急救流程掌握ICU常用技术：动静脉穿刺置管、气管插管、气管切开、胸穿、腹穿等技术了解PiCCO监测、重症超声及ECMO等专项技术	进入医疗组，跟随查房管理病床1~2张参加值班参加科室各项学术活动	能够独立处理危重症、急症及基本脏器功能维持掌握必要的重症临床技能
	SICU	2个月	外科术后危重紧急情况的识别与处理普通外科、脑外科、骨科、烧伤外科等的重点疾病及重大手术的围术期关注重点及并发症处理	进入医疗组，跟随查房管理病床1~2张参加值班参加科室的各项学术活动	能够独立处理术后危重症、急症及并发症

续表

进修专业	轮转地点	学习时间	学习内容	带教方法	进修学习后应达到的水平
重症医学	*NICU/PICU/CTICU	2个月	掌握专科ICU中相应专科疾病的诊断及处理流程	进入医疗组，跟随查房管理病床1~2张参加值班参加科室的各项学术活动	能够独立处理相应专科危重症、急症

注：①SICU（外科ICU），NICU（神经ICU），PICU（小儿ICU），CTICU（心外ICU）；
②"*"为在轮转时间段内，NICU、PICU、CTICU三个病区必选其一；
③每位学员按照进修计划进行总体轮转安排，但可能会因科室工作整体情况而进行临时调整，最终安排以科室安排为准。

进修内容及要求

进修总体要求

（1）临床要求：常见危重紧急情况的处理，循环监测、评估与支持，气道建立与管理、有创及无创呼吸支持，其他脏器功能支持，临床营养的评估与建立；

（2）参加病区值班；

（3）在上级医生的指导下完成规定的临床操作；

（4）完成结业考核。

重点学习病种

ICU重点疾病

进修学员通过培训后应熟悉及掌握下述疾病的病因、病理生理、临床表现、实验室及辅助检查、诊断与处理。

（1）呼吸系统疾病：重症肺炎（ARDS）、慢性阻塞性肺病和肺栓塞等；

（2）消化系统疾病：重症急性胰腺炎、消化道大出血、急性化脓性胆管炎和各类肝病等；

（3）其他合并脏器功能损害的系统疾病；

（4）大手术围术期管理：神经外科、胃肠外科、胆道外科、胰腺外科、肝脏外科、泌尿外科、烧伤科、骨科、甲状腺外科、耳鼻咽喉科、胸外科、心脏外科和产科等；

（5）各种原因导致的心脏骤停的心肺复苏；

（6）各种类型感染导致的脓毒症与多器官功能障碍综合征。

脏器功能评估与支持

进修学员通过培训后应熟悉及掌握各脏器功能评估、监测手段及支持（此项为临床能力培养的重点）。

（1）循环：休克4大病因的鉴别诊断；大循环的监测评估，包括中心静脉压的获得与结果解读、临床重症超声评估、PICCO检测仪的安置与结果解读；微循环的临床监测；心功能不全的评估与治疗；容量状态的评估，液体治疗；血管活性药物的使用原则；ECMO的安置与运行。

（2）呼吸：各种病因导致的急慢性呼吸衰竭，人工气道的建立（气管插管与经皮气管切开）与管理，氧疗方式的选择，无创呼吸机的应用，有创呼吸支持的模式选择、参数设置、呼吸力学监测，呼吸锻炼及胸部物理治疗，体位疗法。

（3）肝脏：各种病因导致的急慢性肝衰竭，肝性脑病的处理，脓毒症肝脏损伤、药物性肝损害的识别与处理，胆红素吸附、血浆置换、人工肝的应用指征，保肝药物的选择。

（4）肾脏：各种病因导致的急慢性肾衰竭，CRRT的应用时机、抗凝、剂量、并发症。

（5）凝血：弥漫性血管内凝血（DIC）的识别与处理，深静脉血栓的识别与处理，肺栓塞的诊断与处理。

（6）血液：各类贫血的诊断与治疗，红细胞输血指征、并发症的识别与处理，血小板输注指征，粒缺、血小板降低的处理。

（7）消化：消化道出血的诊断及处理，药物应用、三腔双囊管应用、消化内镜应用、介入及手术治疗，腹胀、腹泻、腹痛的处理，肠内营养建立的适应证、处方、并发症、肠外营养配制。

（8）中枢：意识障碍的评估，颅内高压的评估与处理，缺血性及出血性脑损伤处理,代谢性脑病的病因搜寻及处理,癫痫的诊断与药物治疗。

(9)免疫:自身免疫性疾病的诊断、实验室检查及治疗,细胞免疫缺陷处理。

(10)内分泌:重症患者合并糖尿病的血糖控制及并发症处理,应激性高血糖、相对性肾上腺皮质功能不全、甲状腺功能异常、垂体功能异常等的诊断与处理。

(11)内环境:高钾血症、低钾血症、高钠血症及低钠血症的病因、临床表现、诊断及处理,其他电解质异常,血气分析解读,酸碱平衡紊乱的病因、临床表现、血气分析特点、诊断及处理。

(12)感染:病原学的评估与搜寻,原发病灶的临床判断,各类抗感染药物的抗菌谱、主要副作用及临床选择原则。

(13)镇痛镇静:镇痛镇静的临床评估、药物特点及不同临床状态的药物选择;谵妄的评估与处理。

重症专项技术

(1)重症超声;

(2)锁骨下静脉穿刺置管、动脉置管;

(3)人工气道建立:气管插管、经皮气管切开;

(4)无创及有创呼吸机的参数设置与调节,力学参数测定;

(5)连续性血液净化治疗;

(6)ECMO;

(7)其他,如胸穿、腹穿、腰穿、骨穿、心包穿刺和脓肿微创引流及换药。

技能操作及要求

技能操作名称	要求完成例数	
	6个月	12个月
呼吸机管理(有创、无创呼吸机)	有创≥10例,无创≥3例	有创≥20例,无创≥5例
气管插管	≥3例	≥5例
经皮气管切开	≥3例	≥5例

续表

技能操作名称	要求完成例数	
	6个月	12个月
中心静脉穿刺置管	≥5例	≥10例
动脉穿刺置管	≥5例	≥10例
胸腔穿刺置管	≥3例	≥5例
腹腔穿刺置管	≥3例	≥5例
腰穿	≥2例	≥3例
血气分析解读	≥10例	≥20例
大换药	≥5例	≥10例
床旁重症超声	≥5例	≥10例

教学活动及要求

教学活动	频次	教学活动要求
入科教育	1次	进修学员入科当日进行
影像讨论会	每周1次	每周二8:00-9:00
疑难病例讨论	每周1次	每周一16:40-18:00（要求），每周二7:15-8:00（欢迎）
死亡病例讨论	每周1次	每周五8:00-9:00
教学查房	每周1次	教学专职岗负责，每周二11:00-12:00
临床小讲课	每周1次	跟随本科室住院医生课程进行，每周四19:00-21:00
"三基三严"培训	每周1次	每周四7:15-8:00
科室读书报告	每周1次	每周三16:40-17:30

重症医学科进修培训方案(体外膜肺氧合方向)

进修计划

轮转地点	学习时间	学习内容	带教方法	进修学习后应达到的水平
中心ICU/SICU/NICU/RICU/小儿ICU/胸外ICU	入科前2周集中培训ECMO相关理论基础及基本操作演练 后期在ICU各病区ECMO患者医疗组、重症超声及呼吸治疗组跟组查房,共计3个月	ECMO治疗适应证及禁忌证 ECMO基础及进阶知识 ECMO运转相关操作及其全过程的管理,包括出凝血、营养、感染、康复及ECMO相关的机械通气、气道管理及重症超声等 ECMO患者的院内外转运 ICU内的抢救工作 ICU内相关仪器的管理等	跟随指导老师参加交班、医疗组查房 跟随带习教师参加临床工作 参加值班 参加科室的各项学术活动	能够独立处理ECMO治疗相关临床工作,并掌握ECMO相关的临床技能

进修内容及要求

进修总体要求

(1)临床要求:按照科室及相关医疗组的要求上、下班,不得迟到、早退,无故缺席;

(2)参加ECMO值班;

(3)在带教老师指导下,完成规定的临床操作;

(4)完成结业考核。

临床能力培养及要求

（1）掌握ECMO的适应证和禁忌证，以及ECMO支持模式的正确选择；

（2）掌握ECMO预冲（不同机型）及模拟人的穿刺及转机；

（3）掌握ECMO的建立时（穿刺技术）及建立后管理；

（4）超声引导下经皮穿刺，切开直视下穿刺，外科直接切开血管技术；

（5）ECMO运行期间出凝血、营养、镇痛镇静、感染、血流动力学、脏器保护、康复等综合管理；

（6）ECMO的撤离指征。

（7）熟练掌握ECMO相关重症超声及呼吸机、CRRT的使用：

·重症超声在ECMO穿刺前评估，穿刺时引导定位，穿刺后的全程管理

·ECMO运转期间呼吸机参数设置、呼吸力学监测及肺康复锻炼

·ECMO联合CRRT的运转

（8）熟悉ECMO患者院内外的转运；

（9）熟悉ECMO治疗设备的保养与维护。

技能操作及要求

技能操作名称	要求完成例数
ECMO预冲	≥5例
模拟人穿刺置管	≥2例
ECMO实战-穿刺及成功转机（辅助）	≥5例
ECMO实战-穿刺及成功转机（独立）	≥3例
ECMO相关重症超声评估（例次）	≥15例
ECMO相关呼吸机操作（例次）	≥15例
ECMO转运	≥3例

教学活动及要求

教学活动	频次	教学活动要求
入科教育	1次	进修学员入科当日进行

续表

教学活动	频次	教学活动要求
ECMO理论培训	2周	入科前两周上午3课时理论培训；下午Hands on；要求参加，签到
机械通气选修课	每周1次	每周三晚上19:00-20:30，要求参加，签到
临床小讲课	每周1次	跟随本科室住院医生课程进行，每周四晚上19:00-21:00
教学查房	每周1次	教学专职岗负责，每周二中午11:00-12:00
影像讨论会	每周1次	每周二早上8:00-9:00
疑难病例讨论	每周1次	每周一下午16:40-18:00每周二早上7:15-8:00
死亡病例讨论	每周1次	每周五早上8:00-9:00
科室读书报告	每周1次	每周三下午16:40-17:30

重症医学科进修培训方案(呼吸治疗方向)

进修计划

轮转地点	学习时间	学习内容	带教方法	进修学习后应达到的水平
中心重症监护病房(ICU)/外科重症监护病房(SICU)/神经重症监护病房(NICU)/内科危重症监护治疗病房(MICU)/小儿重症监护病房(PICU)/心胸外重症监护病房(CTICU)/上锦重症监护病房/永宁重症监护病房	拟轮转3个重症监护病房,每个重症监护病房2个月,总计6个月	患者呼吸治疗状况的监测与评估 机械通气、气道管理、氧疗、物理治疗、危重患者的院内外转运、重症监护病房内的抢救工作 重症监护病房内相关仪器的管理等	跟随带教老师参加交班、医疗组查房 跟随带教老师参与临床工作 参加值班 参与科室的各项学术活动	能够独立处理呼吸治疗相关临床工作 掌握相关的临床技能

注:此表为进修期限为6个月的进修学员之培训计划。

进修内容及要求

进修总体要求

(1)临床要求:患者呼吸治疗状况的监测与评估,机械通气,气道管理,氧疗,物理治疗,危重患者的院内外转运,ICU内的抢救工作,ICU内相关仪器的管理等;

(2)参加呼吸治疗值班;

(3)在带教老师的指导下完成规定的临床操作;

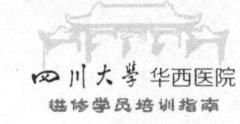

（4）完成结业考核。

临床能力培养及要求

（1）氧疗：氧疗的适应证、禁忌证和氧疗用具的正确选择。

（2）呼吸监测和呼吸评估。

（3）熟练掌握呼吸机的使用：

· 呼吸机使用的适应证及不同呼吸机的选择；

· 呼吸机使用前的检查，如气源、气密性、参数设置和报警设置；

· 根据不同的疾病选择不同的通气模式和参数，防止呼吸机相关性肺损伤；

· 机械通气撤机、拔管；

· 呼吸机发出各种报警的原因及处理；

· 熟悉各种型号的呼吸机（如Bear-1000、PB-760、PB-840，servo-900C，BiPAP等）和各种监测仪的基本原理及特点。

（4）人工气道的建立与呼吸机的连接、人工气道的管理：

· 协助气管插管和气管切开技术；

· 痰液引流；

· 气囊管理；

· 气道的湿化雾化；

· 床旁支气管镜检查。

（5）熟悉各种呼吸治疗设备的清洗与消毒、保养与维护。

（6）熟悉各种急救措施，如心肺复苏术、体外心脏按压、人工呼吸等。

（7）血气分析。

（8）危重患者的转运。

（9）早期康复、肺部物理治疗、气道廓清治疗和肺扩张治疗技术、早期活动。

（10）呼吸治疗专项技术：

· 人工气道建立，如气管插管、气管切开；

· 无创及有创呼吸机的准备和参数设置；

· ICU床旁吸痰操作；

- 床旁支气管镜检查操作;
- 肺复张操作技术;
- 脱机实验[自主呼吸试验(SBT)];
- 危重患者的转运;
- 重症超声(了解)。

技能操作及要求

技能操作名称	要求完成例数
自主呼吸试验	≥20例
床旁支气管镜检查	≥20例
无创呼吸机操作	≥20例
有创呼吸机操作	≥30例
ICU床旁吸痰操作	≥50例
肺复张临床操作	≥20例
转运呼吸机操作	≥20例

教学活动及要求

教学活动	频次	教学要求
入科教育	1次	进修学员入科当日进行
RICU小讲课	每周1次	每周三8:15-9:00,要求参加,签到
机械通气选修课	每周1次	每周三19:00-20:30,要求参加,签到
临床小讲课	每周1次	跟随本科室住院医生课程进行,每周四19:00-21:00
教学查房	每周1次	教学专职岗负责,每周二11:00-12:00
影像讨论会	每周1次	每周二8:00-9:00
疑难病例讨论	每周1次	每周一16:40-18:00,每周二7:15-8:00
死亡病例讨论	每周1次	每周五8:00-9:00
呼吸治疗读书报告	每周1次	每周四16:40-17:30
科室读书报告	每周1次	每周三16:40-17:30

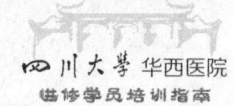

重症医学科进修培训方案（重症超声方向）

进修计划

轮转地点	学习时间	学习内容	带教方法	进修学习后应达到的水平
八教教室	1周	重症超声基础班理论及技能	重症超声基础班理论授课及技能带教（hands on）	掌握重症超声基本理论 掌握心、肺超声基础切面、阶段考核通过
	1周	重症超声进阶班理论及技能	重症超声进阶班理论授课及技能带教（hands on）	掌握重症超声进阶应用理论知识 心、肺超声测量、器官功能评估及常用检查方案、阶段考核通过
中心ICU	2周	重症超声临床实习	每日9:00重症超声教学查房、操作导师技能带教	熟练获取重症心肺超声各个切面 了解重症超声临床思维、阶段考核通过
	2月	临床实战及科研体验	每周1次专题讲座 每周一、三、五9:00重超教学查房 每周1次重症超声临床应用典型病例汇报 每日1次图像质控 其他时间进入医疗组查房 按时参加科室的各项学术活动 演示重症超声高级技术 临床科研实习	掌握重症超声临床应用知识及重症超声导向临床治疗标准化流程 了解重症超声高级技术及临床科研 阶段考核、结业考核通过

续表

轮转地点	学习时间	学习内容	带教方法	进修学习后应达到的水平
中心ICU	1月	重症超声导向复杂重症管理	每周1次重症超声指导复杂重症管理专题讲座 每周一、三、五9:00重症超声复杂病例教学查房 每周1次重症超声临床应用典型病例点评 每周1次读书报告 每日1次图像质控 按时参加科室的各项学术活动	掌握重症超声导向复杂循环、ARDS、器官功能等临床治疗的管理流程 建立重症超声导向临床管理的思路 了解重症超声最新进展
	1月	重症超声临床科研培训	科研基础培训 临床科研培训 加入重症超声临床科研	了解相关科研基础知识及临床科研方法 加入重症超声临床科研实战
	1月	重症超声高级技术培训	重症经食道超声 超声造影等高级技术培训	掌握重症经食道超声常用切面 了解超声造影技术

注：重症超声专业的进修培训计划分为3个月培训计划（重症超声基础培训）和6个月培训计划（重症超声进阶培训）。进修时限为3个月者，须完成表中前3个月的培训计划，进修时限为6个月者，须完成表中6个月的培训计划。

进修内容及要求

进修总体要求

（1）掌握重症超声基础知识、技能操作、临床应用，以及常用重症超声导向临床治疗标准化流程；

（2）参加重症超声临床协作岗值班；

（3）在带教老师的指导下完成规定的技能操作例数；

（4）完成重症超声基础班、进阶班理论及技能考核；

（5）完成要求的重症超声临床应用病例数及读书报告病例数；

（6）按时参加教学查房；

（7）按时参加科室教学活动。

临床能力培养及要求

重症超声基础培训

(1) 重症超声与重症;

(2) 重症超声理论基础:基本原理和技术与设备维护;

(3) 重症超声实战基础:肺部超声手法与切面;

(4) 重症超声实战基础:心脏超声手法与切面;

(5) 心包填塞及左右心功能的定性评估;

(6) CCUE、Advanced CCUE流程;

(7) 六步法定性呼吸循环评估;

(8) 重症超声导向的ARDS治疗;

(9) 重症超声三大穿刺流程;

(10) 重症超声应用常见误区与应对;

(11) 重症超声典型图像解读;

(12) 典型病例分析:急性呼吸循环事件[重症超声导向急性呼吸循环障碍规范管理流程(PIEPEAR七步法)];

(13) 基础班考核(理论+技能)。

重症超声进阶班培训

(1) 重症超声进阶测量:心肺相关测量、Advanced CCUE;

(2) 专项评估流程:容量及容量反应性评估;

(3) 专项评估流程:心包及右心功能;

(4) 专项评估流程:左心室舒张及收缩;

(5) 心肺复苏Feel方案;

(6) 心脏模块化评估复习;

(7) 典型病例分析:优化与精准滴定;

(8) 脏器评估:肾脏;

(9) 脏器评估:胃肠道;

(10) 脏器评估:颅脑;

(11) 创伤患者超声评估;

(12) 气胸诊断流程及处理思路;

（13）血栓检查（30min）、膀胱检查；

（14）典型病例分析：七步法范例；

（15）进阶班考核（理论＋技能）。

专题讲解

（1）重症超声导向急性呼吸循环障碍规范管理（PIEPEAR七步法）；

（2）重症心脏超声及肺超质控；

（3）重症超声导向急性呼吸循环障碍管理流程（POCCUE）；

（4）重症超声导向休克分阶段治疗（CCUSOST）；

（5）重症超声导向精细脏器功能评估；

（6）重症超声导向标准化脱机流程；

（7）规范化流程及系统性检查方案；

（8）重症超声导向复杂循环管理。

技能操作及要求

技能操作名称	要求完成例数	
	3个月	6个月
心脏基础切面评估	≥50例	≥100例
肺超12分区法评估	≥50例	≥100例
CCUE方案	≥30例	≥50例
进阶应用	≥50例	≥100例
重症超声临床应用病例	≥5例	≥10例
高级技术TEECC	无要求	≥4例

教学活动及要求

教学活动	频次	教学要求
入科教育	1次	进修学员入科当日进行
临床小讲课	每周1次	跟随本科室住院医生课程进行，每周四19:00-21:00
教学查房	每周3次	每周一、三、五9:00-10:00
影像讨论会	每周1次	每周二8:00-9:00

续表

教学活动	频次	教学要求
疑难病例讨论	每周1次	每周一16:40-18:00（要求），每周二7:15-8:00
死亡病例讨论	每周1次	每周五8:00-9:00
"三基三严"培训	每周1次	每周四7:15-8:00
科室读书报告	每周1次	每周三16:40-17:30

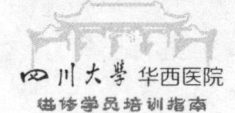

手术科室进修培训方案

耳鼻咽喉-头颈外科进修培训方案（医师）

进修计划

进修专业	学习时间	学习内容	带教方法	进修学习后应达到的水平
耳	3个月	耳科常见病、疑难病的诊治 耳内镜的常规操作 耳科相关检查结果的阅读及判断，如听力检查结果和颞骨CT阅片 耳部疾病的各种手术方式	跟组 自管病床 参加门诊 参加教学活动 实际操作	熟练掌握耳科疾病的诊治思路 熟练掌握耳内镜检查技术 能正确阅读耳部CT 熟悉显微镜下中耳手术
鼻	3个月	鼻科常见病、疑难病的诊治 鼻内镜的常规操作 鼻科相关检查结果的阅读及判断，如过敏原检查结果、鼻腔通气功能检测和鼻部CT阅片 鼻部疾病的各种手术方式	跟组 自管病床 参加门诊 参加教学活动 实际操作	熟练掌握鼻科疾病的诊治思路 熟练掌握鼻内镜检查技术 能正确阅读鼻部CT 熟悉鼻内镜下鼻腔鼻窦手术
咽喉	3个月	咽喉科常见病、疑难病的诊治 电子鼻咽喉镜的常规操作 咽喉科相关检查结果的阅读及判断，如喉镜检查结果、嗓音评估结果和咽喉部CT阅片 咽喉部疾病的各种手术方式	跟组 自管病床 参加门诊 参加教学活动 实际操作	熟练掌握咽喉疾病的诊治思路 熟练掌握电子鼻咽喉镜检查技术 能正确阅读咽喉部CT 熟悉常见鼾症手术及支撑喉镜下咽喉部疾病手术

续表

进修专业	学习时间	学习内容	带教方法	进修学习后应达到的水平
头颈	3个月	头颈部常见病、疑难病的诊治 头颈部相关检查结果的阅读及判断，如颈部CT和彩超等 头颈部疾病的各种手术方式	跟组 自管病床 参加门诊 参加教学活动 实际操作	熟练掌握头颈部疾病的诊治思路 熟练掌握颈部肿物的鉴别诊断 能正确阅读颈部CT 熟悉颈部淋巴结清扫手术、开放性头颈肿瘤切除手术及常见修复重建手术

进修内容及要求

进修总体要求

（1）参与耳鼻咽喉科疾病的诊疗，危重症患者病情的判断与处理；

（2）保质保量完成病历的书写；

（3）参加病房和急诊值班；

（4）在上级医师的指导下完成规定的临床操作；

（5）积极参加相关教学活动，完成结业考核。

重点学习病种

进修学员通过培训应熟悉和掌握以下疾病的病因、临床表现、实验室及辅助检查、诊断与处理等。

耳科疾病

（1）外耳道疾病：急性外耳道炎症、外耳道异物及外伤；

（2）中耳疾病：急、慢性中耳炎及颅内、外并发症，中耳胆脂瘤，分泌性中耳炎，耳硬化症，以及慢性中耳炎的手术方法；

（3）面瘫的相关诊断及鉴别诊断；

（4）听力学：突发性耳聋、人工耳蜗植入等；

（5）眩晕：梅尼埃病、位置性眩晕等；

（6）颞骨部肿瘤：中耳癌、听神经瘤、颈静脉体瘤，以及其他侧颅底肿瘤。

鼻科疾病

（1）鼻外伤及异物：鼻骨骨折、鼻窦骨折、鼻腔异物、脑脊液鼻漏；

（2）鼻中隔偏曲、鼻中隔穿孔及鼻出血；

（3）鼻腔鼻窦炎症：变应性鼻炎、萎缩性鼻炎、急慢性鼻窦炎、鼻息肉、真菌性鼻窦炎，以及鼻源性并发症；

（4）鼻前庭囊肿和鼻窦囊肿；

（5）鼻腔鼻窦肿瘤：上颌窦癌、嗅神经母细胞瘤、鼻腔恶性黑色素瘤、垂体瘤、鼻咽纤维血管瘤等；

（6）鼻部疾病相关手术方式。

咽喉科疾病

（1）炎症：急、慢性咽炎，急、慢性扁桃体炎，急、慢性喉炎，小儿急性喉炎，急性会厌炎；

（2）脓肿：扁桃体周围脓肿、咽后脓肿及咽旁脓肿；

（3）儿童及成人睡眠呼吸暂停综合征的诊断和处理；

（4）声带小结、声带息肉及单/双侧声带麻痹；

（5）急诊，如：咽部异物、喉部外伤、喉梗阻；

（6）咽喉部肿瘤，如鼻咽癌、下咽癌、扁桃体癌、喉乳头状瘤、喉癌等；

（7）咽喉部疾病相关手术方式。

头颈部疾病

（1）先天性疾病，如甲状舌管囊肿、鳃裂囊肿及瘘管；

（2）炎症，如颈部淋巴结炎、颈部淋巴结结核、颈部脓肿；

（3）急诊，如颈部闭合性外伤，颈部开放性外伤，颈部异物，气管、支气管异物，食道异物；

（4）肿瘤，如颈动脉体瘤，颈部淋巴结转移癌，颞下窝肿瘤，咽喉部恶性肿瘤，喉癌，甲状腺癌，气管、食管肿瘤等；

（5）头颈部疾病相关手术方式。

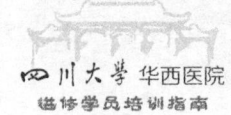

技能操作及要求

技能操作名称	要求完成例数
耳内镜常规操作，如术后换药、取耵聍	≥20例
耳内镜下鼓膜穿刺注药及鼓膜置管	≥5例（单侧）
耳内镜下鼓膜修补术	≥5例（单侧）
鼻内镜常规操作，如术后换药、门诊检查	≥20例
前、后鼻孔填塞	≥20例
鼻内镜下鼻窦开放术	≥5例
鼻腔异物取出术	≥10例
咽部异物取出术	≥20例
扁桃体周围脓肿切开引流术	≥5例
扁桃体切除术	≥5例
腺样体切除术	≥5例
颈部淋巴结清扫术	≥5例
头颈部术后换药	≥20例
气管切开术	≥5例
耳鼻喉头颈外伤清创缝合	≥20例

教学活动及要求

教学活动	频次	教学要求
入科教育	1次	进修学员入科1周内进行
临床小讲课	每周1次	重点讲授本专业理论、临床技能和常见疾病的诊疗技术进展
教学查房（临床科室）	每2周1次	重点审查新入院、疑难、危重、诊断未明、治疗效果不好病员的诊断，治疗计划
病例讨论	每2周1次	重点对疑难重症、手术、死亡病例等进行分析
读书报告	每季度1次	每季度至少开设1次读书报告

耳鼻咽喉-头颈外科进修培训方案（医技）

进修计划

进修专业	学习时间	学习内容	带教方法	进修学习后应达到的水平
耳鼻喉内镜专业	3个月 6个月	耳鼻喉内镜相关检查及诊疗	实习、授课、实操相结合	医师： 基本掌握耳鼻喉内镜规范化操作，耳、鼻、咽喉常见疾病的鉴别及诊断 熟练掌握耳鼻喉内镜相关治疗 技师或护士： 基本掌握耳鼻喉内镜的规范化操作及内镜初步诊断
变态反应学	3个月 6个月 12个月	医师： 常见过敏性疾病和过敏性疾病疑难重症、罕见病的诊治 掌握过敏原检测方法的临床应用及结果解读，脱敏治疗方案的制订和严重过敏反应的处理 了解食物、药物过敏的诊治 护士或技师： 掌握过敏原检测方法的操作方法及结果分析 掌握皮下脱敏治疗的注射方法及过敏反应的处理	医师： 跟带教医师门诊，独立询问病史 参加各种教学活动 护士或技师：跟过敏原检测室护士、技术员操作及分析结果	医师： 基本掌握常见过敏性疾病诊治理论和临床技能 初步了解食物、药物过敏的诊治 护士或技师： 基本掌握过敏原检测方法的操作方法及结果分析 初步了解皮下脱敏治疗

续表

进修专业	学习时间	学习内容	带教方法	进修学习后应达到的水平
前庭眩晕专业	3个月 6个月 12个月	前庭眩晕的诊疗及检查	见习、实习、授课、实操相结合	3个月： 掌握良性阵发性位置性眩晕的诊断及治疗 掌握前庭功能-VNG检查 了解神经耳科学查体 了解前庭功能-vHIT检查 了解前庭功能-VEMP检查 6个月： 熟练掌握良性阵发性位置性眩晕的诊断及治疗 掌握梅尼埃病的诊断及治疗 掌握前庭性偏头痛的诊断及治疗 掌握神经耳科学查体 掌握前庭功能-VNG检查 熟悉前庭功能-vHIT检查 熟悉前庭功能-VEMP检查 12个月： 熟练掌握良性阵发性位置性眩晕的诊断及治疗 掌握梅尼埃病的诊断及治疗 掌握前庭性偏头痛的诊断及治疗 掌握其他少见眩晕症 掌握神经耳科学查体 掌握前庭功能-VNG检查 掌握前庭功能-vHIT检查 掌握前庭功能-VEMP检查

续表

进修专业	学习时间	学习内容	带教方法	进修学习后应达到的水平
听力与言语康复专业	6个月 12个月	听力/耳专科、耳鸣耳聋眩晕防治专科门诊及相关疾病规范诊治流程 临床常规测听（纯音测试、声导抗测试、言语测试、耳声发射等） 各项小儿行为测听 听觉诱发电位 听觉言语康复（助听器相关）：咨询、验配和调试（含真耳测试） 听觉言语康复（人工耳蜗）：人工耳蜗植入术前评估、术后调试、康复效果评估 耳鸣、耳鼻咽喉疾病康复评估/咨询 新生儿听力筛查/干预/诊治 听力设备的基本校正及相关技术的指导与咨询	见习、实习、授课、实操相结合	了解听力/耳专科、耳鸣耳聋眩晕防治专科门诊及相关疾病规范诊治流程 掌握各项临床测试及报告判读 掌握听觉言语康复（助听器、人工耳蜗相关）的干预及康复、评估内容 了解耳鸣、耳鼻咽喉疾病康复评估与咨询 了解新生儿听力筛查/干预/诊治 了解听力设备的基本校正及相关技术的指导与咨询

进修内容及要求

进修总体要求

进修学员在临床轮转过程中，应参与各自检查室相应的诊疗工作。

重点学习病种

耳鼻咽喉内镜检查专业

（1）耳内窥镜：外耳道病变、鼓膜病变、中耳疾病、咽鼓管功能障碍相关疾病、内耳疾病；

（2）鼻内窥镜：鼻前庭及鼻腔炎症性疾病、鼻-鼻窦炎、真菌性鼻-鼻窦炎、鼻腔异物、变应性鼻炎、鼻腔鼻窦肿瘤（良性和恶性）、鼻出血、鼻中隔疾病、鼻源性并发症（眶内、颅内）、脑脊液鼻漏、鼻、鼻咽、鼻窦少见病；

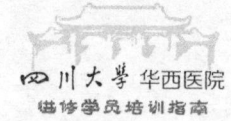

（3）电子鼻咽喉镜：喉炎、声带息肉、声带小结、声带肉芽肿、鼻咽部恶性肿瘤、口咽部恶性肿瘤、下咽部恶性肿瘤、喉部恶性肿瘤、声带固定、杓状软骨脱位、声带白斑、喉真菌病、喉结核、喉淀粉样变。

（4）频闪喉镜：声带沟、声带瘢痕。

变态反应疾病专业

（1）医师：跟随带教医师门诊，独立询问病史，参加各种教学活动；

（2）护士或技师：跟随过敏原检测室护士、技术员操作及分析结果。

前庭眩晕疾病专业

（1）掌握前庭系统的基本解剖结构、常见疾病表征等基础理论，具有较系统的学科知识，了解国内外本学科的新进展，并能运用于实践；

（2）具有较丰富的前庭医学临床经验和较强的临床思维分析能力，能较熟练地运用神经耳科学的专科问诊查体、VNG、vHIT、VEMP等临床检查技能，独立和（或）在上级医师的指导下完成各类耳鼻喉科检查和仪器操作；

（3）能独立和（或）在上级医师的指导下，对所有检查结果做出初步、合理、科学的判读。

听力与言语康复专业

（1）了解听力/耳专科、耳鸣耳聋眩晕防治专科门诊及相关疾病规范诊治流程；

（2）掌握临床常规测听（纯音测试、声导抗测试、言语测试和耳声发射等）；

（3）掌握各项小儿行为测听；

（4）掌握听觉诱发电位；

（5）掌握听觉言语康复（与助听器相关）：咨询、验配和调试（含真耳测试）；

（6）掌握听觉言语康复（人工耳蜗）：人工耳蜗植入术前评估、术后调试及康复效果评估；

（7）了解耳鸣、耳鼻咽喉疾病康复评估或咨询；

（8）了解新生儿听力筛查、干预、诊治；

（9）了解听力设备的基本校正及相关技术的指导和咨询。

技能操作及要求

耳鼻咽喉内镜检查专业

技能操作名称	要求完成例数	
耳内窥镜	3个月	6个月
耳科学问诊、查体	≥50例	≥100例
耳内窥镜检查	≥50例	≥100例
盯聍取出	≥50例	≥100例
外耳道真菌病变清理	≥10例	≥20例
外耳道异物取出术	≥10例	≥20例
外耳道胆脂瘤取出术	≥10例	≥20例
鼓膜穿刺及鼓室注药术	≥10例	≥20例
鼓膜切开置管术	≥10例	≥20例
中耳炎术后处理	≥20例	≥40例
鼻内窥镜	3个月	6个月
鼻科学问诊、查体	≥50例	≥100例
鼻内窥镜检查	≥50例	≥100例
鼻内镜下术后处理	≥50例	≥100例
鼻腔、鼻咽部活检术	≥10例	≥20例
鼻出血等离子止血治疗	≥5例	≥10例
下鼻甲等离子消融术	≥5例	≥10例
电子鼻咽喉镜	3个月	6个月
咽喉、头颈外科学问诊、查体	≥50例	≥100例
电子鼻咽喉镜检查	≥50例	≥100例
频闪喉镜检查	≥20例	≥50例
窄带成像技术应用	≥50例	≥100例
咽、喉部活检术	≥10例	≥20例
电子喉镜下声带注射术	≥5例	≥10例
构状软骨复位术	≥5例	≥10例
变态反应疾病专业	3个月	6个月
皮肤点刺试验	≥100例	≥200例

续表

技能操作名称	要求完成例数	
皮内试验	≥20例	≥40例
鼻腔通气功能检测	≥50例	≥100例
鼻腔黏膜激发试验	≥20例	≥40例
脱敏治疗注射及观察	≥10例	≥20例
过敏反应的处理	≥5例	≥10例
眩晕疾病专业	6个月	12个月
良性阵发性位置性眩晕	≥30例	≥100例
梅尼埃病	≥20例	≥50例
前庭性偏头痛	≥20例	≥50例
其他少见眩晕症	≥10例	≥20例
神经耳科学问诊、查体	≥20例	≥50例
前庭功能检查-VNG	≥60例	≥200例
前庭功能检查-vHIT	≥5例	≥20例
前庭功能检查-VEMP	≥10例	≥50例
听力与言语康复专业	6个月	12个月
纯音测听	≥50例	≥100例
言语测听	≥50例	≥100例
声导抗测试	≥50例	≥100例
耳声发射	≥50例	≥100例
游戏测听/VRA/BOA	≥20例	≥40例
分频ABR阈值	≥10例	≥20例
短声ABR	≥10例	≥20例
多频稳态ASSR	≥8例	≥16例
新生儿听力测试、诊断/干预	≥10例	≥20例
耳鸣康复治疗与评估	≥20例	≥40例

教学活动及要求

教学活动	频次	教学要求
入科教育	1次	进修学员入科时进行
临床小讲课	每月1次	重点讲授本专业理论、临床技能和常见疾病的诊疗技术进展
临床科研	每月1次	前沿医学文献的阅读，酌情论文写作
病例讨论	每2周1次	重点对疑难重症病例等进行分析
读书报告	每季度至少1次	每季度至少开设1次读书报告

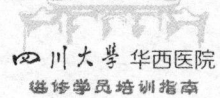

肺癌中心进修培训方案

进修计划

进修专业	学习时间	学习内容	带教方法	进修学习后应达到的水平
胸部肿瘤外科专业	3个月	开胸及胸腔镜肺叶切除术	病房轮转学习 专题讲座学习 学科及专业交叉查房学习 疑难病案分析讨论	熟悉肺癌外科常见手术治疗
	6个月	开胸及胸腔镜肺叶切除术 全肺切除术 肺段切除术	病房轮转学习 专题讲座学习 学科及专业交叉查房学习 疑难病案分析讨论	掌握肺癌外科常见手术治疗
	12个月	开胸及胸腔镜肺手术 肺叶切除术 支气管肺动脉袖式成形肺叶除术 全肺切除术 肺段切除术 纵隔肿瘤切除、上腔静脉置换手术	病房轮转学习 专题讲座学习 学科及专业交叉查房学习 疑难病案分析讨论	掌握肺癌外科常见手术治疗 熟悉肺癌局部晚期疑难手术治疗
胸部肿瘤内科及放疗专业	3个月	肺癌及纵隔肿瘤化疗、靶向治疗、免疫治疗等各种内科治疗的机制与原理 肺癌及纵隔肿瘤综合治疗的时机与选择 肺癌及纵隔肿瘤综合治疗的标准方案与进展、疗效评估、副作用处理 肿瘤急症处理	病房轮转专题讲座 学科及专业交叉查房 疑难病案分析讨论	熟悉肺癌及纵隔肿瘤诊断、内科综合治疗

续表

进修专业	学习时间	学习内容	带教方法	进修学习后应达到的水平
胸部肿瘤内科及放疗专业	6个月 12个月	肺癌及纵隔肿瘤化疗、靶向治疗、免疫治疗等各种内科治疗的机制与原理 肺癌及纵隔肿瘤综合治疗的时机与选择 肺癌及纵隔肿瘤综合治疗的标准方案与进展、疗效评估、副作用处理 肿瘤急症处理 肿瘤放射治疗原理、放射物理学、放射生物学、放射剂量学 肺癌及纵隔肿瘤放射治疗的原则、靶区勾画、放射治疗计划的评估 肺癌及纵隔肿瘤放射治疗副作用的处理 放射急诊的处理 掌握三维适形放疗、调强放疗、图像引导放疗、容积旋转调强放疗、四维呼吸时像整合控制技术等多种放射治疗技术 经皮穿刺活检、肺动脉灌注化疗、椎体肺转移癌的骨水泥治疗等肺癌相关介入治疗 临床科研方法论文撰写与投稿	病房、门诊轮转专题讲座学科及专业交叉查房 疑难病案分析讨论	掌握肺癌及纵隔肿瘤诊断、内科综合治疗 熟悉肺癌及纵隔肿瘤的放射治疗理论,完成实际操作 了解肺癌的介入治疗
呼吸血管介入专业	3个月	掌握纤维支气管内镜活检手术的相关理论知识及技能 学习相关的前沿进展 掌握止血介入治疗的相关理论及操作技能	病房轮转 专题讲座 学科及专业交叉查房 疑难病案分析讨论	掌握纤维支气管内镜活检手术的理论知识及技能 掌握止血介入治疗
呼吸血管介入专业	6个月 12个月	掌握纤维支气管内镜活检手术的相关理论知识及技能 学习相关的前沿进展 掌握止血介入治疗的相关理论及操作技能 掌握经胸壁肺穿刺活检的诊断治疗及技能操作	病房轮转 专题讲座 学科及专业交叉查房 疑难病案分析讨论	掌握纤维支气管内镜活检手术的理论知识及技能 掌握止血介入治疗掌握经胸壁肺穿刺活检的诊断治疗及技能操作

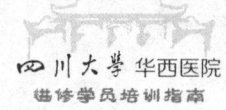

进修内容及要求

进修总体要求

肺癌中心负责进修学员的日常管理和培训考核。每位学员均安排一名医疗组长作为学习和生活的指导老师。科室安排肿瘤外科、肿瘤内科及呼吸与危重症医学科的相关理论课程和各种临床培训，掌握进修专业相关疾病的判断与处理。进修学员要参与病房值班，在上级医师指导下完成规定的临床操作和病历书写。

重点学习病种

胸部肿瘤外科专业：进修学员通过培训应掌握肺癌的发病机制、临床特点、常用检查手段、诊断要领、适应证以及治疗原则，熟悉肺癌常见手术方式的手术指征，包括全肺切除术、肺叶切除术、肺段切除术等。能在指导下完成常规开胸和胸腔镜肺叶切除术。

胸部肿瘤内科及放疗专业：进修学员通过培训应掌握肺癌筛查与疑难诊断、肺结节鉴别诊断、肺癌及纵隔肿瘤手术前新辅助化疗、新辅助免疫治疗、新辅助靶向治疗、手术后辅助化疗、中晚期病人化疗、放疗与化疗联合治疗、靶向治疗、免疫治疗、抗肿瘤血管生长治疗等，以及综合治疗方案制订与实施。学习和掌握肺癌及纵隔肿瘤放疗的原理和机制、方案制订、肺癌及纵隔肿瘤的靶区勾画，放射治疗计划的评估和临床实施。学习和了解经胸壁肺穿刺诊断治疗、椎体骨转移瘤的骨水泥注射治疗等。

呼吸血管介入专业：进修学员通过培训应掌握纤维支气管内镜活检手术，止血介入治疗，经胸壁肺穿刺诊断治疗等。

技能操作及要求

进修专业	技能操作名称	要求完成例数		
		3个月	6个月	12个月
胸部肿瘤外科专业	开胸肺叶切除术	≥2例	≥4例	≥8例
	胸腔镜肺叶切除术	≥2例	≥4例	≥8例
	开胸和胸腔镜肺段切除手术	无	≥4例	≥8例
	支气管肺动脉袖式成型肺叶切除	无	无	≥4例
	肺楔形切除术	≥4例	≥8例	≥8例
	胸腔闭式引流术	≥5例	≥10例	≥10例
胸部肿瘤内科及放疗专业	肺部、胸壁包块活检	≥4例	≥8例	≥16例
	胸腔穿刺灌注化疗、生物治疗	≥10例	≥20例	≥30例
	肺部及纵隔肿瘤放疗靶区勾画	≥5例	≥10例	≥20例
	临床疑难病例幻灯制作与演讲、讨论	≥20例	≥30例	≥40例
呼吸血管介入专业	支气管镜活检	≥20例	≥30例	≥60例
	止血介入治疗	≥10例	≥20例	≥30例
	肺穿刺活检	无	≥20例	≥40例

教学活动及要求

教学活动	频次	教学要求
入科教育	1次	进修学员入科当日进行
临床小讲课	每周至少1次	重点讲授本专业理论、临床技能和常见疾病的诊疗技术进展
教学查房	每2周至少1次	重点审查新入院、疑难、危重、诊断未明、治疗效果不好病员的诊断，治疗计划
病例讨论	每周至少1次	重点对疑难重症、手术、死亡病例等进行分析
读书报告	每季度至少1次	每季度至少开设1次读书报告

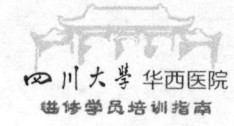

骨科进修培训方案

进修计划

进修亚专业	学习时间	学习内容	带教方法	进修学习后应达到的水平
关节外科专业	3个月 6个月	髋、膝关节骨关节炎诊治要点 股骨头缺血坏死诊治要点 初次全髋、全膝关节置换术要点	病房全程管理 病床2~5张 参加值班 参加门诊	对关节、脊柱、创伤、骨肿瘤、运动医学等骨科疾病具有判断及一定独立诊治能力学习能力提升达到专科医师水平
脊柱外科专业	3个月 6个月	椎间盘突出症、椎管狭窄症、胸腰椎滑脱症诊治要点 胸腰段骨折诊治要点 颅骨牵引术 椎管减压术要点 脊柱后路手术要点 植骨融合技术	病房全程管理 病床2~5张 参加值班 参加门诊	
创伤骨科专业	3个月 6个月	四肢骨折诊治要点 老年髋部骨折围手术期处理要点 多发创伤救治原则 开放骨折疗要点和创面修复原则 四肢骨牵引术 石膏固定术	病房全程管理 病床2~5张 参加值班 参加门诊	
骨肿瘤专业	3个月 6个月	骨肉瘤诊治要点 骨巨细胞瘤诊治要点 肿瘤髋、肿瘤膝关节置换术要点 骨巨细胞瘤刮除植骨术技术规范	病房全程管理 病床2~5张 参加值班 参加门诊	
运动医学专业	3个月 6个月	膝关节骨关节炎诊治要点 半月板损伤诊治要点 膝关节韧带损伤诊治要点 膝关节镜操作基本技术 滑膜切除术 半月板修整成形术	病房全程管理 病床2~5张 参加值班 参加门诊	

进修内容及要求

进修总体要求

骨科进修学员按照进修期限分为12个月和6个月两类。轮转学习前期主要进行骨科基本知识、临床基本规范学习,后期结合自身发展要求进行亚专业重点学习。不同进修期限的学员按照以下原则进行亚专业轮转学习。

(1)进修期限12个月:前6个月统一在大骨科轮转学习2个亚专业,后6个月根据学习发展需求选择轮转学习的2个亚专业;

(2)进修期限6个月:先在大骨科轮转学习1个亚专业,再结合学习发展需求重点学习1个亚专业。

进修学员在亚专业轮转学习期间,在医疗组长指导下管理病人,参加和观摩手术,参加疑难病例讨论,参加病房值班。

重点学习病种

进修学员完成学习后,应掌握骨科基本理论原则、基本技能;同时,还要掌握所学亚专业的基本理论知识、常见病诊治原则及规范,熟悉该专业的学科发展趋势。

关节外科

(1)作为一线管床医生每周管理2~3位患者,自己管理的病人必须上台参加手术,其余根据组内安排上台参加手术;

(2)掌握髋、膝关节骨关节炎、类风湿关节炎、感染后继发骨关节炎、创伤性关节炎、股骨头坏死、髋关节发育不良继发骨关节炎、强直性脊柱炎髋关节受累,Perthes病后继发髋关节骨关节炎(扁平髋)、股骨头骺滑脱后继发髋骨关节炎等疾病的临床表现、诊断和鉴别诊断要点,以及髋膝关节专科查体方法;

(3)掌握髋膝关节置换术前准备常规,以及术后患者康复锻炼方法;

(4)熟悉华西医院髋膝关节置换加速康复围术期的管理流程。

脊柱外科

(1)掌握脊柱外科常见疾病(腰椎间盘突出症、腰椎滑脱症、腰椎管狭窄

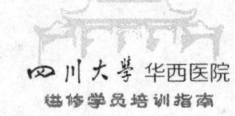

症、腰椎不稳、颈椎间盘突出症、颈椎管狭窄症、胸腰椎骨折、特发性脊柱侧凸畸形、脊柱结核）的诊断及鉴别诊断；

（2）独立准确地完成脊柱查体、神经查体；

（3）掌握脊柱影像学检查的阅读方法、评价方法；

（4）掌握脊柱疾病治疗原则：手术指征、内固定的原则（固定与否、固定方式、固定节段、融合与非融合技术）。

创伤骨科

（1）掌握各部位骨折复位固定基本原则；

（2）掌握骨折脱位读片方法；

（3）掌握肩、肘、髋、膝、踝关节骨折脱位分型；

（4）掌握开放骨折治疗原则；

（5）掌握老年髋部骨折围手术期处理；

（6）掌握多发创伤救治原则；

（7）熟悉创面修复原则与主要方法；

（8）熟悉血管神经损伤治疗方法。

骨肿瘤

（1）掌握软组织肿瘤的穿刺、切开活检；良性软组织肿瘤的切除活检；

（2）掌握恶性骨肿瘤穿刺活检、切开活检；

（3）掌握组配式关节假体植入术中配合；

（4）掌握3D打印骨盆定制假体植入术中配合；

（5）掌握低位骶骨肿瘤切除术的术中配合要点；

（6）独立完成骨肿瘤病历书写。

运动医学

（1）掌握膝关节骨关节炎诊治要点；

（2）掌握半月板损伤诊治要点；

（3）掌握膝关节韧带损伤诊治要点。

技能操作及要求

技能操作名称	要求完成例数
脊柱外科：	
颅骨牵引技术	≥5例
颈胸腰椎后路显露技术	≥10例
腰椎椎弓根螺钉置钉技术	≥20例
腰椎椎管减压技术	≥5例
植骨融合技术	≥5例
创伤骨科：	
四肢骨干骨折髓内钉固定	≥5例
老年髋部骨折复位固定	≥10例
肩、肘关节骨折复位内固定	≥5例
膝关节骨折复位内固定	≥5例
踝关节骨折复位内固定	≥5例
开放骨折急诊治疗	≥10例
骨肿瘤：	
独立完成骨肿瘤PPT制作	≥30例
掌握恶性骨肿瘤穿刺活检、切开活检	≥15例
掌握软组织肿瘤穿刺、切开活检，良性软组织肿瘤切除活检	≥15例
掌握3D打印骨盆定制假体植入术中配合	≥3例
掌握低位骶骨肿瘤切除术的术中配合要点	≥3例
掌握组配式关节假体植入术中配合	≥3例
运动医学：	
膝关节清理术	≥10例
半月板修整	≥10例
交叉韧带重建	≥5例
肩、髋、踝关节镜手术	≥10例

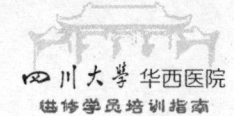

教学活动及要求

教学活动	频次	教学要求
入科教育	1次	入科报到时进行
临床小讲课	不少于2周1次	分亚专业开展
教学查房	每周1次	各医疗组开展
病例讨论	每个工作日	各病区统一安排
读书报告	每月1次	分亚专业开展

介入诊疗中心进修培训方案

进修计划

进修专业	学习时间	学习内容	带教方法	进修学习后应达到的水平
综合介入	6个月 12个月	掌握非血管疾病介入诊断与治疗技术 掌握经皮穿刺或经体表孔道途径对非血管疾病进行诊断和治疗的技术、掌握肿瘤介入诊疗技术、病人管理 手术室管理、介入操作、介入门诊 MTD讨论	各综合介入病房轮转学习 病房病人管理 查房 病案讨论 术前评价 介入手术演示 围手术期处理 操作指导	掌握外周介入操作原理与基本理论 熟悉本亚专业常见疾病介入操作和常见并发症处理方法 熟悉本亚专业常用器材特点与使用技巧
外周血管介入	6个月 12个月	病人管理 手术室管理 介入操作 介入门诊 MTD讨论	各外周血管介入病房轮转学习 病房管理 查房 病案讨论 术前评价 手术演示 围手术期处理 操作指导	掌握外周介入操作原理与基本理论 熟悉本亚专业常见疾病介入操作和常见并发症处理方法 熟悉本亚专业常用器材特点与使用技巧
神经血管介入	6个月 12个月	病人管理 手术室管理 介入操作 介入门诊 MTD讨论	各神经血管介入病房轮转学习 病房管理 查房 病案讨论 术前评价 手术演示 围手术期处理 操作指导	掌握神经血管介入操作原理与基本理论 熟悉本亚专业常见疾病介入操作和常见并发症处理方法 熟悉本亚专业常用器材特点与使用技巧

进修内容及要求

进修总体要求

（1）参与综合介入、外周血管介入、神经血管介入各专科疾病的介入诊疗，介入危重症患者病情的判断与处理；

（2）参与各专科病区值班（副班）；

（3）在上级医师指导下完成病房查房、介入手术患者管理、病历及医疗文书书写、介入操作等；

（4）各亚专业介入进修医师应抽时间（每周至少一次）观摩其他亚专业介入手术操作和病案讨论；

（5）参加规定的介入手术操作教学活动，完成结业考核。

重点学习病种

进修学员通过不同的进修专业培训（综合介入、外周血管介入、神经血管介入）应熟悉相关亚专业介入手术疾病的病因、临床表现，掌握介入手术指征、介入围手术期准备、并发症的诊断、预防与处理等，结业能熟练完成本亚专业Ⅰ-Ⅲ级介入手术操作，熟悉本亚专业各类常用医疗器材的特点与使用技巧。

（1）特殊部位的穿刺活检：肺、纵隔、胰腺、肾脏、盆腔等；

（2）椎体成形、椎间盘切吸；

（3）胆道支架、消化道支架、血管药盒植入；

（4）各部位肿瘤：头颅、肺、肝、腹部、盆腔肿瘤的灌注与栓塞，经皮穿刺肿瘤物理消融术（射频/微波/激光/冷冻）；

（5）肝硬化、门静脉高压：胃底曲张静脉栓塞、经颈静脉肝内门体分流术；

（6）外周血管成形、支架植入（颈动脉、椎动脉、主动脉、内脏血管、腔静脉等）；

（7）蛛网膜下腔出血、脑梗塞：脑血管造影、颅内动脉瘤、颅内血管畸形栓塞、颅内支架植入；

（8）脊髓血管畸形：脊髓血管造影与栓塞。

技能操作及要求

进修专业	技能操作名称	要求完成例数	
		6个月	12个月
综合介入	外周综合介入诊疗手术	≥300例	≥600例
	三级以上综合介入诊疗手术	≥100例	≥200例
外周血管介入	外周血管介入诊疗手术	≥100例	≥200例
	三级以上血管介入诊疗手术	≥30例	≥60例
神经血管介入	诊断性脑与脊髓血管造影检查与治疗	≥100例	≥200例
	三级以上神经血管介入手术	≥15例	≥30例

教学活动及要求

教学任务内容	频次	教学要求
入科教育	1次	进修学员入科时进行
介入材料和设备操作教育	1次	进修学员入科第二周内进行
临床小讲课	每周1次	重点讲授外周介入相关亚专业理论、临床技能和常见疾病的诊疗技术进展、介入手术指征、常见并发症及其处理等，由各亚专业讲师以上老师轮流讲授
教学查房	每周1次	重点审查对新入院、疑难、危重、诊断未明、治疗效果不好病员的诊断、治疗计划
病例讨论	每2周1次	重点对疑难重症、手术、死亡病例等进行分析
读书报告	每月1次	每月应至少针对进修生开设1次读书报告
名师指点	每月1次	安排不同亚专业知名教授讲授介入诊疗与质量控制
心得交流	1次	进修结束前1周内完成

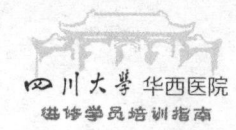

麻醉手术中心进修培训方案

进修计划

临床麻醉进修计划

麻醉亚专业	学习时间	学习内容	带教方法	进修学习后应达到的水平
普外科	2个月	普外科常见手术的麻醉 老年患者的麻醉 动静脉穿刺置管技术	理论学习 床旁教学 模拟培训 技能操作学习	能独立完成ASAI-II级常见普外科手术的麻醉 在上级医师指导下能完成ASAIII-IV级手术的麻醉
眼耳鼻喉科	1个月	眼耳鼻喉科常见手术的麻醉，经鼻气管插管、支撑喉镜和气道异物取出术的气道管理，困难气道的处理 熟悉纤支镜的使用	理论学习 床旁教学 模拟培训 技能操作学习	能独立完成ASAI-II级常见眼耳鼻喉科手术的麻醉 在上级医师指导下能完成气道异物取出术的麻醉和困难气道的处理
儿外科	1个月	儿科常见手术的麻醉，腹壁神经阻滞和骶管等麻醉技术	理论学习 床旁教学 模拟培训 技能操作学习	能独立完成ASAI-II级常见儿科手术的麻醉 在上级医师指导下能完成ASAIII-IV级手术的麻醉
心胸外科	1个月	心胸外科常见手术的麻醉 动静脉穿刺置管技术双腔气管导管插管技术 纤支镜定位技术	理论学习 床旁教学 模拟培训 技能操作学习	能独立完成ASAI-II级常见胸科手术的麻醉 在上级医师指导下能完成ASAIII-IV级胸科和心脏手术的麻醉

续表

麻醉亚专业	学习时间	学习内容	带教方法	进修学习后应达到的水平
神经外科	1个月	神经外科常见手术的麻醉 动脉穿刺置管技术 血液回收技术	理论学习 床旁教学 模拟培训 技能操作学习	能独立完成ASAI-II级常见神经外科手术的麻醉在上级医师指导下能完成ASAIII-IV级手术的麻醉
骨科	1个月	骨科常见手术的麻醉 神经阻滞技术	理论学习 床旁教学 模拟培训 技能操作学习	能独立完成ASAI-II级常见骨科手术的麻醉在上级医师指导下能完成ASAIII-IV级手术的麻醉
泌尿外科	1个月	泌尿外科常见手术的麻醉 机器人手术的麻醉管理 老年患者的麻醉	理论学习 床旁教学 模拟培训 技能操作学习	能独立完成ASAI-II级常见泌尿外科手术的麻醉在上级医师指导下能完成ASAIII-IV级手术的麻醉
PACU	1个月	外科患者术后复苏期的管理 术后疼痛管理	理论学习 床旁教学 模拟培训 技能操作学习	能独立完成常见手术的麻醉后镇痛与复苏掌握术后镇痛泵的配制方法及管理流程
手术室外	1个月	无痛胃肠镜、无痛纤支镜、改良电疗、介入手术及日间手术的麻醉管理	理论学习 床旁教学 模拟培训 技能操作学习	能独立完成ASAI-II级常见无痛检查及治疗的麻醉管理ASAIII-IV级者，在上级医师指导下能够完成
机动	2个月	结合临床需求和个人学习需要灵活安排轮转亚专业		

体外循环进修计划

体外循环亚专业	学习时间	学习内容	带教方法	进修学习后应达到的水平
成人组	3个月 6个月	术前访视、装机准备 术中体外循环管理	理论学习 床旁教学 模拟培训	掌握成人常见心脏手术体外循环的术前准备、术中管理、术后回顾

续表

体外循环亚专业	学习时间	学习内容	带教方法	进修学习后应达到的水平
小儿组	3个月 6个月	术前访视、装机准备 术中体外循环管理	理论学习 床旁教学 模拟培训	掌握小儿常见心脏手术体外循环的术前准备、术中管理、术后回顾

临床科研进修计划

进修时长	主要任务	学习内容	带教方式	进修学习后应达到的水平
进修1年医师完成	进修6月医师完成 参加科研培训课程	2次/月研究生科研活动 1次/月院内临床研究部培训课程 1次/月临床科研小组讨论 2次/年华西麻醉全国科研骨干培训及科内其他科研培训课程	讲授及讨论	了解临床研究的基本科研思路、研究方法 完成基本科研写作能力训练，包括学习研究方案撰写和论文撰写的基本方法 了解临床科研实施中的方法、管理、质控问题
	参与临床研究工作	参与一项临床研究，学习实施、管理、质控方法	指导老师讲授、带领实施	
	方案撰写训练	指导老师带领完成一项临床研究方案的撰写，包括科学问题提出、文献检索和评价、方案制定、伦理申请、研究注册等内容	指导老师负责带领进修医师提出问题并负责修改完善	
	论文写作	如条件许可，由指导老师带领完成一篇综述或论文写作	指导老师负责指导和修改	
	个人研究实施	如条件许可，由指导老师带领实施前期完成研究方案的项目	指导老师负责管理指导	

进修内容及要求

进修总体要求

（1）参与日常临床麻醉工作，按培训计划完成各亚专业的轮转；

（2）参与急诊值班；

（3）参与科室的各项教学课程；

（4）参加每月的月考（进修体外循环和科研的学员自愿参加）。

临床能力培养要求

进修学员在临床轮转过程中，应结合理论知识和临床需求，掌握各亚专业常见手术的麻醉。进修结业时，能独立完成ASAI-II级常见手术的麻醉；在上级医师指导下能完成ASAIII-IV级手术的麻醉。同时，能掌握动静脉穿刺、纤支镜插管、硬膜外穿刺、心肺复苏、超声引导下血管穿刺、超声引导下神经阻滞等技术。

技能操作要求

进修专业	技能操作名称	要求完成例数
临床麻醉	气管插管	≥400例
	双腔气管插管	≥20例
	动脉穿刺	≥100例
	中心静脉穿刺	≥20例
	纤支镜插管（含检查及定位）	≥5例
	超声引导下神经阻滞	≥20例
	骶管阻滞	≥5例
体外循环	瓣膜置换术	≥30例
	冠脉搭桥术	≥20例
	大血管手术	≥5例
	婴幼儿手术	≥40例
	复杂先心手术（包括新生儿）	≥20例
	心脏移植	≥2例
	肺移植	≥1例

续表

进修专业	技能操作名称	要求完成例数
特殊体外循环	深低温停循环(选择性脑灌注)	≥3例
	改良超滤	≥30例
	心脏辅助及ECMO	≥1例
	氧合器更换(临床模拟)	≥3例
	单泵、双管灌注	≥3例
	(改良)pH稳态血气管理	≥3例
	离心泵转流	≥2例

教学活动及要求

进修学员在进修期间应积极参加科室的各项教学活动,出勤率不低于80%。

教学活动	时间	教学内容	课程特色
晨课	每周一、二、三、五7:15-7:45	覆盖临床各亚专业的知识与技巧	解决临床实际问题
理论大课	每周二/周四19:00-21:00	研究生基础生命支持与调控课程/住院医师大课,构建麻醉知识体系	专人专讲,每年更新
病案讨论	每周四7:15-8:00	与临床紧密结合	疑难病例麻醉的经验与教训交流
麻醉技能模拟培训	每周三19:00-21:00	动脉穿刺、静脉穿刺、纤支镜插管、硬膜外穿刺、心肺复苏、超声引导下血管穿刺、超声引导下上肢神经阻滞、超声引导下下肢神经阻滞等	课程滚动,一年巡回4次
麻醉危机资源管理模拟教学	3月-7月以及9月-1月隔周周五晚上19:00-21:30	麻醉情景模拟培训,内容涉及20多个病例	国内最好的麻醉情景模拟培训课程和老师授课
高影响因子文献解读	每周四8:00-8:10	近期高影响因子杂志上发表的有影响的临床研究文献	由年轻主治医师负责解读,帮助大家了解行业动态和科学研究方法
专家讲座	周三19:00-21:00 周四8:00-21:00	与当月到访专家商定,内容涉及科研、临床、教学、管理	每月1次,每次安排2~3位国内知名的麻醉学专家讲授

整形外科烧伤科进修培训方案

进修计划

进修专业	学习时间	学习内容	带教方法	进修学习后应达到的水平
整形外科/烧伤科	6个月 12个月	整形美容：体表肿物和瘢痕切除缝合、植皮术、任意皮瓣和轴型皮瓣的临床应用和基本操作、皮肤扩张器的基本知识和基本操作、眼整形、鼻整形、乳房整形、血管瘤、脂肪整形等 烧伤：烧伤诊断、烧伤现场处理及急救、烧伤液体复苏、烧伤创面处理、特殊原因烧伤的救治、慢性创面修复、瘢痕综合治疗	病房轮转学习 专题讲座 教学查房疑难病案分析讨论 手术室带教	进修结束后应当掌握整形外科及烧伤科常见疾病的临床特点及治疗原则 熟悉常见整形外科及烧伤科疾病的术前准备和术后处理原则 了解显微外科、体表器官再造的概念

进修内容及要求

进修总体要求

进修学员在临床轮转过程应参与以下工作：

（1）跟组学习，并对美容整形烧伤外科常见疾病的判断与处理；

（2）参与病房值班；

（3）在上级医师指导下完成查房、患者管理（3~5张床）、病历及医疗文书书写、临床操作及手术操作等；

（4）进修结束后应当掌握美容整形烧伤外科常见疾病的临床特点及治疗原则；

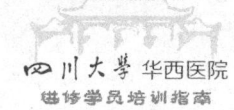

（5）熟悉常见美容整形烧伤外科疾病的术前准备和术后处理原则，了解显微外科、体表器官再造的概念。

重点学习病种

整形方向

（1）眼整形：单睑、上睑松弛、下眼睑松弛、上睑下垂、上睑凹陷、眼睑外翻、眉缺损和畸形、眼睑缺损、眼睑良恶性肿瘤等；

（2）鼻整形：鞍鼻、驼峰鼻、阔鼻、鹰钩鼻、长鼻、短鼻、酒渣鼻、外鼻畸形、唇裂畸形、鼻部皮肤病变及外鼻肿瘤、鼻部分缺失及全部缺损；

（3）耳廓整形：小耳畸形、外伤后耳廓缺失、附耳、招风耳、杯状耳、隐耳、耳垂畸形、耳郭缺损等；

（4）乳房整形：小乳症、巨乳症、乳房下垂、乳头内陷、乳头过大、男性乳房肥大症、副乳等；

（5）腹壁整形：腹壁松弛、腹壁脂肪堆积等；

（6）会阴整形：阴茎短小、阴蒂肥大、小阴唇肥大、处女膜破裂、阴道松弛、两性畸形等；

（7）体表肿瘤：体表良性肿瘤如：各类痣、脂肪瘤、纤维瘤、皮脂腺囊肿等、体表恶性肿瘤：肉瘤、鳞状细胞癌、基底细胞癌、恶性黑色素瘤等；

（8）脂肪整形：面部凹陷；双下巴、腹壁、大腿、臀部等脂肪抽吸等；

（9）面部年轻化：面部松弛下垂；

（10）血管瘤和淋巴管瘤：血管瘤、动脉畸形、静脉畸形、动静脉畸形、淋巴管瘤等；

（11）先天畸形：小睑裂综合征、斜颈、小耳畸形、大口畸形、并指（趾）畸形、多指（趾）畸形等。

烧伤方向

（1）热力烧伤：各种热液烫伤、火焰烧伤；

（2）化学烧伤：盐酸烧伤、硫酸烧伤、氢氟酸烧伤、磷烧伤、石灰烧伤等；

（3）电击伤：家用电击伤、高压电击伤；

（4）热压伤：机床热压伤；

（5）撕脱伤；

（6）慢性创面：慢性溃疡、褥疮等；

（7）瘢痕：普通瘢痕、增生性瘢痕、瘢痕疙瘩、瘢痕挛缩畸形；

（8）掌握烧伤患者急救、完整准确的诊断（包括面积、深度估计、有无吸入性损伤、合并伤）、补液、抗休克、创面处理、暴露疗法、湿敷疗法、烧伤感染、败血症的预防和治疗，吸入性损伤气管切开指征、肢体或躯干环形烧伤切开减压指征等。

技能操作及要求

技能操作名称	要求完成例数	
	6个月	12个月
换药、拆线	≥20例	≥50例
烧伤清创	≥10例	≥20例
烧伤焦痂切开减压术	≥4例	≥8例
烧伤创面切削痂植皮术	≥4例	≥8例
烧伤肉芽创面植皮术	≥7例	≥15例
急诊外伤后皮肤软组织缺损修复	≥7例	≥15例
截肢术	≥3例	≥3例
瘢痕切除松解植皮术	≥5例	≥10例
瘢痕疙瘩注射治疗	≥2例	≥5例
体表肿瘤切除植皮术	≥7例	≥15例
耳畸形矫正术	≥5例	≥5例
并指畸形矫正术	≥1例	≥3例
先天性斜颈矫正术	≥2例	≥3例
血管瘤手术	≥3例	≥5例
扩张器植入术	≥3例	≥3例
显微外科技术	≥2例	≥2例
颌面部病变切除修复术	≥4例	≥8例

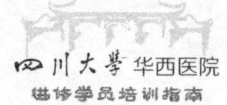

教学活动及要求

教学活动	频次	教学要求
入科教育	1次	进修学员入科当日进行
临床小讲课	每周至少1次	重点讲授本专业理论、临床技能和常见疾病的诊疗技术进展
教学查房	每2周至少1次	重点审查新入院、疑难、危重、诊断未明、治疗效果不好病员的诊断，治疗计划
病例讨论	每2周至少1次	重点对疑难重症、手术、死亡病例等进行分析
读书报告	每季度至少1次	每季度至少开设1次读书报告

泌尿外科进修培训方案

进修计划

通科进修

进修专业	学习时间	学习内容	带教方法	进修学习后应达到的水平
泌尿外科学	6个月	掌握泌尿系常见肿瘤的规范化诊治 学习泌尿系肿瘤常用外科检查技术的相关理论和操作规范，如膀胱镜（硬镜/软镜）、前列腺穿刺 掌握泌尿系肾、输尿管、膀胱结石的规范化诊治 学习体外冲击波碎石（ESWL）的规范操作 掌握良性前列腺增生的规范化诊治 掌握经尿道前列腺切除术（TURP）的适应证、并发症 掌握尿道狭窄、输尿管狭窄的规范化诊治 学习泌尿系修复重建的常用外科操作技能，如金属/丝状探条扩张 系统掌握肾移植的基本理论，了解肾移植国内外发展现状和新进展 掌握肾移植病人移植后的系统管理 掌握男科学常见病的规范化诊治 熟悉男科学常见病的非药物治疗 掌握女性泌尿常见病的规范化诊治 学习尿动力检查的规范化操作流程 提高学习能力及与病人的人际交流技术与技巧	跟随医疗组长查房 自管病床3~5张 参加医疗组手术 参加值班 参加泌尿外科专科专题讲座 参加门诊膀胱镜室/碎石中心/尿动力室观摩及专科相关操作培训	专科主治医师水平（对泌尿外科常见病具有一定独立的诊治能力 熟练掌握膀胱镜检查等常用泌尿外科技术）

续表

进修专业	学习时间	学习内容	带教方法	进修学习后应达到的水平
	12个月	掌握泌尿系常见肿瘤的规范化诊治及疑难病的诊治思路 学习泌尿系肿瘤常用外科检查技术的相关理论和操作规范，如膀胱镜（硬镜/软镜）、前列腺穿刺 学习泌尿系肿瘤的多学科诊疗（MDT）模式的团队建设 了解病房日间手术的运行模式 掌握泌尿系肾、输尿管、膀胱结石的规范化诊治及疑难病的诊治思路 学习体外冲击波碎石（ESWL）的规范操作 了解泌尿系结石国内外的发展现状及新进展，学习先进器械的使用方法，并能与实际工作相结合 掌握良性前列腺增生的规范化诊治 掌握经尿道前列腺切除术（TURP）的适应证、并发症；了解单病种管理模式 掌握尿道狭窄、输尿管狭窄的规范化诊治及疑难病的诊治思路 学习泌尿系修复重建的常用外科操作技能，如金属/丝状探条扩张 对泌尿系损伤的急重症能够正确判断病情，及时并正确处理 系统掌握肾移植的基本理论，了解肾移植国内外发展现状和新进展 掌握肾移植病人移植后的系统管理 掌握男科学常见病的规范化诊治 熟悉男科学常见病的非药物治疗 掌握女性泌尿常见病的规范化诊治及疑难病的诊治思路 学习尿动力检查的规范化操作流程 了解达芬奇机器人手术的基本操作，如达芬奇机器人手术打孔方式、装机流程 提高进修学员的学习能力及与病人的人际交流技术与技巧	跟随医疗组长查房 自管病床3~5张 参加全科疑难病例分析讨论 观摩MDT讨论会 参加医疗组手术 参加值班 参加泌尿外科专科专题讲座 参加门诊 膀胱镜室/碎石中心/尿动力室观摩及专科相关操作培训	应达到高年资专科医师水平： 对泌尿外科常见病具有一定独立的诊治能力 熟练掌握膀胱镜检查等常用泌尿外科技术 熟悉危急情况处理 对泌尿外科学科建设有一定认识

专项进修

进修专业	学习时间	学习内容	带教方法	进修学习后应达到的水平
泌尿肿瘤	3个月	掌握肾癌、膀胱癌、前列腺癌的规范化诊治 掌握腹部及盆部CT、前列腺MRI的阅片 学习泌尿外科常见经腹、经腰、腹膜外途径的手术入路 学习腹腔镜下基本外科操作，如腹腔镜持镜技术、腹腔镜下打结技术等 学习泌尿系肿瘤常用外科检查技术的相关理论和操作规范，如膀胱镜（硬镜/软镜）、前列腺穿刺 了解达芬奇机器人手术的基本操作，如达芬奇机器人手术打孔方式、装机流程	跟随医疗组长查房 自管病床3～5张 参加医疗组手术 参加值班 膀胱镜室观摩及专科相关操作培训	熟练掌握泌尿系肿瘤的诊治思路 熟练掌握泌尿系肿瘤的鉴别诊断 熟练掌握泌尿系肿瘤常见手术操作 正确阅读腹部及盆部CT、前列腺MRI
	6个月	掌握肾癌、膀胱癌、前列腺癌的规范化诊治及疑难病的诊治思路 掌握腹部及盆部CT、前列腺MRI的阅片 学习泌尿外科常见经腹、经腰、腹膜外途径的手术入路 学习腹腔镜下基本外科操作，如腹腔镜持镜技术、腹腔镜下打结技术等 学习泌尿系肿瘤常用外科检查技术的相关理论和操作规范，如膀胱镜（硬镜/软镜）、前列腺穿刺 熟悉达芬奇机器人手术的基本操作，如达芬奇机器人手术打孔方式、装机流程 学习泌尿系肿瘤的多学科诊疗（MDT）模式的团队建设 了解病房日间手术的运行模式	跟随医疗组长查房 自管病床3～5张 参加医疗组手术 参加值班 膀胱镜室观摩及专科相关操作培训 参加全科疑难病例分析讨论 观摩MDT讨论会	熟练掌握泌尿系肿瘤的诊治思路 熟练掌握泌尿系肿瘤的鉴别诊断 熟练掌握泌尿系肿瘤常见手术操作 正确阅读腹部及盆部CT、前列腺MRI 对泌尿外科学科建设有一定认识

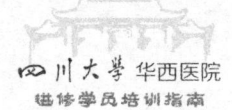

续表

进修专业	学习时间	学习内容	带教方法	进修学习后应达到的水平
泌尿结石	3个月	掌握泌尿系肾、输尿管、膀胱结石的规范化诊治 掌握腹部及盆部CT、KUB的阅片 学习输尿管镜下的基本泌尿外科操作 学习经皮肾镜取石术（PCNL）的规范操作 学习体外冲击波碎石（ESWL）的规范操作 了解泌尿系结石国内外的发展现状及新进展，学习先进器械的使用方法，并能与实际工作相结合 了解达芬奇机器人手术的基本操作，如达芬奇机器人手术打孔方式、装机流程	跟随医疗组长查房 自管病床3~5张 参加医疗组手术 参加值班 膀胱镜室/碎石中心观摩及专科相关操作培训	熟练掌握泌尿系结石的诊治思路 熟练掌握泌尿系结石的鉴别诊断 熟练掌握泌尿系结石常见手术操作 正确阅读腹部及盆部CT、KUB
	6个月	掌握泌尿系肾、输尿管、膀胱结石的规范化诊治及疑难病的诊治思路 掌握腹部及盆部CT、KUB的阅片 学习输尿管镜下的基本泌尿外科操作 学习经皮肾镜取石术（PCNL）的规范操作 学习体外冲击波碎石（ESWL）的规范操作 了解泌尿系结石国内外的发展现状及新进展，学习先进器械的使用方法，并能与实际工作相结合 熟悉达芬奇机器人手术的基本操作，如达芬奇机器人手术打孔方式、装机流程	跟随医疗组长查房 自管病床3~5张 参加医疗组手术 参加值班 参加全科疑难病例分析讨论 膀胱镜室/碎石中心观摩及专科相关操作培训	熟练掌握泌尿系结石的诊治思路 熟练掌握泌尿系结石的鉴别诊断 熟练掌握泌尿系结石常见手术操作 正确阅读腹部及盆部CT、KUB 熟悉达芬奇机器人手术的基本操作
前列腺疾病	2个月	掌握良性前列腺增生的规范化诊治 掌握经尿道前列腺切除术（TURP）的适应证、并发症，掌握前列腺MRI的阅片 掌握前列腺炎的规范化诊治	跟随医疗组长查房 自管病床3~5张 参加医疗组手术 参加值班	熟练掌握泌尿良性前列腺增生的诊治 正确阅读前列腺MRI
	3个月	掌握良性前列腺增生的规范化诊治 掌握经尿道前列腺切除术（TURP）的适应证、并发症 掌握前列腺MRI的阅片 掌握前列腺炎的规范化诊治 了解单病种管理模式		

续表

进修专业	学习时间	学习内容	带教方法	进修学习后应达到的水平
泌尿修复重建	2个月	掌握尿道狭窄、输尿管狭窄的规范化诊治 掌握腹部及盆部CT、尿路造影，静脉肾盂造影（IVP）的阅片 学习腹腔镜下基本外科操作，如腹腔镜持镜技术、腹腔镜下打结技术等 学习泌尿系修复重建的常用外科操作技能，如金属/丝状探条扩张 对泌尿系损伤的急重症能够正确判断病情，并及时正确处理	跟随医疗组长查房 自管病床3~5张 参加医疗组手术 参加值班 专科相关操作培训 参加全科疑难病例分析讨论	熟练掌握泌尿修复重建的诊治思路 熟练掌握泌尿修复重建的鉴别诊断 熟练掌握泌尿修复重建常见手术操作 正确阅读腹部及盆部CT、尿路造影、静脉肾盂造影（IVP）
	3个月	掌握尿道狭窄、输尿管狭窄的规范化诊治及疑难病的诊治思路；掌握腹部及盆部CT、尿路造影，静脉肾盂造影（IVP）的阅片；学习腹腔镜下基本外科操作，如腹腔镜持镜技术、腹腔镜下打结技术等；学习泌尿系修复重建的常用外科操作技能，如金属/丝状探条扩张；对泌尿系损伤的急重症能够正确判断病情，及时并正确处理；熟悉达芬奇机器人手术的基本操作，如达芬奇机器人手术打孔方式、装机流程		熟练掌握泌尿修复重建的诊治思路 熟练掌握泌尿修复重建的鉴别诊断 熟练掌握泌尿修复重建常见手术操作 正确阅读腹部及盆部CT、尿路造影、静脉肾盂造影（IVP） 熟悉达芬奇机器人手术的基本操作

续表

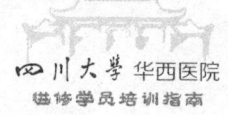

进修专业	学习时间	学习内容	带教方法	进修学习后应达到的水平
肾移植	3个月	系统掌握肾移植的基本理论，了解肾移植国内外发展现状和新进展；学习肾移植手术的规范操作；掌握危重患者管理、与患者家属的有效沟通、伦理问题等；掌握肾移植病人移植后的系统管理	跟随医疗组长查房 自管病床3~5张 参加医疗组手术 参加值班 专科相关操作培训	熟练掌握肾移植常见手术操作 对肾移植危重患者的管理有一定认识和独立判断能力 能与患者及家属进行良好的沟通
	6个月	系统掌握肾移植的基本理论，了解肾移植国内外发展现状和新进展；学习肾移植手术的规范操作 掌握危重患者管理、与患者家属的有效沟通、伦理问题等 掌握肾移植病人移植后的系统管理 掌握肾移植患者病例库的建立和资料分析及病例随访 熟悉达芬奇机器人手术的基本操作，如达芬奇机器人手术打孔方式、装机流程		熟练掌握肾移植常见手术操作 对肾移植危重患者的管理有一定认识和独立判断能力 能与患者及家属进行良好的沟通 熟悉达芬奇机器人手术的基本操作
男科学	3个月	掌握男科学常见病的规范化诊治 学习精囊镜等常见泌尿外科操作 熟悉男科常见病的非药物治疗	跟随医疗组长查房 自管病床3~5张 参加医疗组手术 参加值班 专科相关操作培训	熟练掌握男科疾病的常见手术操作 对男科专科患者的管理有一定认识 能与患者及家属进行良好的沟通
	6个月	掌握男科学常见病的规范化诊治 学习精囊镜等常见泌尿外科操作 熟悉男科常见病的非药物治疗 掌握男科专科患者病例库的建立和资料分析及病例随访		

续表

进修专业	学习时间	学习内容	带教方法	进修学习后应达到的水平
女性泌尿及尿控	3个月	掌握女性泌尿常见病的规范化诊治 学习尿动力检查的规范化操作流程 学习女性泌尿国内外发展现状和新进展,学习先进器械的使用方法,并能与实际工作相结合	跟随医疗组长查房 自管病床3~5张 参加医疗组手术 参加值班 参加泌尿外科专科专题讲座 参加门诊 膀胱镜室/尿动力室观摩及专科相关操作培训	熟练掌握女性泌尿生殖系统损伤、尿频的诊治思路
	6个月	掌握女性泌尿常见病的规范化诊治及疑难病的诊治思路 学习尿动力检查的规范化操作流程 学习女性泌尿国内外发展现状和新进展,学习先进器械的使用方法,并能与实际工作相结合;学习间质性膀胱炎患者的全程管理 掌握女性泌尿及尿控患者病例库的建立和资料分析及病例随访		熟练掌握女性泌尿生殖系统损伤、尿频的鉴别诊断 熟练掌握泌女性泌尿生殖系统损伤、尿频常见手术操作

进修内容及要求

进修总体要求

(1) 参与泌尿外科常见专科疾病诊治,参加全科疑难病例分析讨论;

(2) 在上级医师指导下,完成病房内自己主管病人的全程管理,包括跟随医疗组组长查房、患者管理(3~5张床)、病历及医疗文书书写、手术、泌尿外科常见外科临床操作等;

(3) 参与病区值班;

(4) 参加泌尿外科专科专题讲座及专科相关操作培训;

(5) 参加规定的教学活动,完成结业考核。

重点学习病种

泌尿系统肿瘤类疾病

(1) 肾脏恶性肿瘤:肾透明细胞癌、肾乳头状细胞癌、肾嫌色细胞癌、延胡索酸水合酶(FH)缺失型肾癌、TFE3转位性肾癌等;

(2) 肾脏良性肿瘤:肾错构瘤/血管平滑肌脂肪瘤(AML)、单纯性肾囊肿等；

（3）膀胱恶性肿瘤：非肌层浸润性膀胱癌、肌层浸润性膀胱癌、脐尿管癌、印戒细胞癌等；

（4）前列腺恶性肿瘤：激素敏感性前列腺癌、转移性去势抵抗性前列腺癌、前列腺肉瘤、前列腺印戒细胞癌等；

（5）睾丸肿瘤：睾丸生殖细胞肿瘤、睾丸非生殖细胞肿瘤、睾丸癌腹膜后淋巴结转移等；

（6）阴茎肿瘤：阴茎癌、阴茎癌腹股沟区淋巴结转移等；

泌尿系统结石

（1）上尿路结石：单侧/双侧肾结石、单侧/双侧输尿管结石；

（2）下尿路结石：膀胱结石、尿道结石。

肾上腺疾病

（1）肾上腺良性肿瘤：肾上腺无功能腺瘤、肾上腺高功能腺瘤（皮质醇增多症、原发性醛固酮增多症）等；

（2）肾上腺交界性肿瘤：嗜铬细胞瘤/副神经节瘤；

（3）肾上腺恶性肿瘤：肾上腺皮质癌等；

泌尿修复重建

（1）上尿路损伤：肾损伤、输尿管损伤；

（2）下尿路损伤：膀胱损伤、尿道损伤、阴茎损伤、阴囊及其内容物损伤；

（3）上尿路狭窄：肾盂输尿管连接部狭窄（UPJO）、输尿管狭窄；

（4）下尿路狭窄：良性前列腺增生；

泌尿系统感染

（1）非复杂性尿路感染；

（2）复杂性尿路感染；

（3）导管相关尿路感染；

（4）泌尿系特殊类型感染——泌尿系结核感染。

女性泌尿及尿控

（1）神经源性膀胱；

（2）膀胱过度活动症；

（3）尿失禁；

（4）间质性膀胱炎/膀胱疼痛综合征；

（5）尿瘘。

泌尿系统先天畸形

（1）上尿路先天畸形：肾输尿管先天畸形；

（2）下尿路先天畸形：膀胱尿道先天畸形、阴囊阴茎先天畸形。

肾移植

技能操作及要求

进修专业	技能操作名称	要求完成例数	
		6个月	12个月
泌尿外科学	膀胱镜检查	≥20例	≥40例
	包皮环切术	≥5例	≥10例
	逆行造影	≥2例	≥4例
	经尿道膀胱镜D-J管置入术	≥2例	≥4例
	耻骨上膀胱穿刺造瘘术	≥1例	≥2例
	膀胱血块冲洗术	≥2例	≥4例
	尿道扩张术	≥5例	≥10例
	睾丸活检术	≥1例	≥2例
	睾丸鞘膜翻转或切除术	≥1例	≥2例
	精索静脉高位结扎术	≥1例	≥2例
	其他外生殖器小手术	≥5例	≥10例
	睾丸切除术	≥1例	≥2例
	输尿管切开取石术	≥1例	≥1例
	阴茎部分切除术	≥2例	≥4例
	经尿道膀胱肿瘤电切术	≥6例	≥12例
	经尿道前列腺电切术	≥8例	≥16例
	肾盂切开取石术	≥2例	≥4例
	单纯肾切除术	≥2例	≥4例

续表

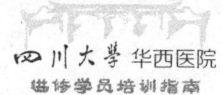

进修专业	技能操作名称	要求完成例数	
泌尿外科学	根治性肾切除术	≥2例	≥4例
	肾输尿管全长切除术	≥2例	≥4例
	肾部分切除术	≥1例	≥2例
	腹腔镜肾上腺肿瘤切除术	≥1例	≥2例
	睾丸根治性切除术	≥2例	≥4例
	肾盂输尿管连接部成形术	≥1例	≥1例
	输尿管膀胱再植术	≥1例	≥2例
	尿道手术	≥2例	≥4例
	输尿管镜碎石取石术	≥5例	≥1例
	腹腔镜肾囊肿去顶术	≥2例	≥4例
	腹腔镜精索静脉高位结扎术	≥2例	≥4例
	肾上腺肿瘤切除术	≥2例	≥4例
	根治性膀胱切除及尿流改道术	≥2例	≥4例
	肾移植	≥5例	≥10例
	自体膀胱扩大术	≥2例	≥4例
	回肠代膀胱	≥2例	≥4例
	填充剂注射术	≥3例	≥6例
	尿道吊带术	≥2例	≥4例
	人工尿道括约肌植入术	≥1例	≥2例
	膀胱颈切开术	≥1例	≥2例
	尿道支架置入术	≥10例	≥20例
	骶神经调控术	≥2例	≥4例
泌尿肿瘤		3个月	6个月
	膀胱镜检查	≥10例	≥20例
	睾丸活检术	≥1例	≥2例
	睾丸切除术	≥1例	≥2例
	阴茎部分切除术	≥2例	≥4例
	经尿道膀胱肿瘤电切术	≥6例	≥12例
	经尿道前列腺电切术	≥8例	≥16例

续表

进修专业	技能操作名称	要求完成例数	
泌尿肿瘤	单纯肾切除术	≥2例	≥4例
	根治性肾切除术	≥2例	≥4例
	肾输尿管全长切除术	≥2例	≥4例
	肾部分切除术	≥1例	≥2例
	腹腔镜肾上腺肿瘤切除术	≥1例	≥2例
	睾丸根治性切除术	≥2例	≥4例
	输尿管膀胱再植术	≥1例	≥2例
	尿道手术	≥2例	≥4例
	腹腔镜肾囊肿去顶术	≥2例	≥4例
	肾上腺肿瘤切除术	≥2例	≥4例
	根治性膀胱切除及尿流改道术	≥2例	≥4例
泌尿结石		3个月	6个月
	膀胱镜检查	≥10例	≥20例
	逆行造影	≥2例	≥4例
	经尿道膀胱镜D-J管置入术	≥2例	≥4例
	耻骨上膀胱穿刺造瘘术	≥1例	≥2例
	输尿管切开取石术	≥1例	≥1例
	肾盂切开取石术	≥2例	≥4例
	肾盂输尿管连接部成形术	≥1例	≥1例
	输尿管膀胱再植术	≥1例	≥2例
	尿道手术	≥2例	≥4例
	输尿管镜碎石取石术	≥5例	≥1例
前列腺疾病		2个月	3个月
	膀胱镜检查	≥10例	≥20例
	经尿道前列腺电切术	≥8例	≥16例

续表

进修专业	技能操作名称	要求完成例数	
		2个月	3个月
泌尿修复重建	膀胱镜检查	≥10例	≥20例
	逆行造影	≥2例	≥4例
	经尿道膀胱镜D-J管置入术	≥2例	≥4例
	肾部分切除术	≥1例	≥2例
	肾盂输尿管连接部成形术	≥1例	≥1例
泌尿修复重建	输尿管膀胱再植术	≥1例	≥2例
	尿道手术	≥2例	≥4例
	输尿管镜碎石取石术	≥5例	≥1例
肾移植		3个月	6个月
	肾移植	≥10例	≥20例
男科学		3个月	6个月
	膀胱镜检查	≥10例	≥20例
	包皮环切术	≥5例	≥10例
	睾丸鞘膜翻转或切除术	≥1例	≥2例
	精索静脉高位结扎术	≥1例	≥2例
	其他外生殖器小手术	≥5例	≥10例
	睾丸切除术	≥1例	≥2例
女性泌尿及尿控		3个月	6个月
	膀胱镜检查	≥20例	≥40例
	自体膀胱扩大术	≥5例	≥10例
	回肠代膀胱	≥2例	≥4例
	填充剂注射术	≥10例	≥20例
	尿道吊带术	≥10例	≥20例
	人工尿道括约肌植入术	≥1例	≥2例
	膀胱颈切开术	≥2例	≥4例
	尿道支架置入术	≥10例	≥20例
	骶神经调控术	≥5例	≥10例

教学活动及要求

教学活动	频次	教学要求
入科教育	1次	进修学员入科当日进行
临床小讲课	每周至少1次	重点讲授本专业理论、临床技能和常见疾病的诊疗技术进展
教学查房	每2周至少1次	重点审查新入院、疑难、危重、诊断未明、治疗效果不好病员的诊断，治疗计划
病例讨论	每2周至少1次	重点对疑难重症、手术、死亡病例等进行分析
读书报告	每季度至少1次	每季度至少开设1次读书报告

神经外科进修培训方案

进修计划

通科进修

进修专业	学习时间	学习内容	带教方法	进修学习后应达到的水平
神经外科	6个月 12个月	颅脑外伤： 掌握各种类型颅脑外伤的诊治 熟悉脑挫裂伤伴血肿清除术、颅骨修补术、去骨瓣减压术、慢性硬膜下血肿钻孔引流术等 颅脑肿瘤： 掌握胶质瘤、脑膜瘤等常见脑肿瘤的诊断、鉴别诊断和手术适应证 了解常见脑肿瘤的手术、放疗和化疗原则 熟悉常规幕上开颅、后颅窝减压及后颅窝旁正中开颅，能独立完成幕上凸面脑膜瘤切除术、脑室腹腔分流术等 脑血管病： 掌握高血压脑出血、脑动脉瘤、脑血管畸形、烟雾病等疾病的诊断、鉴别诊断和手术适应证熟悉颅内血肿清除术、常规翼点开颅、STA-MCA搭桥术颞浅动脉的分离准备、颈动脉内膜切除术颈动脉的显露 脊髓疾病： 掌握常见脊柱脊髓病变的诊断、鉴别诊断和手术适应证 熟悉椎板切除、椎板切开复位、颈椎后路单开门减压、颈椎管扩大成形、椎管内占位切除术等	各个亚专业轮转学习（分管病人、值班、交班、外科查房、门诊和手术） 专题讲座 教学查房 疑难病案分析讨论 床旁观摩及神经外科相关操作培训	熟练掌握神经外科常见疾病的诊治 熟练掌握神经外科疾病的鉴别诊断 正确阅读头部CT、MRI、DSA片 熟悉神经外科常见手术操作 提高医患沟通能力

专项进修

进修专业	学习时间	学习内容	带教方法	进修学习后应达到的水平
神经介入	3个月 6个月	掌握脑动脉瘤、脑血管畸形、脑膜动静脉瘘等疾病的诊断、鉴别诊断和介入治疗适应证 熟悉上述病变的脑血管造影的特点 掌握全脑或脊髓血管造影 熟悉介入治疗	神经介入（3月）或/和脑血管组轮转学习（6月）（分管病人、值班、交班、外科查房、门诊和手术） 专题讲座 教学查房 疑难病案分析讨论 床旁观摩及神经外科相关操作培训	熟练掌握脑血管疾病的诊治 熟练掌握脑血管病的鉴别诊断，正确阅读头部CT、MRI和DSA 熟悉脑和脊髓血管病DSA检查 熟悉介入治疗和常见手术操作 提高医患沟通能力
术中神经电生理	3个月 6个月	掌握基本的神经电生理知识 掌握脑电图、体感诱发电位、运动诱发电位、听觉诱发电位、肌电图的基本原理和主要参数判定 熟悉脑电图、术中神经电生理监测、神经导航等操作	神经电生理（3月）或/和脊柱脊髓组轮转学习（6月）（分管病人、外科查房、门诊和手术） 专题讲座 教学查房 疑难病案分析讨论 床旁观摩及神经外科相关操作培训	熟练掌握神经电生理知识 了解颅脑肿瘤和脊柱脊髓疾病等的临床特点 熟悉各种神经外科手术涉及的神经电生理、神经导航操作

进修内容及要求

进修总体要求

进修期间遵守科室纪律，按时参加晨交班和读片，科室参考进修医师的意愿统一进行安排调配。

（1）参与神经外科专科疾病的诊疗，危重症患者病情的判断与处理；

（2）参与病区值班；

（3）在上级医师指导下完成查房、患者管理（4~6张床）、病历及医疗文书书写、临床操作、手术等；

（4）跟随医疗组长进行门诊患者诊治；

（5）参加规定的教学活动，完成结业考核。

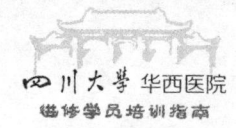

重点学习病种

进修学员通过不同进修专业培训,应重点熟悉、掌握病种的病因、临床表现,诊断与处理等。

颅脑外伤

(1)头皮损伤:头皮血肿、头皮裂伤、头皮撕脱伤;

(2)颅骨骨折:颅盖骨折、颅底骨折;

(3)脑损伤:原发性脑损伤、继发性脑损伤。

颅脑肿瘤

(1)脑深部肿瘤:胶质瘤、脑膜瘤、转移瘤等;

(2)颅底肿瘤:垂体瘤、颅咽管瘤、脑膜瘤等;

(3)儿童肿瘤:髓母细胞瘤、生殖细胞瘤、颅咽管瘤等。

脑血管疾病

(1)出血性脑血管疾病:高血压脑出血、动脉瘤、脑脊髓血管畸形、脑膜动静脉瘘等;

(2)缺血性脑血管疾病:烟雾病、颅内外动脉狭窄等。

脊柱脊髓疾病

(1)肿瘤性疾病:髓外肿瘤、髓外硬膜下肿瘤和髓内肿瘤,如转移瘤、神经鞘瘤、室管膜瘤;

(2)先天性疾病:Chiari畸形、颅底凹陷、脊髓栓系等;

(3)退行性疾病:椎间盘突出、黄韧带钙化、椎体滑脱等。

技能操作及要求

进修专业	技能操作名称	要求完成例数	
		6个月	12个月
神经外科学	伤口换药和拆线	≥60例	≥120例
	腰椎穿刺术	≥20例	≥40例
	脑室穿刺术	≥5例	≥10例
	幕上开、关颅术	≥60例	≥120例
	幕下开、关颅术	≥10例	≥20例

续表

进修专业	技能操作名称	要求完成例数	
神经外科学	椎板切开减压术	≥10例	≥20例
神经介入		3个月	6个月
	伤口换药和拆线	≥30例	≥60例
	腰椎穿刺术	≥5例	≥10例
	股动脉穿刺术	≥60例	≥120例
	桡动脉穿刺术	≥3例	≥6例
术中神经电生理		3个月	6个月
	伤口换药和拆线	≥10例	≥20例
	腰椎穿刺术	≥5例	≥10例

教学活动及要求

教学活动	频次	教学要求
入科教育	1次	进修学员入科当日进行
临床小讲课	每周至少1次	重点讲授本专业理论、临床技能和常见疾病的诊疗技术进展
教学查房	每2周至少1次	重点审查新入院、疑难、危重、诊断未明、治疗效果不好病员的诊断，治疗计划
病例讨论	每2周至少1次	重点对疑难重症、手术、死亡病例等进行分析
读书报告	每季度至少1次	每季度至少开设1次读书报告

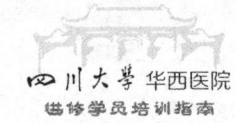

疼痛科进修培训方案

进修计划

进修专业	学习内容	学习内容	带教方法	进修学习后应达到的水平
疼痛学	6个月	带状疱疹相关神经痛、颈椎病、腰椎间盘突出症、骨质疏松症等诊治规范 带状疱疹相关神经痛、颈椎病、腰椎间盘突出症等围术期管理 CT引导下微创手术操作流程及规范 超声引导下神经阻滞操作流程及规范 疼痛科医患沟通原则	病房轮转 专题讲座 教学查房 疑难病案分析讨论 床旁观摩及相关操作培训 实践操作	对疼痛科常见疾病可以独立诊疗 能够独立从事常见疾病的介入手术操作及有创治疗操作
	12个月	疼痛科常见病种诊疗规范及围术期管理 CT引导下椎间孔硬膜外神经阻滞、神经调节、腰交感阻滞等操作流程 超声引导下各种神经阻滞操作及规范 门诊治疗操作规范 体外冲击波操作规范 疼痛科医患沟通原则 临床科研常用方法	病房轮转 专题讲座 教学查房 疑难病案分析讨论 床旁观摩以及相关操作培训 实践操作	对疼痛科常见疾病可以独立诊疗 能够独立从事常见疾病的介入手术操作及有创治疗操作 疼痛科建设与管理

进修内容及要求

进修总体要求

对疼痛相关疾病能够独立诊断与处理，参与病房值班，在上级医师指导下完成规定的临床操作、病历及医疗文书书写要求。

（1）参与疼痛科专科疾病的诊疗，危重症患者病情的判断与处理；

（2）参与病区值班；

（3）在上级医师指导下完成查房、患者管理（3~4张床）、病历及医疗文书书写、CT及超声引导下有创治疗操作、无创治疗操作、对患者进行健康教育等；

（4）跟随医疗组长进行门诊患者诊治；

（5）学习疼痛科建设；

（6）学习临床科研常规方法；

（7）参加规定的教学活动，完成结业考核。

重点学习病种

进修学员通过不同进修专业培训，应重点熟悉、掌握病种的病因、临床表现，诊断与处理等。

（1）神经病理性疼痛的诊断、鉴别诊断及治疗标准路径：带状疱疹相关神经痛、三叉神经痛、舌咽神经痛；

（2）脊柱关节相关性疼痛的诊断、鉴别诊断及治疗标准路径：颈椎病、腰椎间盘突出症、腰椎管狭窄、肩周炎、膝关节疼痛、骨质疏松症；

（3）癌痛的诊断、鉴别诊断及治疗标准路径：门诊调药、全程管理。

技能操作及要求

技能操作名称	要求完成例数	
	6个月	12个月
常用的周围神经阻滞术	≥30例	≥60例
硬膜外隙、蛛网膜下隙注射治疗	≥10例	≥20例
关节腔、关节囊注射治疗	≥5例	≥10例
各种介入手术	≥15例	≥30例

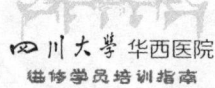

教学活动及要求

教学活动	频次	教学要求
入科教育	1次	进修学员入科当日进行
临床小讲课	每月2次	重点讲授本专业理论、临床技能和常见疾病的诊疗技术进展
教学查房	每2周1次	重点审查新入院、疑难、危重、诊断未明、治疗效果不好病员的诊断，治疗计划
病例讨论	每周1次	重点对疑难重症、手术、死亡病例等进行分析
读书报告	每季度1次	每季度至少开设1次读书报告

小儿外科进修培训方案

进修计划

进修专业	学习时间	学习内容	带教方法	进修学习后应达到的水平
小儿普外	2个月 3个月	小儿普外常见病、疑难病的诊治 腹腔镜的常规操作 小儿普外相关检查结果的阅读与判断，如肛门直肠测压检查结果和腹部X片、CT及MRI阅片 小儿普外疾病的各种手术方式	跟组 自管病床 参加门诊 参加教学查房 参加病例讨论等教学活动 实际操作	熟练掌握小儿普外疾病的诊治思路 熟练掌握腹腔镜常规操作技巧 能正确阅读腹部影像学检查 熟悉胃肠道及肝胆脾脏手术
小儿泌尿	2个月 3个月	小儿泌尿常见病、疑难病的诊治 腹腔镜、尿道镜、膀胱镜和输尿管镜的常规操作 小儿泌尿相关检查结果的阅读及判断，如肾图检查结果和泌尿系影像学检查 小儿泌尿疾病的各种手术方式	自管病床 参加门诊 参加教学查房 参加病例讨论等教学活动 实际操作	熟练掌握小儿泌尿疾病的诊治思路 熟练掌握腹腔镜、尿道镜、膀胱镜和输尿管镜常规操作技巧 能正确阅读泌尿影像学检查 熟悉小儿泌尿系统手术
小儿胸科	2个月 3个月	小儿胸科常见病、疑难病的诊治 胸腔镜的常规操作 小儿胸科相关检查结果的阅读及判断，如胸部影像学检查结果 小儿胸科疾病的各种手术方式	自管病床 参加门诊 参加教学查房 参加病例讨论等教学活动 实际操作	熟练掌握小儿胸科疾病的诊治思路 熟练掌握胸腔镜常规操作技巧 能正确阅读胸部影像学检查 熟悉呼吸系统、纵隔、横膈及食管手术

续表

进修专业	学习时间	学习内容	带教方法	进修学习后应达到的水平
新生儿外科	2个月 3个月	新生儿外科常见病、疑难病的诊治 胸腔镜、腹腔镜的常规操作 新生儿相关检查结果的阅读及判断，如实验室检查和影像学检查 新生儿外科疾病的各种手术方式	自管病床 参加门诊 参加教学查房 参加病例讨论等教学活动 实际操作	熟练掌握新生儿外科疾病的诊治思路 熟练掌握胸腔镜及腹腔镜常规操作技巧 能正确阅读新生儿实验室及影像学检查 熟悉胸腹部先天性结构畸形疾病手术
小儿骨科	2个月 3个月	小儿骨科常见病、疑难病的诊治 各类骨折固定的常规操作 四肢骨盆脊柱影像学检查结果的阅读及判断 小儿骨科疾病的各种手术方式	自管病床 参加门诊 参加教学查房 参加病例讨论等教学活动 实际操作	熟练掌握小儿骨科疾病的诊治思路 熟练掌握各类骨折固定技巧 能正确阅读四肢骨盆脊柱影像学检查 熟悉四肢骨盆脊柱骨折、畸形手术

进修内容及要求

进修总体要求

（1）进入治疗组，参与该治疗组儿外科疾病的诊疗，跟台手术，危重症患者病情的判断与处理；

（2）参与病区值班；

（3）在上级医师指导下完成查房、患者管理（5～10张床）、病历及医疗文书书写、临床操作等；

（4）跟随医疗组长进行门诊患者诊治；

（5）参加规定的教学活动，完成结业考核。

重点学习病种

（1）小儿普外专业：急性阑尾炎、肠梗阻、消化道穿孔、肠套叠、腹股沟斜疝嵌顿、肠重复畸形引起的并发症、先天性巨结肠、先天性胆总管囊肿、病理性脾切除、梅克尔憩室等；

（2）小儿骨科专业：发育性髋关节脱位、先天性肌性斜颈、膝内翻和膝外翻、狭窄性腱鞘炎、慢性骨髓炎或关节炎、赘生指和并指畸形、先天性马蹄内翻足、脊柱侧弯、创伤性及病理性骨折、骨软骨瘤；

（3）新生儿专业：先天性食管闭锁及气管食管瘘、先天性肥厚性幽门狭窄、先天性肠旋转不良、先天性肠闭锁及肠狭窄、新生儿出血性坏死性小肠炎、先天性巨结肠、先天性直肠肛门畸形、先天性膈疝、胆道闭锁；

（4）小儿泌尿专业：包茎、先天性巨输尿管、隐匿阴茎、隐睾、尿道下裂、鞘膜积液、肾母细胞瘤、先天性肾积水、肾及输尿管重复畸形；

（5）小儿胸科专业：漏斗胸、先天性肺囊性变、鸡胸、隔离肺、先天性膈疝（如胸腹裂孔疝、胸骨后疝、食管裂孔疝）、纵隔肿物（如肿瘤与囊肿、先天性膈膨升、脓胸）。

技能操作及要求

进修专业	技能操作名称	要求完成例数		
		3个月	6个月	12个月
小儿普外及新生儿	儿童肠套叠空气或水灌肠复位术	≥2例	≥4例	≥8例
	儿童嵌顿疝手法复位术	≥3例	≥6例	≥12例
	腹腔镜手术	≥6例	≥12例	≥24例
小儿泌尿	儿童包皮嵌顿手法复位术	≥2例	≥4例	≥8例
	儿童导尿术	≥10例	≥20例	≥40例
	腹腔镜手术	≥4例	≥8例	≥16例
	尿道镜手术	≥3例	≥6例	≥12例
	膀胱镜手术	≥3例	≥6例	≥12例
	输尿管镜手术	≥3例	≥6例	≥12例
小儿骨科	儿童闭合性骨折手法复位石膏外固定术	≥10例	≥20例	≥40例
	儿童桡骨小头半脱位手法复位	≥5例	≥10例	≥20例
	开放性骨折复位固定术	≥5例	≥10例	≥20例
	潘塞缇石膏固定	≥3例	≥6例	≥12例

续表

进修专业	技能操作名称	要求完成例数		
		3个月	6个月	12个月
小儿胸科	儿童胸腔闭式引流术	≥2例	≥4例	≥8例
	胸腔镜手术	≥5例	≥10例	≥20例

教学活动及要求

教学活动	频次	教学要求
入科教育	1次	进修学员入科时统一安排进行
病例讨论	每周1-2次	重点对疑难重症、死亡病例等进行分析。由各病区安排，≥1次/周 科室疑难讨论，每周1次
教学查房	每周1-2次	重点审查对新入院、疑难、危重、诊断未明、治疗效果不好病员的诊断、治疗计划。病房每天早上进行指导查房，单修亚专业每周2~3次指导查房
临床小讲课	每周1次	重点讲授本专业理论、临床技能和常见疾病的诊疗技术进展
读书报告	每月至少1次	每月至少开设1次读书报告

心脏大血管外科进修培训方案

进修计划

进修专业	学习时间	学习内容	带教方法	进修学习后应达到的水平
成人心脏外科	3个月	成人瓣膜外科疾病病理生理，临床表现，处理原则手术技巧和术后监护 冠状动脉相关疾病的病理生理，临床表现，处理原则，手术技巧和术后监护 大血管疾病的病理生理，临床表现，处理原则手术技巧和术后监护 心脏微创外科，包括微创大动脉外科、瓣膜外科	小讲课结合手术实践教学	应达到中高年资主治医师水平：能独立完成成人心脏外科开关胸、体外循环建立以及撤离，在上级医师指导下独立完成简单成人心脏手术
终末期心衰的外科治疗	3个月	成人心力衰竭的疾病病理生理，临床表现，处理原则 儿童心力衰竭的疾病病理生理，临床表现，处理原则 各类循环辅助装置的应用，包括ECMO、IABP、VAD	小讲课结合手术实践教学	应达到中高年资主治医师水平：了解心脏移植手术技术基本操作熟悉围手术期心衰外科治疗常规熟练掌握IABP、ECMO的安置熟悉VAD的操作流程
儿童心脏外科	3个月	各类先心病的疾病病理生理，临床表现，处理原则，手术技巧和术后监护	小讲课结合手术实践教学	应达到中高年资主治医师水平：能够在上级医师指导下完成简单先心手术，如单纯房间隔缺损、室间隔缺损 了解先心病围手术期评估以及处理原则等

注：目前，招收进修期限为6个月和12个月的进修学员，原则上3个专业至少轮转2个专业，结合进修学员的意愿有侧重地安排轮转。

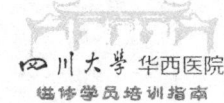

进修内容及要求

进修总体要求

（1）参与病房值班、交班、治疗组查房及手术；
（2）在上级医师指导下完成患者管理、病历及医疗文书书写、临床操作等；
（3）作为助手参加手术，并熟悉和掌握手术操作；
（4）参与规定的教学活动，完成结业考核。

重点学习病种

成人瓣膜疾病（风心病、退行性心脏瓣膜疾病等）、冠心病、大血管疾病（主动脉瘤、主动脉夹层、主动脉壁内血肿、穿透性溃疡等），心脏肿瘤（左房粘液瘤），成人先心病（房间隔缺损、室间隔缺损、心内膜垫缺损、乏氏窦瘤破裂、法洛氏四联症术后肺动脉置换等），小儿先心病（房间隔缺损、肺静脉异位引流、室间隔缺损、法洛氏四联症、右心室双出口、心内膜垫缺损、动脉导管未闭、主动脉弓缩窄、主动脉瓣狭窄、肺动脉闭锁、Ebstein畸形、大动脉转位）。

技能操作及要求

技能操作名称	要求完成例数	
	6个月	12个月
开胸建立体外循环	≥5例	≥10例
房间隔缺损修补	≥2例	≥5例
室间隔缺损修补	≥2例	≥5例
二尖瓣置换	≥2例	≥5例
主动脉瓣置换	≥2例	≥5例
ECMO插管	≥1例	≥2例
左房占位切除术	≥2例	≥5例

教学活动及要求

教学活动	频次	教学要求
入科教育	1次	进修学员入科时进行
临床小讲课	每周至少1次	重点讲授本专业理论、临床技能和常见疾病的诊疗技术进展
教学查房	每2周至少1次	重点审查新入院、疑难、危重、诊断未明、治疗效果不好病员的诊断，治疗计划
病例讨论	每2周至少1次	重点对疑难重症、手术、死亡病例等进行分析讨论
读书报告	每季度至少1次	每季度至少开设1次读书报告

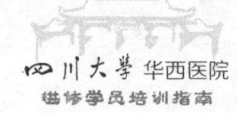

胸外科进修培训方案

进修计划

进修专业	学习时间	学习内容	带教方法	进修学习后应达到的水平
胸外科	6个月 12个月	肺癌及肺良性疾病外科治疗、食管癌及食管良性疾病的外科治疗、纵隔疾病外科治疗、胸外伤的救治、胸壁常见畸形及肿瘤的处理、胸外科常见急诊的处理	科室教学查房、病案讨论、小讲课、胸腔镜操作基本技能模拟培训	掌握胸外科常见疾病诊断及围术期管理 基本掌握胸外科常见手术操作流程及基本技能

进修内容及要求

进修总体要求

（1）掌握肺癌、食管癌、纵隔肿瘤、气胸、胸外伤等胸外科常见疾病的诊疗，胸外科危急重症患者的病情判断与处理；

（2）参加病房日常值班；

（3）在上级医师指导下完成胸外科临床工作，参与胸外科常见病的诊断与鉴别诊断、围术期管理及相应手术操作，管理病床4～6张；

（4）参加规定的教学活动，完成结业考核。

重点学习病种

（1）肺结节/肺癌：掌握肺结节/肺癌的病因、临床表现、诊断与鉴别诊断、术前评估、手术指征及手术方案设计、围术期管理，掌握开胸及关胸、胸腔镜手术切口设计等手术基本操作，熟悉手术流程；

（2）食管癌/食管良性疾病：掌握食管癌的病因、临床表现、诊断与鉴别诊断、术前评估、手术指征及手术方案设计、围术期管理，掌握开胸及关胸、微创食管手术切口设计等手术基本操作，熟悉手术流程；

（3）胸外伤/气胸：掌握常见胸外伤的致伤机制、临床表现、诊断与鉴别诊断、急救处理、手术指征；

（4）纵隔肿瘤：熟悉常见纵隔肿瘤、胸腺瘤、神经源性肿瘤、畸胎瘤等）的发病规律、临床表现、诊断及鉴别诊断、手术指征及围术期管理，熟悉手术流程；掌握重症肌无力的围术期处理；

（5）胸壁畸形/肿瘤：熟悉漏斗胸、鸡胸、胸壁肿瘤的临床表现、诊断与鉴别诊断、手术指征及手术方案设计；

（6）胸外科其他急诊情况的处理：掌握膈疝、自发性食管破裂、纵隔脓肿、食管异物等急诊的临床表现、诊断与鉴别诊断、处理原则与手术指征，熟悉手术流程及操作。

技能操作及要求

技能操作名称	要求完成例数	
	6个月	12个月
胸腔镜肺楔形/肺段/肺叶/全肺切除术+淋巴结清扫术	≥30例	≥60例
胸腔镜/开胸肺良性病变切除术	≥5例	≥10例
开胸肺叶/全肺切除术+淋巴结清扫术	≥5例	≥10例
胸腹腔镜联合食管癌切除术	≥10例	≥20例
开胸食管癌切除术	≥5例	≥10例
胸腔镜纵隔肿瘤切除术	≥10例	≥20例
开胸纵隔肿瘤切除术	≥3例	≥6例
漏斗胸矫形/内固定取出术	≥3例	≥6例
胸外科急诊手术（胸腔镜/剖胸探查、纵隔脓肿引流、膈疝修补等）	≥3例	≥6例

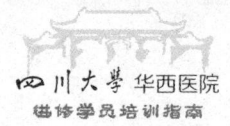

教学活动及要求

教学活动	频次	教学要求
入科教育	1次	进修学员入科时进行
临床小讲课	每周1次	围绕胸外科专业基本理论、临床技能和常见疾病的诊疗技术进展
教学查房	每2周1次	围绕胸外科疑难、危重患者的诊断及治疗计划的制订、手术实施展开
病例讨论	每周1次	围绕胸外科疑难手术方案设计、术后并发症处理、死亡病例分析展开
读书报告	每季度1次	每季度至少开展1次读书报告

眼科进修培训方案

进修计划

进修专业	学习时间	学习内容	带教方法	进修学习后应达到的水平
眼科学	6个月 12个月	眼科学相关的眼科诊疗内容	参加眼科学门诊、病房病人管理、动物显微操作、科室教学活动	基本掌握眼科常见病、多发病的诊治 掌握眼科显微手术的操作 掌握眼科各级别手术的配合操作
斜视与小儿眼科	6个月 12个月	斜视与小儿眼科相关眼科诊疗内容	参加视光门诊、病房病人管理、动物显微操作、科室教学活动	基本掌握斜视与小儿眼科常见病、多发病的诊治 掌握眼科显微手术的操作 掌握斜视各级别手术的配合操作
屈光手术	3个月	屈光手术相关技能	近视手术中心轮转学习、科室教学活动	掌握屈光手术术前各项检查及评估、各屈光手术操作及配合合作流程 掌握屈光手术术后并发症的处理方法
眼底病	6个月 12个月	眼底病相关眼科诊疗内容	参加眼底病门诊、病房病人管理、动物显微操作、科室教学活动	基本掌握眼底病常见病、多发病的诊治 掌握眼科显微手术的操作 掌握眼底病各级别手术的配合操作
眼底病内科	3个月	眼底造影相关眼科诊疗内容	参加眼底病门诊/造影门诊、科室教学活动	基本掌握眼底疾病常见病、多发病的眼底造影特点
视光学	3个月 6个月	视光学相关技能及诊疗内容	参加视光门诊、验光室/斜弱视检查训练室/眼科特检室轮转学习	掌握屈光检查、接触镜验配、双眼视功能检查及异常诊治、眼科特殊检查的原理和操作

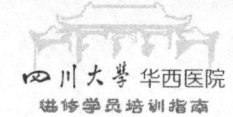

进修内容及要求

进修总体要求

参与病房医疗组的诊疗工作,在上级医师指导下完成门诊、急诊和(或)住院部病历书写,参与病房和(或)急诊值班,在上级医师指导下完成规定的临床操作。掌握眼科相关专业对应疾病的判断与基本处理原则,完成平时考核及结业考核。

重点学习病种

(1)眼科学:各类型白内障、晶状体脱位、青光眼、斜视、眼眶肿瘤、翼状胬肉、角膜皮样瘤、眼外伤、泪囊炎、泪道堵塞、上睑下垂、视网膜脱离、玻璃体积血、黄斑前膜、糖尿病性视网膜病变等;

(2)斜视与小儿眼科:水平斜视、垂直斜视、屈光调节性斜视、限制性斜视、麻痹性斜视等;

(3)常见眼底病、屈光手术、视光学等。

技能操作及要求

眼科学

技能操作名称	要求完成例数	
	6个月	12个月
房角镜检查	≥5例	≥7例
三面镜眼底检查	≥5例	≥7例
间接检眼镜眼底检查	≥10例	≥15例
前置镜眼底检查	≥10例	≥15例
角膜异物取出	≥2例	≥3例
前房穿刺放液	≥5例	≥7例
泪小管扩张+泪道冲洗	≥5例	≥7例
OCT结果判读	≥10例	≥20例
眼球运动检查	≥10例	≥15例

续表

技能操作名称	要求完成例数	
	6个月	12个月
斜视度检查（映光法）	≥20例	≥30例
水平斜视三棱镜斜视度检查	≥7例	≥10例
垂直斜视三棱镜斜视度检查	≥3例	≥5例
斜视手术（跟台）	≥10例	≥12例
白内障超声乳化摘除+人工晶体植入术（跟台）	≥15例	≥20例
II期人工晶体植入术（跟台）	≥2例	≥3例
小梁切除术（跟台）	≥5例	≥7例
虹膜周切术（跟台）	≥5例	≥7例
青白联合手术（跟台）	≥1例	≥2例
翼状胬肉切除术（跟台或操作）	≥5例	≥7例
角膜移植术（跟台）	≥2例	≥3例
有晶体眼人工晶体植入术（跟台）	≥5例	≥7例
视网膜脱离修复术（跟台）	≥5例	≥7例
黄斑前膜剥除术（跟台）	≥5例	≥7例
玻白联合手术（跟台）	≥1例	≥2例
眼内容物剜除术（跟台）	≥2例	≥3例
义眼台植入术（跟台）	≥2例	≥3例
动物眼显微手术操作（具体见下）	≥3例	≥5例

斜视与小儿眼科

技能操作名称	要求完成例数	
	6个月	12个月
眼球运动检查	≥50例	≥80例
斜视度检查（映光法）	≥50例	≥80例
水平斜视三棱镜斜视度检查	≥40例	≥60例
垂直斜视三棱镜斜视度检查	≥30例	≥45例
眼球震颤的检查	≥5例	≥10例
水平斜视手术（跟台）	≥15例	≥30例
垂直斜视手术（跟台）	≥5例	≥10例

续表

技能操作名称	要求完成例数	
	6个月	12个月
眼球震颤手术（跟台）	≥2例	≥2例

视光学

技能操作名称	要求完成例数	
	3个月	6个月
检影验光	≥20例	≥40例
综合验光仪验光	≥10例	≥20例
眼部超声波检查	≥30例	≥60例
视野检查	≥20例	≥40例
OCT	≥20例	≥40例
电生理检查	≥20例	≥40例
同视机	≥10例	≥20例
对比敏感度检查	≥10例	≥20例
Hess屏	≥5例	≥10例
斜视棱镜度测量	≥5例	≥10例
接触镜验配（6月）	≥30例	≥45例

屈光手术

技能操作名称	要求完成例数（3个月）
间接检眼镜眼底检查	≥20例
角膜地形图结果判读	≥20例
散瞳验光	≥20例
屈光手术操作（跟台）	≥30例
屈光手术复查结果判读	≥30例

眼底造影门诊

技能操作名称	要求完成例数（3个月）
三面镜眼底检查	≥5例
间接检眼镜眼底检查	≥10例
前置镜眼底检查	≥20例

续表

技能操作名称	要求完成例数（3个月）
OCT结果判读	≥30例
眼底造影结果判读	≥30例

眼底病

技能操作名称	要求完成例数	
	6个月	12个月
三面镜眼底检查	≥30例	≥60例
间接检眼镜眼底检查	≥30例	≥60例
前置镜眼底检查	≥30例	≥60例
OCT结果判读	≥50例	≥100例
眼底造影结果判读	≥20例	≥40例
视网膜脱离修复术（跟台）	≥10例	≥20例
黄斑前膜剥除术（跟台）	≥10例	≥20例
玻白联合手术（跟台）	≥5例	≥10例
动物眼显微手术操作	≥3例	≥5例

教学活动及要求

教学活动	频次	教学要求
入科教育	1次	进修学员入科时进行
临床小讲课	每周二、四晚各1次	重点讲授本专业理论、临床技能和常见疾病的诊疗技术进展
教学查房	每周四下午1次	各亚专业进行教学大查房，重点对临床上的疑难重症或典型病例进行精细分析
微信课堂	每周一晚1次	眼科新技术、新进展或讲课者对眼科特定内容的深入关注和讲解
病例讨论	每2周1次	重点对疑难重症、手术、死亡病例等进行分析
读书报告	每月2次	进修学员、研究生、住院医师联合进行读书报告并相互点评，由专职教学岗专人负责
动物眼显微操作教学	每月1次	每月进行1次或更多次动物眼显微操作（详见下表）

因眼科手术的特殊性（精细显微手术，操作要求高；同时患者多为局部麻

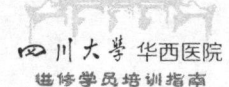

醉，术中清醒并知晓主刀医师的操作），故学员难以获得临床手术的操作机会。因此，眼科开展了动物眼显微操作教学，由专职教学岗的高年资医师专人负责，每月至少1次，若有要求可酌情增加学习操作次数。

动物眼显微操作教学内容及学时安排教学内容	教学形式	
	理论	显微操作
眼睑皮肤缝合、结膜下注射、结膜缝合	30分钟	3小时
前房穿刺、角膜深层异物取出、角膜缝合	30分钟	3小时
眼球内容物剜除	40分钟	2小时
虹膜周规术、小梁切除术	40分钟	4小时
ECCE	1小时	4小时
Phaco	2小时	6小时
玻璃体切除术*	2小时	3小时

注：表中带"*"号项目的说明：因玻璃体切除术需要使用玻切机器，故目前一年只能安排一次教学及操作课程，初步定于每年的8月进行。

胆道外科进修培训方案

进修计划

进修专业	学习时间	学习内容	带教方法	进修学习后应达到的水平
胆道外科学	6个月	腹腔镜的常规操作 CT及磁共振的阅片 腹腔镜手术的适应证及最新进展 肝胆管结石的常规诊断 胆道镜的常规操作 肝胆管结石检查结果的阅读及判断	跟组 自管病床 参加门诊 参加教学活动 实际操作	熟练掌握腹腔疾病的诊治思路 熟练掌握腹腔镜胆囊切除术，正确阅读腹部CT、MRI 熟悉常见病的影像表现 基本掌握肝胆管结石病的诊治思路 熟悉胆道镜检查技术 正确阅读相关CT、MRI
	12个月	在上述基础上需要掌握胆道疑难疾病处理，如胆道相关疑难病的诊治 医源性胆管损伤的避免 复杂肝胆管狭窄及其并发症的治疗		在上述基础上基本掌握胆道相关疑难病例的病理生理基础 掌握医源性胆管损伤的危害和如何避免 了解医源性胆管损伤的介入时机和方式

进修内容及要求

进修总体要求

（1）参与胆道外科疾病的诊疗，危重症患者病情判断与处理；

（2）保质保量完成病历书写；

（3）参加病房和急诊值班；

（4）在上级医师指导下完成规定的临床操作；

（5）积极参加相关教学活动；

（6）完成结业考核。

重点学习病种

进修学员通过培训应熟悉和掌握以下疾病的病因、临床表现、实验室及辅助检查、诊断与处理等。

良性疾病

（1）胆囊结石；

（2）肝内外胆管结石。

（3）胆道感染。

恶性疾病

（1）肝癌的诊治；

（2）胆管癌的诊治；

（3）胰腺癌的诊治。

复杂疾病

（1）胆汁性肝硬化的诊治；

（2）医源性胆管损伤的危害及避免；

（3）复杂肝内胆管结石的处理。

技能操作及要求

技能操作名称	要求完成例数	
	6个月	12个月
疑难手术术后换药	≥10例	≥20例
腹腔镜胆囊切除术	≥10例	≥20例
腹腔镜阑尾切除术	≥3例	≥5例
术中胆道镜的使用	≥5例	≥10例
外伤清创缝合	≥5例	≥10例

教学活动及要求

教学活动	频次	教学要求
入科教育	1次	进修学员入科当日完成
临床小讲课	每周1次	重点讲授本专业理论、临床技能和常见疾病的诊疗技术进展
教学查房	每2周1次	重点审查新入院、疑难、危重、诊断未明、治疗效果不好病员的诊断，治疗计划
病例讨论	每2周1次	重点对疑难重症、手术、死亡病例等进行分析讨论
读书报告	每季度至少1次	每季度至少开设1次读书报告

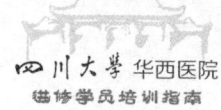

肝脏外科进修培训方案

进修计划

进修专业	进修时长	学习内容	带教方法	进修学习后应达到的水平
肝脏外科疾病诊治	6个月 12个月	学习肝胆外科疑难危重病的处理 肝癌：肝癌多模式综合治疗，包括规则肝切除、精准肝切除术、肝癌的局部（射频消融、微波消融）治疗、ALPPS、半离体肝切除术、腹腔镜肝切除等方向 肝包虫亚专业：肝包虫外科治疗包括肝切除，尤其是复杂肝包虫病的体外肝切除	由相关病区主任统一负责，按本院住院医生要求，由主治医生或副教授、教授具体指导，参加肝胆外科的临床工作，各级医疗查房及手术，观摩、协助操作肝胆外科疑难复杂手术	熟悉肝胆外科常见病的手术方法及围手术期处理 提高对重大疾病的诊治处理能力 提高围手术期管理能力 熟悉腹腔镜外科的基本理论和知识
介入微创诊疗	6个月 12个月	腹部相关疾病及肝脏良恶性疾病的介入治疗，如肝动脉化疗栓塞术、肝动脉化疗灌注术、门静脉栓塞术、经静脉穿刺活检术、肝静脉系统栓堵术、经颈静脉门体静脉分流术（TIPS）等		熟悉肝脏良恶性疾病的介入治疗方法及围手术期处理 提高对介入技术的掌握能力 提高围手术期管理能力 熟悉介入放射学相关影像学、器械的基本理论和知识
肝移植	6个月 12个月	学习肝脏移植外科技术： 活体肝移植供体肝脏获取 DCD肝脏获取 活体和DCD肝脏移植术 自体肝移植术		熟悉肝胆移植外科手术方法及围手术期处理 提高对肝移植术后并发症的认识和处理 提高围手术期管理能力 熟悉肝脏移植技术的基本理论和知识

进修内容及要求

进修总体要求

（1）肝脏外科疾病的诊疗、危重症患者的手术指征判断与处理；

（2）参加病区值班；

（3）在上级医生的指导下完成规定的临床操作；

（4）参加教学活动，完成结业考核。

重点学习病种

（1）原发性肝细胞肝癌、胆管细胞癌、混合型肝癌；

（2）急性胆囊炎、急性化脓性胆管炎、胆石症；

（3）腹腔镜、机器人肝切除术；

（4）活体肝移植、DCD肝移植；

（5）巨大肝恶性肿瘤、不能切除的肝血管瘤的介入栓塞处理，梗阻性黄疸，介入治疗在肝癌转化治疗中的常用术式，如LVD、PVE等，经颈静脉门体静脉分流术（TIPS）的适应证和方法。

技能操作及要求

进修专业	技能操作名称	要求完成例数	
		6个月	12个月
肝移植、肝脏外科疾病诊治、介入微创诊疗	切开、缝合	≥20例	≥40例
	无菌术	≥20例	≥40例
	手术区域消毒	≥20例	≥40例
	伤口换药	≥20例	≥40例
肝移植	离体供肝灌注保存	-	≥5例
	离体供肝修整	-	≥5例
肝脏外科疾病诊治	肝脏切除超声刀使用	≥5例	≥10例
	吻合器的使用	≥5例	≥10例
	胆囊三角的游离	≥1例	≥5例

续表

进修专业	技能操作名称	要求完成例数	
		6个月	12个月
肝脏外科疾病诊治	肝周韧带的游离	≥1例	≥5例
	腹腔镜手术气腹的建立	≥30例	≥60例
	T管安置	≥5例	≥10例
	左半肝切除术	≥1例	≥3例
	吲哚菁绿染色	≥5例	≥10例
	腹腔镜胆囊切除术	≥1例	≥3例
介入微创诊疗	股动脉穿刺置管	≥50例	≥100例
	颈内静脉穿刺置管	≥10例	≥20例
	超选择血管造影术	≥50例	≥100例
	颈内静脉穿刺术	≥5例	≥10例
	超选择血管栓塞（弹簧圈）	≥5例	≥10例
	门静脉测压术	≥5例	≥10例

教学活动及要求

教学活动	频次	教学要求
入科教育	1次	进修学员入科当日完成
临床小讲课	每周至少1次	重点讲授本专业理论、临床技能和常见疾病诊疗的最新进展
教学查房	每2周至少1次	重点审查新入院、疑难、危重、诊断未明、治疗效果不好病员的诊断，治疗计划
病例讨论	每2周至少1次	重点对疑难重症、二次手术、死亡病例等进行分析、讨论
读书报告	每季度至少1次	每季度至少开设1次读书报告

甲状腺外科进修培训方案

进修计划

进修专业	学习时间	学习内容	带教方法	进修学习后应达到的水平
甲状腺外科甲状旁腺外科	3个月 6个月	甲状腺外科常见疾病（包括甲癌、甲状腺良性肿瘤、结节性甲状腺肿、甲亢、甲减、桥本氏甲状腺炎）的规范化诊治 学习相关的基础及专业医学知识 提高进修学员的学习能力及人际交流技术与技巧	病房轮转学习（跟组、独立管床、参加门诊） 专题讲座 疑难病案分析讨论 参加手术及操作	对甲状腺外科常见病（甲状腺结节、结节性甲状腺肿、甲状腺癌、甲亢、甲减等）具有判断及一定独立诊治能力 学习能力提升
	3个月 6个月	甲状旁腺外科常见疾病 原发性、继发性及三发性甲状旁腺功能亢进的理论和规范化诊治学习相关的基础及专业医学知识 提高进修学员的学习能力及人际交流技术与技巧	病房轮转学习（跟组、独立管床、参加门诊） 专题讲座 疑难病案分析讨论 参加手术观摩及操作	对甲状旁腺功能亢进（原发、继发、三发）具有判断及一定独立诊治能力 学习能力提升

进修内容及要求

进修总体要求

（1）掌握甲状腺及甲状旁腺常见疾病的诊疗，危重患者（晚期肿瘤、肿瘤压迫气管、术后出血）病情的判断与处理；

（2）保质保量完成病例书写；

（3）参加病区值班及分院轮转；

（4）在上级医师指导下完成规定的临床操作；

（5）积极参加各种相关教学活动，完成结业考核。

重点学习病种

甲状腺乳头状癌、甲状腺髓样癌、结节性甲状腺肿、甲状腺功能亢进、甲状腺功能减退、桥本氏甲状腺炎、甲状旁腺功能亢进。

技能操作及要求

技能操作名称	要求完成例数	
	6个月	12个月
颈淋巴结清扫术	≥10例	≥20例
开放甲状腺腺叶切除术	≥30例	≥60例
甲状腺手术切口换药与拆线	≥10例	≥20例
甲状旁腺瘤切除术	≥5例	≥10例
腔镜甲状腺切除	≥6例	≥12例
淋巴结示踪剂的使用	≥30例	≥60例
神经监测仪的使用	≥30例	≥60例
甲状腺结节消融技术	≥10例	≥20例

教学活动及要求

教学活动	频次	教学要求
入科教育	1次	进修学员入科1周内进行
临床小讲课（晨课）	每周1次	重点讲授本专业理论、临床技能和常见疾病的诊疗技术进展
教学查房	每周1次	重点审查新入院、疑难、危重、诊断未明、治疗效果不好的患者的诊疗计划
夜查房	每周1次	针对住院患者的常见术后并发症进行诊疗分析
病例讨论	每周至少1次	对疑难重症、大手术或死亡病例等进行分析讨论
读书报告	每2周1次	每2周至少开设1次读书报告

乳腺外科进修培训方案

进修计划

进修专业	学习时间	学习内容	带教方法	进修学习后应达到的水平
乳腺外科	6个月 12个月	乳腺肿瘤疾病的诊治规范及手术操作 乳腺肿瘤手术后病人的管理 乳腺微创手术和乳管镜的操作流程和规范 乳腺感染性疾病的处理原则和诊疗 乳腺癌病人化疗的管理及综合治疗方案的选择（进修12个月医师需到肿瘤科乳腺专业组轮转学习1个月）	病房医疗组轮转学习 专题讲座 病案分析讨论及实际操作	掌握乳腺疾病（乳腺肿瘤、非哺乳期乳腺炎等）的诊断及治疗 乳腺肿瘤患者的综合管理及治疗 乳腺癌化疗的管理规范及方案选择原则（进修12个月医师需掌握）

进修内容及要求

进修总体要求

（1）乳腺肿瘤、乳腺感染性疾病的诊疗，了解乳腺癌化疗病人的管理；

（2）参加病区值班；

（3）在上级医师指导下完成患者管理、病历及医疗文书书写、临床操作等；

（4）作为助手参加手术，熟悉和掌握手术操作；

（5）参与规定的教学活动，完成结业考核。

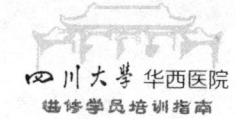

重点学习病种

(1) 乳腺癌;

(2) 乳腺良性肿瘤:乳腺纤维腺瘤、乳腺导管内乳头状瘤、乳腺良性叶状肿瘤等;

(3) 乳腺恶性叶状肿瘤;

(4) 乳腺脓肿;

(5) 哺乳期急性乳腺炎;

(6) 非哺乳期乳腺炎。

技能操作及要求

做好手术基本操作训练和临床操作规范培训,在带教老师指导下按操作规范完成规定临床操作。

技能操作名称	要求完成例数	
	6个月	12个月
乳管镜检查	≥2例	≥4例
乳腺癌术后更换伤口敷料	≥6例	≥12例
乳腺癌术后引流管脱离重新安置	≥1例	≥2例
乳腺癌术后积液抽吸	≥3例	≥6例
乳腺感染伤口敷料更换	≥3例	≥6例
乳腺手术术区消毒、血管结扎、伤口缝合	≥10例	≥15例

教学活动及要求

教学活动	频次	教学要求
入科教育	1次	进修学员入科当天统一安排
临床小讲课	1次/周	乳腺相关疾病诊疗规范、临床技能培训
教学查房	1次/2周	医疗组长就临床常见病、多发病的治疗方案进行查房讲授,特殊病的诊断及治疗方案。原则病房每天早上进行指导查房
病案讨论	1次/2周	常见病历、疑难病例的讨论及治疗方案规划

续表

教学活动	频次	教学要求
读书报告	1次/2周,1次/每人(进修期间)	乳腺专业经典文献
医疗组长授课	1次/月	乳腺疾病诊疗规范

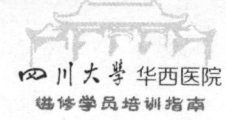

胃肠外科进修培训方案

进修计划

进修专业	学习时间	学习内容	带教方法	进修学习后应达到的水平
胃肠外科	6个月 12个月	掌握胃肠外科常见病、多发病的规范化诊治 学习相关的基础及专业医学知识 提高进修学员的学习能力及人际交流技术与技巧	门诊、病房及手术室轮转学习专题讲座 教学查房 疑难病案分析讨论 床旁观摩、结直肠癌MDT和胃癌MDT及胃肠手术相关操作培训	对胃肠外科疾病及胃肠道危重症具有判断及一定独立诊治能力 学习能力提升 达到专科医师水平
结直肠外科	6个月 12个月	掌握结直肠外科常见病、多发病的规范化诊治 学习相关的基础及专业医学知识 提高进修学员的学习能力及人际交流技术与技巧	门诊、病房及手术室轮转学习 专题讲座 教学查房 疑难病案分析讨论 床旁观摩、结直肠癌MDT及结直肠手术相关操作培训	对结直肠疾病及结直肠危重症具有判断及一定独立诊治能力 学习能力提升 达到专科医师水平

进修内容及要求

进修总体要求

（1）参与常见胃肠外科/结直肠外科专科疾病的诊疗，危重症患者病情的判断与处理；

（2）参与病区值班；

（3）在上级医师指导下完成查房、患者管理（3~6张床）、病历及医疗文书书写、临床操作及手术操作等；

（4）跟随医疗组长进行门诊患者诊治；

（5）参加规定的教学活动，完成结业考核。

重点学习病种

（1）胃肠恶性肿瘤：通过培训熟悉和掌握常见胃肠恶性肿瘤的病理，临床表现，影像读片分期，实验室检查，新辅助治疗，手术方式，长期随访；

（2）急腹症：通过培训掌握常见急腹症的病理生理，临床表现，影像诊断，手术方式，围手术期治疗；

（3）腹壁疝的治疗：掌握腹壁疝的手术方式，特别是局麻疝修补术的手术细节；

（4）炎性肠病的外科诊疗原则：熟悉UC、CD手术的指征，手术方案的制订原则；

（5）减重及代谢综合征的外科诊疗：熟悉减重与代谢外科的手术指征，常见手术方式。

技能操作及要求

进修专业	技能操作名称	要求完成例数	
		6个月	12个月
胃肠外科	结肠癌根治手术	≥20例	≥40例
	直肠癌根治手术	≥20例	≥40例
	胃癌根治手术	≥20例	≥40例
	减重手术	≥10例	≥20例
	腹外疝手术	≥10例	≥20例
	胃十二指肠穿孔修补术	≥3例	≥5例
	肠粘连松解术	≥3例	≥5例
	坏死小肠切除吻合术	≥3例	≥5例
	结肠造瘘术（单腔）	≥3例	≥5例
	结肠造瘘术（双腔）	≥3例	≥5例
	小肠造瘘术（单腔）	≥3例	≥5例
	小肠造瘘术（双腔）	≥3例	≥5例

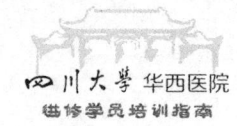

续表

进修专业	技能操作名称	要求完成例数	
		6个月	12个月
胃肠外科	阅读腹部CT片	≥25例	≥50例
	阅读腹部MRI片	≥10例	≥20例
	阅读内镜报告	≥25例	≥50例
	阅读术后病理报告	≥25例	≥50例
结直肠外科	结肠癌根治手术	≥20例	≥40例
	直肠癌根治手术	≥20例	≥40例
	腹外疝手术	≥10例	≥20例
	胃十二指肠穿孔修补术	≥3例	≥5例
	肠粘连松解术	≥3例	≥5例
	坏死小肠切除吻合术	≥3例	≥5例
	结肠造瘘术（单腔）	≥3例	≥5例
	结肠造瘘术（双腔）	≥3例	≥5例
	小肠造瘘术（单腔）	≥3例	≥5例
	小肠造瘘术（双腔）	≥3例	≥5例
	阅读腹部CT片	≥25例	≥50例
	阅读腹部MRI片	≥10例	≥20例
	阅读内镜报告	≥25例	≥50例
	阅读术后病理报告	≥25例	≥50例

教学活动及要求

教学活动	频次	教学要求
入科教育	入科时1次	进修学员入科时统一安排进行
病例讨论	每周1次	重点对疑难重症、死亡病例等进行分析 科室疑难讨论，每周1次
教学查房	每两周1次	重点审查对新入院、疑难、危重、诊断未明、治疗效果不好病员的诊断、治疗计划 病房每天早上进行指导查房，每周1次指导教授教学查房
临床小讲课	每周1次	重点讲授本专业理论、临床技能和常见疾病的诊疗技术进展
读书报告	每月1次	每月读书报告1次，由本院进修指导老师现场点评及引导讨论

血管外科进修培训方案

进修计划

进修专业	学习时间	轮转安排	学习内容	带教方法	进修学习后应达到的水平
血管外科学	6个月 12个月	静脉组 2个月 4个月	静脉外科常见病/疑难病的开放手术、腔内手术治疗 静脉外科专题讲座	跟主诊医师查房 自管病床4~8张 参加值班 参加门诊	对血管外科疾病具有判断及一定独立诊治能力 学习能力提升 达到专科医师水平
		动脉组 4个月 8个月	动脉外科常见病/疑难病的开放手术、腔内手术治疗 动脉外科专题讲座	跟主诊医师查房 自管病床4~8张 参加值班 参加门诊	

进修内容及要求

进修总体要求

（1）血管外科专业相关疾病的判断与处理；

（2）参与病房值班；

（3）在上级医师指导下完成规定的临床操作；

（4）病历书写规范；

（5）完成结业考核。

重点学习病种

（1）下肢静脉曲张；

（2）深静脉血栓；

（3）下肢动脉硬化闭塞症、急性肢体缺血；

（4）腹主动脉瘤、主动脉夹层；

（5）颈动脉狭窄及锁骨下动脉；

（6）内脏动脉瘤；

（7）颈动脉体瘤；

（8）累及腹腔大血管肿瘤；

（9）内脏动脉狭窄。

技能操作及要求

技能操作名称	要求完成例数	
	6个月	12个月
大隐静脉的解剖分离	≥5例	≥10例
下腔静脉滤器置入/取出	≥3例	≥6例
血管吻合技术	≥3例	≥6例
股动脉/股静脉/肱动脉穿刺及置管	≥5例	≥10例
股动脉/肱动脉的解剖分离、切开取栓术	≥5例	≥10例

教学活动及要求

教学活动	频次	教学要求
入科教育	1次	进修学员入科时进行
临床小讲课	每周1次	重点讲授本专业理论、临床技能和常见疾病的诊疗技术进展
教学查房（临床科室）	每2周1次	重点审查新入院、疑难、危重、诊断未明、治疗效果不好病员的诊断、治疗计划
病例讨论	每周1次	重点对疑难重症、手术、死亡病例等进行分析
读书报告	每季度1次	每季度应至少针对进修生开设1次读书报告

胰腺外科进修培训方案

进修计划

进修科室	学习时间	学习内容	带教方法	学习后达到水平
胰腺外科	6个月 12个月	胰腺癌的围手术期诊治原则 胰腺癌的影像读片分期 慢性胰腺炎围手术期诊疗原则及各种术式的技术细节 急性重症胰腺炎围手术期诊疗原则 胰腺神经内分泌肿瘤围手术期诊疗原则 胰腺癌的手术原则及各种术式的技术细节 胰腺疾病微创治疗的手术方式	病房轮转学习 专题讲座 教学查房 疑难病案分析讨论	熟悉急性和慢性胰腺炎的手术治疗 胰腺癌的综合治疗 胰腺其他恶性肿瘤的治疗策略

进修内容及要求

进修总体要求

（1）参与常见胰腺疾病的诊疗处理；

（2）参加病区值班；

（3）在上级医师指导下完成查房、患者管理、病历及医疗文书书写、临床操作等；

（4）参加规定的教学活动，完成结业考核。

重点学习病种

（1）胰腺恶性肿瘤；

（2）急性重症胰腺炎；

（3）慢性胰腺炎的治疗；

（4）胰腺疾病的微创诊疗。

技能操作及要求

技能操作名称	要求完成例数	
	6个月	12个月
胰腺癌根治手术	≥40例	≥80例
慢性胰腺炎手术	≥20例	≥40例
急性重症胰腺炎手术	≥10例	≥20例
胰腺神经内分泌肿瘤手术	≥10例	≥20例
胰腺疾病微创手术	≥30例	≥60例

教学活动及要求

教学活动	频次	教学要求
入科教育	1次	进修学员入科1周内进行
临床小讲课	每2周1次	重点讲授本专业理论、临床技能和常见疾病的诊疗技术进展
教学查房	每2周1次	重点审查新入院、疑难、危重、诊断未明、治疗效果不好病员的诊断，治疗计划
病例讨论	每2周1次	重点对疑难重症、手术、死亡病例等进行分析讨论
读书报告	每季度1次	每季度至少开设1次读书报告

医学技术科室进修培训方案

病理科进修培训方案

进修计划

进修专业	学习时间	学习内容	带教方法	进修学习后应达到的水平
通科病理诊断	6个月 12个月	外科病理学：病理诊断的基本理论和基本技能，包括病理标本取材、病变描述和记录、常见疾病的病理诊断等	理论授课、疑难病理会诊讨论、学术讲座、MDT、多头镜辅导阅片、标本取材/记录、病理诊断初诊等	掌握常见及多发疾病的标本的描述、取材、记录，所有正常组织的形态学和常见疾病的病理诊断；对部分疑难疾病和会诊病例能够初步诊断，并提出自己的工作思路或设想
专科病理诊断	3个月 6个月 12个月	亚专科病理：各系统亚专科病理诊断、术中冷冻病理诊断、疑难病例诊断和分子病理等	理论授课、疑难病理会诊讨论、学术讲座、MDT、多头镜辅导阅片、取材记录、专科病理诊断初诊等	熟练掌握常见疾病的病理诊断，认识少见疾病，并掌握解决疑难病例的方法；能胜任常见疾病术中冷冻病理诊断

续表

进修专业	学习时间	学习内容	带教方法	进修学习后应达到的水平
病理技术	3个月 6个月 12个月	学习常规组织病理技术，学习石蜡和冰冻切片及染色方法，特殊染色步骤及适用情况 学习常见脱落细胞学制片技术 学习免疫组化技术基本原理、染色方法和流程 学习试剂的配制、对照切片的选取及常见问题的解决 学习分子病理各技术的原理、方法和步骤 学习不同样品的制备方法和常见仪器的基本操作	技术理论讲解+实习	掌握常规病理切片及染色技术，能基本解决技术过程中出现的常见问题 掌握免疫组织化学染色技术，具有染色结果好坏的判断能力，能基本解决技术过程中出现的常见问题 掌握细胞学技术的不同制片技术和染色方法 熟悉分子病理各技术的基本原理和工作流程 熟悉不同样本的处理方法 熟练操作常见仪器设备

进修内容及要求

进修总体要求

（1）通科进修医师需参加常规外检取材/记录、快速病理诊断、院外会诊病理诊断、术中冷冻病理诊断、尸体解剖等；

（2）专科进修病理医师需参加各亚专科病理组安排的学习任务，同时参与部分通科病理诊断工作；

（3）进修病理技师根据自己所在单位需要，参加病理科各技术平台专项学习或轮转学习；

（4）参加疑难病理讨论、各种学术活动和外科病理系列讲座等，完成结业考核。

重点学习病种

（1）消化系统病理：食管、胃、小肠、大肠、胆囊、肝、胰腺等的各种非肿瘤性/炎性疾病，消化管和消化腺常见肿瘤，寄生虫疾病，肝移植等相关病变；

（2）呼吸系统病理：上呼吸道常见疾病，支气管和肺的炎性疾病，肺间质性疾病，肺常见肿瘤，胸膜炎性疾病与肿瘤；

（3）血液病理：淋巴结活检、骨髓活检的分析方法，反应性/感染性疾病，各型非霍奇金淋巴瘤、霍奇金淋巴瘤的组织病理、免疫组化和分子检查，常见白血病的诊断；

（4）软组织病理：脂肪组织肿瘤、纤维/肌纤维母细胞肿瘤、所谓纤维组织细胞性肿瘤、平滑肌肿瘤、周细胞性肿瘤、骨骼肌肿瘤、血管肿瘤、软骨/骨性肿瘤、分化不确定肿瘤等；

（5）骨关节病理：骨折和修复性病变，骨的炎症性病变，骨肿瘤和瘤样病变，常见关节疾病等；

（6）神经病理：脑血管疾病、感染性疾病、发育性疾病，中枢神经系统常见肿瘤及瘤样病变；

（7）泌尿与男性生殖系统病理：肾肿瘤与瘤样病变，尿路上皮肿瘤与瘤样病变，前列腺活检诊断，睾丸活检诊断，先天性疾病；

（8）女性生殖系统病理：子宫颈炎症、子宫颈HPV感染、子宫内膜增生性疾病、子宫内膜异位、输卵管炎症、附件囊肿性病变、异位妊娠、葡萄胎，外阴、子宫颈、子宫内膜、卵巢的肿瘤性病变，常见胎盘病变；

（9）乳腺病理：纤维囊性乳腺病、良性上皮增生（腺病、硬化性病变）、浸润性乳腺癌、导管内增生性病变、乳头状增生性病变、纤维上皮性肿瘤、乳头肿瘤、间叶肿瘤、淋巴造血组织肿瘤等；

（10）内分泌系统病理：甲状腺炎性病变、结节性甲状腺肿、甲状腺滤泡性腺瘤、甲状腺乳头状癌、甲状腺滤泡癌等，肾上腺皮质肿瘤、肾上腺髓质肿瘤，垂体肿瘤等；

（11）皮肤病理：常见皮肤炎症性病变和瘤样病变、表皮和皮肤附件肿瘤、软组织肿瘤、皮肤淋巴组织增生性病变、黑色素细胞病变等；

（12）肾脏病理：肾活检组织病理、特染/免疫组化、电镜检查（各型肾小球疾病的诊断），小管-间质疾病的诊断；

（13）其他。

技能操作及要求

进修专业	技能操作名称	要求完成例数	
		6个月	12个月
通科病理诊断	标本取材	≥100例	≥200例
		3个月	6个月
亚专科病理诊断	如细胞病理穿刺、术中冷冻取材等	≥50例	≥100例
进修病理技师	常规组织病理技术	≥1000例	≥2000例
	免疫组化技术（IHC）	≥1500例	≥3000例
	细胞学技术	≥200例	≥400例
	分子病理技术[FISH、（聚合酶链反应）PCR]	≥200例	≥400例

教学活动及要求

教学活动	频次	教学要求
入科教育	1次	进修学员入科当日进行
外科病理系列讲座	每周2次	重点讲授各器官系统疾病的病理诊断要点、研究进展等
疑难病例讨论	每周2次	重点对各专业疑难病例进行分析讨论
读书报告	每季度1次	每季度至少开设1次读书报告

超声医学科进修培训方案

进修计划

进修专业	学习时间	学习内容	带教方法	进修学习后应达到的水平
超声方向（腹部/血管/小器官/介入）	6个月	掌握腹部、血管、小器官常见疾病的超声诊断和鉴别诊断 学习规范化超声报告 熟悉包括超声造影和弹性超声在内的新技术，以及介入超声相关的基础及专业知识 提高学习能力及专业水平	科室轮转学习 专题讲座 读书报告训练 疑难病例分析 相关超声技术操作培训及超声工作站培训	熟练操作超声工作站 对腹部、血管、小器官常见疾病的超声表现具有独立的分析能力 能理解多模态超声的应用价值 掌握规范化超声报告方法 专业学习能力得到提升 诊断与鉴别诊断认识提高

进修内容及要求

进修总体要求

进修学员在进修过程中，参与科室的日常医疗工作，在上级医师的指导下，完成超声报告，学习解读和分析病例，包括诊断与鉴别诊断思路和相关操作技能。

参加规定的教学活动，完成结业考核。

重点学习内容

（1）掌握肝脏、胆道系统、胰腺、脾脏、肾脏、肾上腺、输尿管、膀胱、腹腔、腹膜后常见疾病的诊断与鉴别诊断方法；

（2）掌握甲状腺的彩色多普勒检查方法，能对结节性甲状腺肿、甲状腺癌、亚急性甲状腺炎、桥本氏甲状腺炎、甲状腺淋巴瘤等疾病做出诊断；

（3）掌握乳腺疾病的超声检查方法，了解乳腺的多模态超声的运用，掌握乳腺肿块的BI-RADS分类诊断；

（4）熟悉其他浅表器官和肌骨常见疾病的超声检查方法、诊断与鉴别诊断；

（5）掌握颈部及外周动脉、静脉的检查方法，并能对动脉硬化性闭塞症、大动脉炎、动脉瘤、动脉及静脉血栓、下肢静脉曲张、锁骨下动脉盗血综合征等疾病做出诊断；

（6）熟悉胃肠超声及经直肠超声的临床应用和检查方法，熟悉常见疾病的诊断与鉴别诊断；

（7）熟悉介入和术中超声的应用范围，超声引导穿刺技术的规范和技巧；

(8)熟悉超声造影和弹性超声的原理及临床应用，掌握肝脏病变的超声造影诊断方法，熟悉弹性超声在甲状腺、乳腺和肝脏疾病中的应用。

技能操作及要求

进修专业		技能操作项目	要求完成例数
超声科轮转	腹部超声	肝脏	≥60例
		胆道	≥30例
		胰腺	≥30例
		脾脏	≥20例
		肾脏	≥30例
		输尿管	≥20例
		膀胱	≥20例
		前列腺	≥20例
		子宫	≥12例
		附件	≥12例
	血管及小器官超声	腹部血管	≥12例
		颈部血管	≥20例

续表

进修专业		技能操作项目	要求完成例数
超声科轮转	血管及小器官超声	外周血管	≥20例
		乳腺	≥30例
		甲状腺	≥30例
		肌骨	≥6例
		胃肠及经直肠超声	≥3例
	介入超声	超声引导的穿刺活检，包括甲状腺、乳腺等	≥3例
	超声造影和弹性超声	腹部及浅表专科超声	≥3例

教学活动及要求

教学活动	频次	教学要求
入科教育	1次	入科时统一进行（包括科室情况介绍、科室进修生管理规范培训、院感培训、心肺复苏培训等）
上岗培训	1次	学会超声工作站的运用，报告的录入及图像存储规范
学术讲座	每周1~2次	基础知识、专科超声进展、疾病指南解读等
读书报告会或病例讨论会	每月1~2次	要求有指导老师的参与，并给予点评和指导

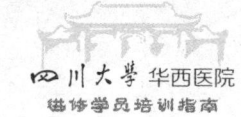

放射科进修培训方案（影像诊断）

进修计划

通科进修

进修专业	学习时间	学习内容	带教方法	进修学习后应达到的水平
影像诊断	6个月 12个月	2个月 4个月	常见神经关节疾病的影像诊断与鉴别诊断	在上级医师指导下，完成初级影像报告，解读病例，操作技能等	理论知识及专科技能考核合格
		2个月 4个月	常见心胸部疾病的影像诊断与鉴别诊断	在上级医师的指导下，完成初级影像报告，解读病例，操作技能等	理论知识及专科技能考核合格
		2个月 4个月	常见腹部疾病的影像诊断与鉴别诊断	在上级医师的指导下，完成初级影像报告，解读病例，操作技能等	理论知识及专科技能考核合格

专项进修

进修专业	学习时间	学习内容	带教方法	进修学习后应达到的水平
神经、骨关节系疾病影像诊断	3个月 6个月	神经骨关节疾病的影像诊断与鉴别诊断	在上级医师的指导下，完成初级影像报告，解读病例	理论知识及专科技能考核合格
心胸部及乳腺疾病影像诊断	3个月 6个月	心胸部级乳腺疾病的影像诊断与鉴别诊断	在上级医师的指导下，完成初级影像报告，解读病例	理论知识及专科技能考核合格
腹（盆）部疾病影像诊断	3个月 6个月	腹（盆）部疾病的影像诊断与鉴别诊断	在上级医师的指导下，完成初级影像报告，解读病例，操作技能	理论知识及专科技能考核合格

进修内容及要求

进修总体要求

通科进修学员需在各亚专业组（神经/骨关节组、胸部组、腹部组）轮转，参与临床工作及培训；除了参与各亚组组内及急诊排班，还要参与平片、体检及周末值班；在上级医师指导下，完成报告书写、病例影像解读，并结合临床进行深度的分析，完成规定的影像技术操作要求等。

专项进修学员在所选择亚专业组内学习，通过临床实践，完成各类影像检查后的初级影像报告；可适当增加相关亚专业的学习。

临床能力培养及要求

进修学员通过培训应掌握各亚专业常见疾病的多种影像诊断方法，针对疾病能够快速准确地定性诊断，直接有效地为临床科室提供诊断，为治疗方向的选择提供依据。

（1）掌握放射影像的基本理论，包括X射线、CT和MRI的成像原理和检查方法，放射影像诊断报告书的书写原则，各亚专业组常见疾病的典型征象及鉴别诊断，放射防护基本原则与措施；

（2）熟悉放射影像的观察和分析方法及其诊断原则，电离辐射的生物学效应；

（3）了解介入放射学的基本理论和应用原则，介入放射学的基本操作技术，X射线投照和CT、MRI检查操作方法，放射影像诊断的临床应用价值和限度，工作场所放射性水平检测。

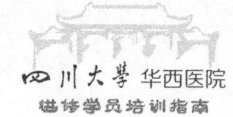

技能操作及要求

系统 (检查技术)	疾病/操作名称		要求完成操作例数/报告次数 (独立完成的操作例数或报告次数不能小于总数的50%)
头颅和中枢神经系统（以CT和MRI检查为主）	脑瘤	胶质瘤	≥10
		脑膜瘤	≥10
		垂体瘤	≥10
		转移瘤	≥10
	脑血管病	脑出血	≥20
		脑梗死	≥20
	颅脑外伤	颅内血肿	≥10
		脑挫裂伤	≥20
	颅内感染	脑脓肿	≥5
		脑膜炎	≥5
		脑囊虫病	≥5
	脊柱和脊髓病变	椎管狭窄	≥10
		椎间盘突出	≥20
		椎管内肿瘤	≥5
	中耳乳突病变	急性炎症	≥5
		慢性炎症	≥20
		胆脂瘤	≥10
	鼻窦病变	鼻窦炎	≥20
		鼻窦肿瘤	≥5
	咽喉部病变	增殖腺肥大	≥5
		鼻咽癌	≥10
		喉癌	≥5
	眶内病变	外伤	≥10
		眶内肿瘤	≥2

续表

系统 （检查技术）	疾病/操作名称		要求完成操作例数/报告次数 （独立完成的操作例数或报告次数不能小于总数的50%）
呼吸和循环系统（以X线平片和CT检查为主，纵隔病变增加MRI检查）	胸膜病变	胸腔积液	≥20
		气胸	≥10
		液气胸	≥5
		胸膜粘连	≥20
		胸膜肥厚	≥20
		胸膜钙化	≥5
	支气管病变	支气管扩张	≥20
		支气管异物	≥5
	肺炎	大叶性肺炎	≥10
		支气管肺炎	≥20
	肺脓肿		≥5
	肺结核	I-IV型肺结核病	≥10
	纵隔肿瘤	胸腺瘤	≥10
		淋巴瘤	≥5
		神经源性肿瘤	≥5
	心脏和大血管病变	高血压性心脏病	≥5
		风湿性心脏瓣膜病	≥5
		房间隔缺损	≥5
		心包积液	≥20
		主动脉瘤	≥10
		主动脉夹层	≥10
乳腺（以乳腺X线和MR为主）	乳腺恶性病变	乳腺癌	≥10
		其他类型恶性肿瘤	≥2
	乳腺良性病变	纤维腺瘤	≥10
		囊肿	≥5

续表

系统 (检查技术)	疾病/操作名称		要求完成操作例数/报告次数 (独立完成的操作例数或报告 次数不能小于总数的50%)
消化、泌尿生殖系统（以消化道造影、CT和MRI检查为主）	急腹症检查（以腹部X线平片和CT为主要检查方法）	胃肠道穿孔	≥10
		肠梗阻	≥10
		腹部外伤	≥10
		急性胰腺炎	≥10
	胃肠道病变（以消化道造影检查为主）	食道静脉曲张	≥10
		食管癌	≥10
		胃溃疡	≥10
		十二指肠溃疡	≥10
		胃癌	≥10
		结肠癌	≥10
		直肠癌	≥10
	肝胆胰脾肾病变（以CT和MRI检查为主）	肝细胞癌	≥10
		肝海绵状血管瘤	≥10
		肝硬化	≥10
		梗阻性黄疸	≥10
		胰腺癌	≥5
		肾癌	≥10
		肾囊肿	≥10
		肾结石	≥10
盆腔病变（以CT和MRI检查为主）	膀胱癌		≥5
	前列腺增生		≥10
	前列腺癌		≥10
	子宫肿瘤		≥5
	卵巢肿瘤		≥5

续表

系统 （检查技术）	疾病/操作名称		要求完成操作例数/报告次数 （独立完成的操作例数或报告 次数不能小于总数的50%）
骨关节系统 （以X线平片、CT检查为主，辅以MRI检查）	骨关节外伤	骨折	≥20
		关节脱位	≥10
	骨关节化脓性感染	化脓性关节炎	≥10
		化脓性骨髓炎	≥10
	骨关节结核		≥5
	脊柱结核		≥10
	骨肿瘤	骨瘤	≥10
		骨软骨瘤	≥10
		骨巨细胞瘤	≥5
		骨肉瘤	≥5
		骨转移瘤	≥10
	退行性骨关节病	颈椎病	≥20
		腰椎退行性变	≥20
		膝关节退行性变	≥20

教学活动要求

教学活动	频次	教学要求
入科教育	1次	进修学员入科时统一进行
教授小讲座	每周至少1次	重点讲授本专业理论、常见疾病的影像诊断及鉴别诊断
亚专业组疑难病例读片	至少隔周1次	重点解读疑难病例，结合临床资料，对疑难或诊断未明病例的深度分析解读
读书报告	每季度至少1次	每季度应至少针对进修生开设1次读书报告，每次应有3名或以上学员做读书报告，每名学员汇报时长约10~15分钟

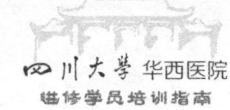

放射科进修培训方案（技术组）

进修计划

通科进修

进修专业	学习时间	学习内容	带教方法	进修学习后应达到的水平
CT技术	3个月 6个月	头、颈、胸、腹、盆腔、四肢骨关节等常见部位的CT扫描方案和图像后处理规范	操作技能学习： 在CT/MRI机房跟班学习，在华西医院技师的指导和督促下，完成临床工作和技能培训 理论知识学习： 带教老师定期进行理论授课	能够掌握人体常见部位规范化CT扫描或MRI扫描以及图像后处理 通过结业考核
MRI技术	3个月 6个月	头、颈、胸、腹、盆腔、四肢骨关节等常见部位的MRI扫描方案和图像后处理规范		
CT/MRI技术	6个月	头、颈、胸、腹、盆腔、四肢骨关节等常见部位的CT/MRI扫描方案和图像后处理规范		

专项进修

进修专业	学习时间	学习内容	带教方法	结业考核方式	进修学习后应达到的水平
心脏MRI技术（限2人/次）	3个月	心脏MRI扫描方案和图像后处理规范	操作技能学习：在MRI/乳腺机房跟班学习，在华西医院技师的指导和督促下，完成临床工作和技能培训 理论知识学习： 带教老师定期进行理论授课	学习态度考核 理论考核 操作考核 结业汇报	能够掌握心脏MRI扫描方案和图像后处理规范，乳腺X线成像方法及规范 通过结业考核
乳腺技术	3个月	乳腺X线成像方法及规范			

进修内容及要求

进修总体要求

协助带教老师完成临床扫描工作,对人体常见部位进行规范化的CT扫描或MRI扫描以及图像后处理,包括检查前准备、体位摆放、扫描方案选择、成像参数/序列调整、对比剂方案选择、图像采集、图像后处理等;参与急诊值班,在带教老师指导下完成急诊CT和MRI的扫描工作和图像后处理工作。

临床能力培养及要求

(1)掌握CT、MRI等影像设备的成像原理,头、颈、胸、腹、盆腔、四肢骨关节等人体常见部位的CT、MRI扫描规范和后处理规范,常见病不同的扫描方式和序列应用、选择和优化,放射防护基本原则与措施;

(2)熟悉放射科工作流程,CT、MRI等影像设备的应用范围;

(3)了解常见病的影像诊断标准及要求。

技能操作及要求

影像检查方法	检查部位	检查项目	要求完成例数
CT	头部	CT头部普通/增强扫描	≥5例
		CT头部血管三维重建增强扫描	≥5例
		CT头部灌注增强扫描	≥5例
		脑卒中CT检查	≥5例
	颅底	CT颅底普通/增强扫描	≥2例
		CT颅底三维重建普通/增强扫描	≥2例
	垂体	CT垂体薄层冠矢状位普通/增强扫描	≥2例
	眼眶	CT眼眶三维重建普通/增强扫描	≥5例
	耳部/颞骨	CT耳部三维重建普通/增强扫描	≥5例
		CT颞骨高分辨薄层普通/增强扫描	≥5例
	鼻部	CT鼻部轴位+冠状位普通/增强扫描	≥5例
	口腔	CT口腔轴位+冠状位普通/增强扫描	≥5例
	颌面部	CT颌面三维成像普通/增强扫描	≥5例
	腮腺及颌下腺	CT腮腺及颌下腺普通/增强扫描	≥2例

续表

影像检查方法	检查部位	检查项目	要求完成例数
CT	鼻咽部	CT鼻咽部普通/增强扫描	≥5例
	颈部	CT颈部普通/增强扫描	≥5例
		CT颈部三维重建普通/增强扫描	≥5例
		CT颈部血管三维重建增强扫描	≥5例
	心胸部	CT胸部普通/增强扫描	≥5例
		CT胸部普通/增强扫描+薄层高分辨扫描	≥5例
		CT胸部三维重建普通/增强扫描	≥5例
		CT肺部低剂量薄层高分辨三维重建普通/增强扫描	≥5例
		CT胸部薄层扫描+肺结节三维重建普通/增强扫描	≥5例
		CT气道薄层三维成像普通/增强扫描	≥2例
		CT冠状动脉钙化积分普通	≥5例
		CT胸部血管三维重建增强扫描	≥5例
		CT支气管动脉三维薄层增强扫描	≥5例
		CT先心病血管成像增强扫描	≥5例
		CT冠状动脉造影	≥5例
		CT肺动脉血管三维重建增强扫描	≥5例
		CT肺动脉血管+肺静脉血管三维重建增强扫描	≥5例
		CT心脏三维重建增强扫描	≥5例
		CT上腔静脉血管三维重建增强扫描	≥5例
	腹部	CT上腹部普通/增强扫描	≥5例
		CT上下腹部普通/增强扫描	≥5例
		CT肾及肾上腺普通/增强扫描	≥5例
		CT下腹部普通/增强扫描	≥5例
		CT下腹部盆腔普通/增强扫描	≥5例
		CT盆腔普通/增强扫描	≥5例
		CT全腹部普通/增强扫描	≥5例
		CT腹部脂肪容积评价	≥5例
		CT上腹部三维重建增强扫描	≥5例
		CT上下腹部三维重建增强扫描	≥5例
		CT下腹部三维重建增强扫描	≥5例
		CT下腹部盆腔三维重建增强扫描	≥5例
		CT盆腔三维重建增强扫描	≥5例
		CT全腹部三维重建增强扫描	≥5例
		CT输尿管CTU增强扫描	≥5例

影像检查方法	检查部位	检查项目	要求完成例数
CT	腹部	CT肠道薄层三维重建增强扫描	≥5例
		CT上腹部血管三维重建增强扫描	≥5例
		CT肝脏血管三维重建增强扫描	≥5例
		CT活体肝三期血管增强扫描	≥5例
		CT肾脏血管三维重建增强扫描	≥5例
		CT下腹部血管三维重建增强扫描	≥5例
		CT下腹部盆腔血管三维重建增强扫描	≥5例
		CT髂血管三维重建增强扫描	≥5例
	胸腹部	夹层动脉瘤CT增强扫描	≥5例
	椎体	CT颈椎普通/增强扫描	≥5例
		CT颈椎体骨三维成像扫描	≥5例
		CT颈胸椎体交界处三维成像普通/增强扫描（含C6、C7、T1）	≥5例
		CT胸椎普通/增强扫描	≥5例
		CT胸椎体骨三维成像扫描	≥5例
		CT胸腰椎体交界处三维成像普通/增强扫描（含T11、T12、L1）	≥5例
		CT腰椎普通/增强扫描	≥5例
		CT腰椎体骨三维成像扫描	≥5例
		CT腰骶椎体交界处三维成像普通/增强扫描（含L4、L5、S1）	≥5例
		CT骶椎和尾椎普通/增强扫描	≥5例
		CT骶椎和尾椎骨三维成像扫描	≥5例
	肌骨关节	CT锁骨普通/增强扫描	≥2例
		CT锁骨三维成像扫描	≥2例
		CT肩胛骨普通/增强扫描	≥5例
		CT肩胛骨三维成像扫描	≥5例
		CT肩关节普通/增强扫描	≥5例
		CT肩关节三维成像扫描	≥5例
		CT肱骨普通/增强扫描	≥5例
		CT肱骨三维成像扫描	≥5例
		CT肘关节普通/增强扫描	≥5例
		CT肘关节三维成像扫描	≥5例
		CT尺桡骨普通/增强扫描	≥5例
		CT尺桡骨三维成像扫描	≥5例

续表

影像检查方法	检查部位	检查项目	要求完成例数
CT	肌骨关节	CT腕关节普通/增强扫描	≥5例
		CT腕关节三维成像扫描	≥5例
		CT手部普通/增强扫描	≥5例
		CT手骨三维成像扫描	≥5例
		CT胸骨普通/增强扫描	≥5例
		CT胸骨三维成像扫描	≥5例
		CT肋骨普通/增强扫描	≥2例
		CT肋骨三维成像扫描	≥2例
		CT胸廓薄层骨三维重建普通/增强扫描	≥2例
		CT骨盆普通/增强扫描	≥5例
		CT骨盆三维成像扫描	≥5例
		CT髋关节普通/增强扫描	≥5例
		CT髋关节三维成像扫描	≥5例
		CT骶髂关节普通/增强扫描	≥5例
		CT骶髂关节三维成像普通/增强扫描	≥5例
		CT大腿普通/增强扫描	≥5例
		CT股骨普通/增强扫描	≥5例
		CT股骨三维成像扫描	≥5例
		CT膝关节普通/增强扫描	≥5例
		CT膝关节三维成像扫描	≥5例
		CT小腿普通/增强扫描	≥5例
		CT胫腓骨普通/增强扫描	≥5例
		CT胫腓骨三维成像扫描	≥5例
		CT踝关节普通/增强扫描	≥5例
		CT踝关节三维成像扫描	≥5例
		CT足部普通/增强扫描	≥5例
		CT足骨三维成像扫描	≥5例
		CT上肢上臂血管三维重建增强扫描	≥5例
		CT上肢前臂血管三维重建增强扫描	≥5例
		CT下肢大腿血管三维重建增强扫描	≥5例
		CT下肢小腿血管三维重建增强扫描	≥5例
MRI	头部	MRI头部普通/增强扫描	≥5例
		MRI头部动脉血管普通/增强扫描	≥5例

续表

影像检查方法	检查部位	检查项目	要求完成例数
MRI	头部	MRI头部静脉血管普通/增强扫描	≥5例
		MRI头部弥散普通/增强扫描	≥5例
		MRI弥散张量成像普通/增强扫描	≥2例
		MRI头部灌注增强扫描	≥5例
		MRI头部波谱成像普通/增强扫描	≥5例
		MRI头部磁敏感成像普通/增强扫描	≥5例
		MRI脑肿瘤多模态增强扫描	≥5例
		MRI颅神经水成像普通/增强扫描	≥5例
		MRI认知障碍普通扫描	≥2例
		MRI癫痫普通扫描	≥2例
		MRI颅内小血管增强扫描	≥5例
	垂体	MRI垂体普通/增强扫描	≥5例
		MRI垂体高分辨增强扫描（超微小腺瘤）	≥5例
	眼睛	MRI眼眶轴位冠矢状位普通/增强扫描	≥5例
	内耳	MRI内耳普通/增强扫描	≥5例
		MRI内耳水成像普通/增强扫描	≥5例
	鼻咽	MRI鼻咽部普通/增强扫描	≥5例
	颌面部	MRI颌面部普通/增强扫描	≥5例
	颈部	MRI颈部软组织普通/增强扫描	≥5例
		MRI颈部血管增强扫描	≥5例
	心胸部	MRI心脏功能普通/增强扫描	≥2例
		MRI乳腺普通/增强扫描	≥5例
		MRI胸部轴位普通扫描（胸廓与纵隔）	≥2例
		MRI胸部增强扫描	≥2例
		MRI胸部血管增强扫描	≥2例
	腹部	MRI上腹部普通/增强扫描	≥5例
		MRI下腹部盆腔普通/增强扫描	≥5例
		MRI盆腔普通/增强扫描	≥5例
		MRI直肠盆腔薄层普通/增强扫描	≥5例
		MRI上腹部三维水成像普通/增强扫描	≥5例
		MRI下腹部盆腔三维水成像普通/增强扫描	≥5例
		MRI上腹部血管增强扫描	≥2例
		MRI下腹部盆腔血管增强扫描	≥2例
		MRI全腹普通/增强扫描	≥5例

续表

影像检查方法	检查部位	检查项目	要求完成例数
MRI	腹部	MRI肾上腺普通/增强扫描	≥5例
		MRI胰腺增强扫描	≥2例
		MRI肠道增强扫描	≥2例
		MRI膀胱增强扫描	≥2例
		MRI前列腺增强扫描	≥5例
		MRI肛管增强扫描	≥2例
	脊髓	MRI颈椎普通/增强扫描	≥5例
		MRI颈胸交界处椎管普通/增强扫描	≥2例
		MRI胸椎普通/增强扫描	≥5例
		MRI胸腰交界处椎管普通/增强扫描	≥2例
		MRI腰椎普通/增强扫描	≥5例
		MRI腰骶交界处椎管普通/增强扫描	≥2例
		MRI尾骶椎普通/增强扫描	≥5例
		MRI颈段脊髓血管增强扫描	≥2例
		MRI胸段脊髓血管增强扫描	≥2例
		MRI腰段脊髓血管增强扫描	≥2例
		MRI颈椎脊髓水成像普通/增强扫描	≥2例
		MRI胸椎脊髓水成像普通/增强扫描	≥2例
		MRI腰椎脊髓水成像普通/增强扫描	≥2例
	骨关节	MRI肩关节普通/增强扫描	≥5例
		MRI肘关节普通/增强扫描	≥2例
		MRI腕关节普通/增强扫描	≥2例
		MRI骶髂关节普通/增强扫描	≥5例
		MRI骨盆普通/增强扫描	≥5例
		MRI双侧髋关节普通/增强扫描	≥5例
		MRI髋关节薄层高分辨扫描	≥2例
		MRI膝关节普通/增强扫描	≥5例
		MRI踝关节普通/增强扫描	≥5例
	躯干软组织	MRI颈胸交界处软组织普通/增强扫描	≥2例
		MRI肩部软组织普通/增强扫描	≥2例
		MRI胸背部普通/增强扫描	≥2例
		MRI腰背部普通/增强扫描	≥2例
	四肢软组织	MRI臀部普通/增强扫描	≥2例
		MRI上肢前臂普通/增强扫描	≥2例

续表

影像检查方法	检查部位	检查项目	要求完成例数
MRI	四肢软组织	MRI上肢上臂普通/增强扫描	≥2例
		MRI手部普通/增强扫描	≥2例
		MRI下肢大腿普通/增强扫描	≥2例
		MRI下肢小腿普通/增强扫描	≥2例
		MRI足部普通/增强扫描	≥5例
	外周神经	MRI臂丛神经水成像普通/增强扫描	≥2例
		MRI腰丛神经水成像普通/增强扫描	≥2例
		MRI骶丛神经水成像普通/增强扫描	≥2例

教学活动及要求

教学活动	频次	教学要求
入科教育	1次	进修学员入科1周内进行
专业讲座	每周至少1次	重点讲授影像技术专业理论，常见疾病的CT、MRI扫描规范，图像后处理规范，新技术进展以及常见疾病的诊断要点
技师质控会	每月至少1次	重点解读近期出现的常见差错病例，分析图像质量，寻找差错原因，总结解决方案和预防措施
技师读片会	每月至少1次	重点对疑难疾病的解剖、病理、影像图像、临床诊断等进行分析，得出正确的扫描方案、对比剂方案和图像后处理规范
组内讨论	每季度至少1次	重点由进修学员主导进行疑难病例的选择、分析、讨论、讲解等

核医学科进修培训方案

进修计划

进修专业	轮转亚专业	学习时间	学习内容	带教方法	进修学习后应达到的水平
核医学诊断与治疗	PET/CT及PET/MRI	3个月 6个月 12个月	^{18}F-FDG显像原理 ^{18}F-FDG显像的适应证、注意事项、影响图像质量的因素、^{18}F-FDG正常生理分布、常见假阳性与假阴性 ^{18}F-FDG PET/CT各种异常影像征象的描述和报告书写规范 ^{18}F-FDG PET/CT在临床应用中的优势与不足 常见肿瘤的诊断、分期和疗效评价方法 多种示踪剂联合显像的优化选择 PET/MRI显像的优缺点，如何为部分患者合理选择PET/MRI	报告书写 专题讲座 病例分析讨论 组内值班	掌握^{18}F-FDG显像原理 掌握^{18}F-FDG显像的适应证、注意事项、影响图像质量的因素、^{18}F-FDG正常生理分布、常见假阳性与假阴性 掌握^{18}F-FDG PET/CT各种异常影像征象的描述和报告书写规范 熟悉^{18}F-FDG PET/CT在临床应用中的优势与不足 掌握^{18}F-FDG PET/CT显像时常见肿瘤的诊断、分期和疗效评价方法 熟悉多种示踪剂联合显像的优化选择 了解PET/MRI显像的优缺点及如何为部分患者合理选择ET/MRI

续表

进修专业	轮转亚专业	学习时间	学习内容	带教方法	进修学习后应达到的水平
核医学诊断与治疗	SPECT（包括功能测定）	3个月 6个月 12个月	甲状腺显像、甲状旁腺显像、肾显像、唾液腺显像、负荷/静息心肌灌注显像、全身骨显像、异位胃黏膜显像、消化道出血显像、脑灌注显像、肺通气/灌注显像、碘-131治疗剂量显像 如何选择常规断层CT及应用 如何选择SPECT/CT及应用 甲状腺碘-131吸碘率测定及肾图测定	报告书写 晨读片 病例分析 月考核读片 出组考核读片	掌握常规报告的书写规范及临床应用 掌握断层CT、SPECT/CT的临床应用及优势 熟悉少见病、疑难杂症的报告书写及病例结果追踪能力 掌握甲状腺碘-131吸碘率测定及肾图测定
	核素治疗	3个月 6个月 12个月	放射性核素治疗相关病种包括甲亢、分化型甲状腺癌、肿瘤骨转移及其常见合并症处理 新型放射性药物靶向治疗介绍 放射性碘难治性靶向药物治疗介绍	门诊跟诊 病房管理病人 三级医师查房 组内小讲课和病例讨论	掌握如何进行甲亢和分化型甲状腺癌碘-131治疗（特别是剂量确定）、TSH抑制原则、知情同意书沟通技巧、病历书写、重要情况单独医患沟通书书写、常见不良反应处理 熟悉重症甲状腺功能亢进症的处理原则 熟悉放射性碘抵抗靶向治疗 掌握骨转移肿瘤放射性核素治疗指征、方法和骨髓不良反应发生概率和处理
核医学技术	核医学技术	3个月 6个月	SPECT（SPECT/CT）及PET/CT质量控制、图像采集、后处理及放射性药物制备	临床实践教学	独立进行ＳＰＥＣＴ（SPECT/CT）及PET/CT常规操作、日常质控、放药制备及质控

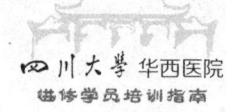

进修内容及要求

进修总体要求

（1）参与核医学病房的诊疗，危重症患者病情的判断与处理。在上级医师指导下，完成查房、患者管理（2~5张病床）、病历及医疗文书书写、临床操作等。跟随医疗组长进行门诊患者诊治；

（2）参与PET组内值班、参与病史采集、报告书写、图像打印；

（3）参与SPECT组内的报告书写；

（4）参加规定的教学活动，完成结业考核。

核医学技术进修内容主要为协助带教老师完成扫描工作，对常见的PET/CT及SPECT（含SPECT/CT）进行规范化扫描、图像后处理，包括检查前准备，体位摆放、扫描方案选择、成像参数序列调整、对比剂方案选择、图像采集及后处理。参加放射性药物的制备、质量控制等。

重点学习病种

SPECT组

心血管系统：核素心肌灌注显像；

内分泌系统：甲状腺显像，甲状旁腺显像，分化型甲状腺癌全身显像；

骨骼系统：全身骨显像，骨动态显像，骨融合显像；

泌尿系统：肾显像；

神经系统：脑血流灌注显像，脑脊液间隙显像；

呼吸系统：肺灌注显像，肺通气显像，肺栓塞；

胃肠系统：唾液腺显像，异位胃黏膜显像，胃肠道出血；

肝胆系统：肝胆显像；

淋巴系统：全身淋巴显像，前哨淋巴显像；

功能测定组

甲状腺碘-131吸碘率；

肾图（包括利尿肾图）。

PET组

肿瘤性疾病：

肺癌：SPN诊断与鉴别诊断、肺癌分期方法；

淋巴瘤：分期方法，惰性/侵袭性淋巴瘤的^{18}F-FDG摄取特点；

直结肠癌：分期方法；

肿瘤疗效评价：RECIST、PERCIST和Lugano标准。

炎性疾病：不明原因发热，淀粉样变性，血管炎，结节病，IgG4相关性疾病，假体松动和伴发感染。

神经系统疾病：癫痫，认知障碍。

非^{18}F-FDG示踪剂：^{68}Ga-DOTATATE和^{68}Ga-PSMA等。

核素治疗组

甲状腺功能亢进症：

甲状腺功能亢进症发病机制、临床表现、实验室检查、鉴别诊断和常见处理方法；碘-131治疗甲亢原理、适应证和禁忌证、给药剂量、不良反应和常见合并症处理；甲状腺功能亢进性心脏病发病机制、临床表现、房颤、心衰处理原则，如何选择碘-131治疗和药物治疗，保障患者治疗安全；甲状腺相关性眼病发病机制、临床表现、影像学检查、处理原则，碘-131治疗如何预防突眼；甲状腺功能亢进合并肝损害常见保肝药物选择、重症肝炎治疗人工肝联合碘-131治疗时机选择；甲状腺功能亢进合并粒细胞缺乏伴感染处理原则、碘-131治疗时机和治疗剂量确定。

分化型甲状腺癌术后管理：

甲状腺癌流行病学，甲状腺病理分型，分化型甲状腺癌常见病理类型，术后TNM分期、初始复发风险评估和动态风险评估，甲状腺球蛋白解读、碘-131治疗的指征和禁忌证；碘-131治疗甲状腺癌的原理、治疗目的、剂量确定、不良反应处理和疗效评价；优甲乐抑制治疗原则；放射性碘抵抗定义和处理原则，靶向药物治疗机制和使用。

肿瘤骨转移放射性药物治疗：

肿瘤骨转移机制、类型、临床特点、肿瘤骨不良事件；趋骨性放射性核素类型、作用机制、物理及生化特性、适应证和禁忌证、不良反应处理、疗效评价。

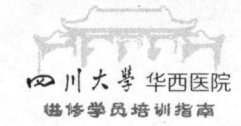

其他放射性药物治疗介绍：

^{177}Lu-DOTATATE神经内分泌肿瘤和^{177}Lu-PSMA前列腺癌治疗。

核医学技术组

SPECT（SPECT/CT）常规操作（初始化、准直器更换、摆位、采集），各种疾病的规范化扫描、图像后处理；

PET/CT常规操作（设备预热、定位像、CT采集参数、摆位、采集），各种疾病的规范化扫描及图像后处理；

SPECT（SPECT/CT）的日常质控（灵敏度、均匀性、分辨率、旋转中心测定）；

PET/CT的日常质控（本底、空白采集、CT值、CT值均匀性、性能自动校验）；

放射性药物的制备、质量控制。

技能操作及要求

进修专业	技能操作名称	要求完成例数	
		3个月	6个月
SPECT（包括功能测定）	核素心肌灌注显像	≥10例	≥20例
	甲状腺显像	≥10例	≥20例
	甲状旁腺显像	≥10例	≥20例
	分化型甲状腺癌全身显像	≥20例	≥40例
	全身骨显像	≥100例	≥200例
	骨动态显像	≥5例	≥10例
	骨融合显像	≥5例	≥10例
	肾显像	≥60例	≥120例
	脑血流灌注显像	≥5例	≥10例
	脑脊液间隙显像	≥2例	≥4例
	肺通气显像	≥5例	≥10例
	肺灌注显像	≥5例	≥10例
	唾液腺显像	≥30例	≥60例
	异位胃黏膜显像	≥15例	≥30例

续表

进修专业	技能操作名称	要求完成例数	
SPECT（包括功能测定）	胃肠道出血	≥25例	≥50例
	肝胆显像	≥10例	≥20例
	全身淋巴显像	≥10例	≥20例
	前哨淋巴显像	≥20例	≥40例
	甲状腺碘-131吸碘率测定	≥20例	≥40例
	肾图测定	≥20例	≥40例
PET		3个月	6个月
	肿瘤性疾病	≥150例	≥300例
	炎性疾病	≥20例	≥40例
	神经系统疾病	≥4例	≥8例
	非FDG的其他示踪剂	≥6例	≥12例
核素治疗		3个月	6个月
	碘-131治疗甲亢	≥40例	≥80例
	碘-131治疗分化型甲状腺癌	≥40例	≥80例
	肿瘤骨转移	≥4例	≥8例
核医学技术		3个月	6个月
	SPECT（SPECT/CT）日常质控	≥10例	≥20例
	SPECT（SPECT/CT）常规操作	≥20例	≥40例
	PET/CT日常质控	≥10例	≥20例
	PET/CT常规操作	≥20例	≥40例
	SPECT规范化扫描及图像后处理	≥10例	≥20例
	PET规范化扫描、图像后处理	≥10例	≥20例
	核医学各种药物制备、质量控制	≥10例	≥20例

教学活动及要求

教学活动	频次	教学要求
入科教育	1次	进修学员入科1周内进行
临床小讲课	每周1次	重点讲授本专业理论、临床技能和常见疾病的诊疗技术进展

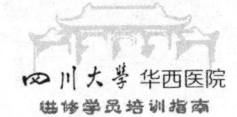

续表

教学活动	频次	教学要求
教学查房	每周1次	重点审查新入院、疑难、危重、诊断未明、治疗效果不好病员的诊断，治疗计划
病例讨论	每周1次	重点对疑难重症病例等进行分析讨论
读书报告	每周1次	每周开设1次读书报告

临床药学部（药剂科）进修培训方案

进修计划

进修专业	学习时间	学习内容	带教方法	进修学习后应达到的水平
临床药学	12个月	学习审核评估处方或用药医嘱、药物重整、用药监护、药物咨询、患者用药教育、抗感染药物临床应用与管理和慢病药物治疗与管理等方面的基本药学专业知识与实践技能，提高基本药学服务能力	采取理论授课与临床实践结合的方式，培训实际工作（学习）日累计不得少于49周，临床实践时间不得少于160个工作日，理论学习时间不得少于190个学时	应掌握临床药学进修方向相关药物治疗方案设计与评估、药品风险评估和药学监护等临床药师专业知识与技能，具有参与临床药物治疗和为患者提供用药指导的能力
药品调剂与管理	6个月 12个月	掌握药品调剂专业及相关学科的基础理论，学习本专业技能，掌握独立解决本专业工作实践中的疑难技术问题的能力	药学部各二级科（室）轮转实践学习，实行二级科（室）领导负责与上级药师指导相结合的培训方法 理论课采用集中授课形式	应掌握医院药学进修方向药事管理、药品调剂、处方审核等相关专业知识和技能，具有参加医院药学为患者提供药学服务的能力

进修内容及要求

进修总体要求

（1）进修学员通过理论学习及临床实践，轮转不同组室/部门，掌握医院药学工作技能和知识。

（2）参与每日工作，在上级药师指导下完成相关工作。临床药学：参与药学查房、用药教育、药历书写、病案讨论等工作；药品调剂与管理：参与药品调

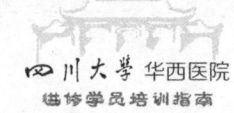

剂、医嘱审核、药品盘点、静脉药物配置等工作。

（3）参与入科培训、疑难重症病例讨论、各种学术活动和技能培训等，完成结业考核。

重点学习内容

（1）综合素质：药事法规及实施细则、临床药学工作内容及流程的建立与实施、临床医疗文书的阅读及书写、临床诊疗规范、医患沟通与交流技能等。

（2）专业理论知识与技能：病生理基础、诊断学基础、相关感染性疾病及相关慢病病种的治疗常规及指南。

（3）实践技能临床药学：药历书写、医嘱审核、药学查房、用药干预、病例讨论、用药咨询、用药教育/指导等；药品调剂与管理：药品调剂、静脉药物配置、药房精细化管理、毒麻药品管理等。

技能操作及要求

进修专业	技能操作名称	要求完成例数	
		6个月	12个月
临床药学	药历书写	—	≥6例
	病例分析	—	≥2例
	用药教育	—	≥4例
	医嘱审核	—	≥100例
	处方点评	—	≥60例
	药品不良反应上报	—	≥10例
药品调剂与管理	药品调剂	≥150例	≥300例
	医嘱审核	≥50例	≥100例
	用药干预	≥30例	≥60例
	用药教育/指导	≥5例	≥10例

教学活动及要求

临床药学

教学活动	频次	教学要求
入科教育	1次	进修学员入科时进行
临床小讲课	每周1次	重点讲授本专业理论、临床技能和常见疾病的诊疗技术进展
医疗查房（或药学门诊）	每周4次	由带教药师安排
教学查房	每2周1次	针对需重点药学监护的患者的药物治疗，用药教育等内容
病例讨论	每2周1次	重点对疑难重症、死亡病例等进行分析，至少一次有学员进行病例介绍和主持讨论
读书报告	每2周1次	每两周应至少针对进修生开设一次读书报告，并至少有5次由学员汇报
药历书写	≥6篇/年	一年应至少针对重点监护患者完成6篇教学药历的书写
病例分析	≥3份/年	一年应至少完成3份病例分析的书写
不良反应上报	≥10份	一年应至少完成10份药品不良反应上报

药品调剂与管理

教学任务内容	频次	备注
入科教育	1次	进修学员入科一周内进行
组内培训	≥每月1次	重点讲授本专业理论、实践技能
工作总结	≥每月1次	学员每月对其学习情况进行总结汇报
学习评定	≥每季度1次	每季度应至少由带教组对进修生学习进度、思想动态进行考核评定

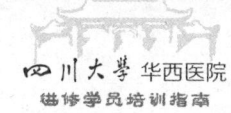

临床营养科进修培训方案

进修计划

进修内容	学习时间	学习内容	带教方法	进修学习后应达到的水平
慢病营养管理	3个月 6个月	慢性疾病营养代谢变化及营养治疗原则 营养管理方案制订及实施	授课培训 病房轮转学习教学查房 疑难病例分析讨论	掌握不同慢病的营养筛查、评估、营养治疗及饮食指导 根据随访情况调整营养治疗方案
危重症营养管理	3个月 6个月	危重症患者营养代谢变化及营养治疗原则 营养管理方案制定及实施	授课培训 病房轮转学习教学查房 疑难病例分析讨论	掌握危重症患者营养筛查及评估流程 制订并调整危重症患者肠内及肠外营养方案
围术期营养管理	3个月 6个月	不同外科手术疾病的营养管理 围手术期ERAS营养管理	授课培训 病房轮转学习 教学查房	掌握外科患者营养管理 熟悉ERAS流程
学科建设管理	3个月 6个月	临床营养科室建设管理 NRASA、ERAS、H2H等流程及实施	授课培训 临床实践	明确科室建设管理要求 熟悉NRASA、H2H、ERAS流程
医疗膳食管理	3个月 6个月	医疗膳食食谱设计、质控及监督 医疗膳食意见收集反馈 医疗膳食研发	授课培训 医疗膳食配制参观讲解 病房订餐实践	掌握不同医疗膳食食谱制作 了解医疗膳食中心配餐流程 了解医疗膳食研发基本步骤
肠内营养配制流程	3个月 6个月	肠内营养制剂 管喂方式 配制系统 配制室硬件要求及质量控制	授课培训 肠内营养配制室实践	熟悉肠内营养配制方法 了解配制室建设要求

进修内容及要求

进修总体要求

（1）进修学员通过理论学习及临床实践，轮转不同疾病医疗组，掌握不同疾病的营养治疗手段；

（2）熟练运用营养筛查及评估量表、饮食摄入量表、人体成分测定、能量代谢测定等方法确定患者营养状况；

（3）根据患者疾病变化情况制订及调整营养治疗方案；

（4）参与每日查房，在上级营养师指导下完成部分临床会诊工作，包括床旁会诊、会诊书写、医疗膳食制订、饮食指导、肠内及肠外营养治疗方案的制订等；

（5）参与入科培训、疑难重症病例讨论、各种学术活动和技能培训等，完成结业考核。

重点学习病种

（1）慢病营养管理：内分泌疾病、消化疾病、肿瘤疾病、肾脏疾病、神经内科疾病、呼吸系统疾病及老年疾病等常见慢性疾病营养管理；

（2）危重症营养管理：休克、多器官功能衰竭、心肺复苏后等危重症病人的营养管理；

（3）围术期及外科营养管理：骨科、神经外科、肝胆胰外科、泌尿外科等围术期及外科病人营养管理。

技能操作及要求

进修专业	技能操作名称	要求完成例数	
		3个月	6个月
慢病营养管理/危重症营养管理/围术期营养管理/学科建设管理	营养风险筛查	≥100例	≥200例
	营养评估	≥100例	≥200例
	饮食摄入量调查	≥100例	≥200例
	食谱制作	≥30例	≥60例
	肠内营养方案制订	≥100例	≥200例

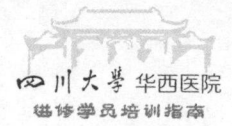

续表

进修专业	技能操作名称	要求完成例数	
		3个月	6个月
慢病营养管理/危重症营养管理/围术期营养管理/学科建设管理	肠外营养方案制订	≥10例	≥20例
	人体成分测定	≥10例	≥20例
医疗膳食管理	医疗膳食食谱制订	≥30例	≥60例
	医疗膳食用餐情况随访	≥30例	≥60例
肠内营养配制流程	肠内营养配制室实践	≥20例	≥40例

教学活动及要求

教学活动	频次	教学要求
入科教育	1次	进修学员入科时进行
临床小讲课	每周1次	重点讲授本专业理论、临床技能和常见疾病的诊疗技术进展
教学查房	每2周1次	重点审查新入院、疑难、危重、诊断未明、治疗效果不好病员的诊断，治疗计划
病例讨论	每2周1次	重点对疑难重症等进行分析讨论
读书报告	每季度至少1次	每季度至少开设1次读书报告

神经生物检测中心进修培训方案

进修计划

进修专业	学习时间	学习内容	带教方法	进修学习后应达到的水平
睡眠医学	3个月	整夜多导睡眠图和便携式睡眠呼吸监测操作技术 多导睡眠图的判读规则 伪迹的识别和处理方法 常见操作错误汇总分析 多导睡眠图在常见睡眠障碍中的应用	操作技能学习： 在睡眠中心跟班学习 在本院技师和医生的指导下完成临床技术工作 理论知识学习： 由带教老师定期进行理论授课	独立进行多导睡眠和便携式睡眠监测操作 独立进行多导睡眠图判读 能识别伪迹并进行适当的处理
	6个月	整夜多导睡眠图和便携式睡眠呼吸监测操作技术 多导睡眠图的判读规则 伪迹的识别和处理方法 常见操作错误汇总分析 多导睡眠图在常见睡眠障碍中的应用 呼吸机压力滴定的操作方法 下颌肌电图在多导睡眠图中的运用 多导睡眠图报告和参数的临床意义	操作技能学习： 在睡眠中心跟班学习 在本院技师和医生的指导下完成临床技术工作 理论知识学习： 由带教老师定期进行理论授课	独立进行多导睡眠和便携式睡眠监测操作 独立进行多导睡眠图判读 能识别伪迹并进行适当的处理；能独立进行呼吸机压力滴定 能根据下颌肌电图判读时相性和紧张性肌电增高 能解读睡眠监测报告并给出初步治疗意见

续表

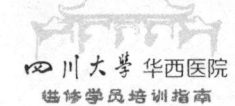

进修专业	学习时间	学习内容	带教方法	进修学习后应达到的水平
重复经颅磁刺激及诱发电位（近红外成像）	3个月	事件相关电位、体感诱发电位、运动诱发电位、近红外光谱成像操作步骤 常见精神疾病、神经系统疾病诱发电位 诱发电位、近红外光谱成像的基本工程学原理 常见疾病重复经颅磁刺激及深部经颅磁刺激治疗参数及部位	操作技能学习： 在经颅磁刺激室和诱发电位室跟班学习，在本院技师和医生的指导和督促完成临床技术工作 理论知识学习： 由带教老师定期进行理论授课	能够独立完成诱发电位和近红外光谱成像检测的导联安置、波形识别定标，并能独立完成数据分析，且正确率在80%以上
	6个月	事件相关电位、体感诱发电位、运动诱发电位、近红外光谱成像操作步骤 常见精神疾病、神经系统疾病诱发电位和近红外光谱成像检测方法及基本表现 诱发电位、近红外光谱成像的基本工程学原理 常见疾病重复经颅磁刺激及深部经颅磁刺激治疗参数及部位 重复经颅磁刺激和深部经颅磁刺激治疗适应证、治疗步骤及基本治疗方法	操作技能学习： 在经颅磁刺激室和诱发电位室跟班学习，在本院技师和医生的指导及督促完成临床技术工作 理论知识学习： 由带教老师定期进行理论授课	能够独立完成诱发电位和近红外光谱成像检测的导联安置、波形识别定标，并能独立完成数据分析，并且正确率在80%以上 能够独立完成常见疾病的重复经颅磁刺激和深部脑刺激治疗
脑电图	3个月	脑电图的基本技能操作 伪差的识别与排除 不同年龄段的正常脑电图与异常脑电图的表现及报告书写 疑难与急危重症脑电图的表现及报告书写	操作技能学习： 带教老师示范及实践操作 理论知识学习： 专题小讲课、教学脑电图谱讨论	能熟练掌握脑电图技能操作 能熟悉掌握脑电图理论基础知识 能够分析各种脑电图谱及报告书写，并能承担脑电图相关工作

续表

进修专业	学习时间	学习内容	带教方法	进修学习后应达到的水平
经颅多普勒超声（TCD）	3个月	头颈部动脉解剖基础及侧支循环 TCD的原理及规范化操作 TCD常用的检测方法和注意事项 TCD在临床中的应用（包括对大脑中动脉、椎基底动脉、颈内动脉的狭窄闭塞的诊断 对锁骨下动脉盗血综合征的诊断等）	操作技能学习： 在TCD跟班学习 在本院技师的指导和督促下完成临床工作和技能培训 理论知识学习： 由带教老师定期进行面对面理论授课	能独立完成TCD检查 在带教老师指导下完成报告书写，给出诊断性或总结性意见
肌电图	6个月	肌电图基本技术 肌电图涉及疾病的基本临床诊断和鉴别诊断	操作技能学习： 在肌电图跟班学习 在本院技师的指导和督促下完成临床工作和技能培训 理论知识学习： 由带教老师定期进行理论授课	能独立完成脑电图检查 在带教老师指导下完成报告书写和给出诊断性或总结性意见

进修内容及要求

进修总体要求

睡眠医学

（1）完成多导睡眠监测相关技术的培训及技能考核，能独立进行相关操作；

（2）完成多导睡眠监测判读方法的培训及技能考核，能独立进行整夜睡眠呼吸图的判读；

（3）在带教老师指导下完成规定的技能操作例数；

（4）参加规定的教学活动；

（5）参与睡眠检查室值班。

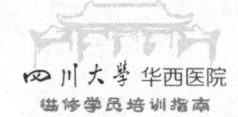

重复经颅磁刺激及诱发电位（近红外成像）、脑电图、经颅多普勒超声、肌电图

（1）完成相关技能基本知识学习、基本技能培训和技能考核；

（2）在带教老师指导下完成规定的技能操作例数；

（3）完成要求的临床应用病例数及检测报告病例数；

（4）按时参加教学授课，完成规定的教学活动。

重点学习内容

睡眠医学

多导睡眠图和便携式睡眠呼吸监测操作技术，脑电图基础和睡眠脑电波，单一睡眠帧、觉醒事件、大体动、睡眠各期相互转换、呼吸事件和腿动事件判读规则（AASM判读规则），伪迹的识别及处理，日间多次小睡潜伏期测试的操作方法及在嗜睡相关疾病中的运用，呼吸机压力滴定的操作方法及可能出现问题的处理，紧张性和时相性肌电增高的判定方法以及在快眼动睡眠行为异常中的应用，多导睡眠图报告各参数的计算方法及临床意义，常见睡眠障碍的诊断及治疗。

重复经颅磁刺激及诱发电位（近红外成像）

重复经颅磁刺激治疗的常规操作、治疗原理、适应证、治疗原则、参数及部位；重复经颅磁刺激不同疾病基本治疗步骤及治疗方式变化特点；深部经颅磁刺激的常规操作、治疗原理、适应证、治疗原则、参数及部位；事件相关电位、体感诱发电位、运动诱发电位、近红外光谱成像检测的基本原理、操作步骤、导联安置、波形识别定标及数据分析；不同类型的疾病，如抑郁症、焦虑症、精神分裂症、强迫症、脑外伤（脑卒中）、脊髓损伤等诱发电位和近红外光谱成像的表现。

脑电图

国际10-20脑电电极安放系统；心电、肌电、交流电等伪差的辨别和排除；各种异常波，如尖波、棘波、尖慢复合波、棘慢复合波、尖节律等的辨别；儿童成人各种癫痫发作及未发作时的脑电图表现；中枢神经系统感染患者的脑电图表现。

经颅多普勒超声

头颈部动脉解剖基础与侧支循环；压颈试验；颞窗与眼窗检测的步骤、适应证及注意事项；经颅多普勒超声对锁骨下盗血综合征的TCD表现及诊断步骤。

肌电图

周围神经病、运动神经元疾病、神经根与神经丛疾病、单神经病和嵌压性神经病以及颅神经疾病、神经肌肉接头传递障碍性疾病、肌肉疾病、以肌肉异常活动为特征的神经肌肉疾病的肌电图表现。

技能操作及要求

进修专业	技能操作名称	要求完成例数	
		3个月	6个月
睡眠医学	PSG操作技术	≥50例	≥100例
	PDX操作技术	≥30例	≥60例
	日间多次小睡潜伏期测试	≥30例	≥60例
	PSG数据分析	≥50例	≥100例
	PDX数据分析	≥20例	≥40例
	压力滴定操作	≥10例	≥20例
	出具睡眠报告	≥15例	≥30例
		3个月	6个月
重复经颅磁刺激及诱发电位（近红外成像）	事件相关电位	≥100例	≥200例
	体感诱发电位	≥100例	≥200例
	运动诱发电位	≥50例	≥100例
	听觉诱发电位（含前庭诱发电位）	≥50例	≥100例
	近红外光谱成像	≥100例	≥200例
	抑郁症重复经颅磁刺激治疗	≥200例	≥400例
	失眠障碍重复经颅磁刺激治疗	≥200例	≥400例
	焦虑障碍重复经颅磁刺激治疗	≥200例	≥400例
	慢性疼痛重复经颅磁刺激治疗	≥50例	≥100例
	盆底功能磁刺激治疗	≥30例	≥60例
	中枢神经疾病重复经颅磁刺激治疗	≥30例	≥60例

续表

进修专业	技能操作名称	要求完成例数
重复经颅磁刺激及诱发电位（近红外成像）	单脉冲/成对脉冲经颅磁刺激检测	≥30例
	经颅磁刺激-脑电图（TMS-EEG）检测	≥30例
	情绪图片-事件相关电位-眼动检测	≥30例
脑电图		3个月
	脑电图基本操作	≥600例
	脑电图报告书写	≥150例
经颅多普勒超声		3个月
	双侧颞窗检测	≥300例
	双侧眼窗检测	≥300例
	枕窗检测	≥300例
	压颈试验	≥300例
肌电图		6个月
	神经传导检测	≥600例
	重复电刺激	≥300例
	瞬目反射	≥100例
	针极肌电图检测	≥600例

教学活动及要求

教学活动	频次	教学要求
入科教育和急救培训	1次	进修学员报到入科当日进行
临床小讲课	每周1次	重点讲授本专业理论、临床技能和常见疾病的诊疗技术进展，每周三上午10:00-11:00
教学查房	每周1次	重点审查对疑难、危重、诊断未明、治疗效果不好病员的诊断、治疗计划 每周三16:00-18:00
疑难病例讨论	每周1次	重点对疑难重症进行分析讨论 每周一16:00-18:00
"三基三严"培训	每周1次	同科室人员一起培训
读书报告	每季度1次	每季度至少开设1次读书报告

实验医学科进修培训方案

进修计划

通科进修

进修专业	进修时长	学习内容	带教方式	进修学习后应达到的水平
临床检验与应急检验	6个月	临床检验基础、临床生化检验的临床应用 应对突发公共卫生事件的应急检验	实验室相关岗位轮转学习 科内专题讲座 疑难病案分析与报告解读，以及读书报告等	熟悉血常规、凝血常规、大小便常规及常规生化血液/体液检验常用技术 掌握外周血细胞与体液细胞形态学分类技术 能独立完成相应日常检验分析与报告解读 具有一定应对自然灾害、事故灾难、突发公共卫生事件的检验能力 基本能够结合专业知识开展专业、快速的应急检验

专项进修

进修专业	进修时长	学习内容	带教方式	进修学习后应达到的水平
临床生化检验	6个月	生化室相关实验仪器的检测原理、基本操作、日常维护及室内质控，常见生化相关疾病的实验室诊断及监测路径	实验室相关岗位轮转学习 科内专题讲座 疑难病案分析与报告解读，以及读书报告等	熟悉常用生化检测项目的临床应用及方法评价 基本能够独立完成常规报告的审核及疑难报告的分析

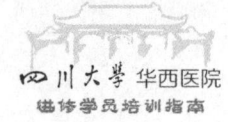

续表

进修专业	进修时长	学习内容	带教方式	进修学习后应达到的水平
临床免疫检验	6个月	免疫室相关实验仪器的检测原理、基本操作、日常维护及室内质控 常见免疫相关疾病、炎性疾病、肿瘤、移植等疾病的实验室诊断及监测路径	实验室相关岗位轮转学习 科内专题讲座 疑难病案分析与报告解读，以及读书报告等	熟悉常用免疫检测项目的临床应用及方法评价 基本能够独立完成常规报告的审核及疑难报告的分析
临床微生物检验	6个月	微生物室标本的培养、病原菌鉴定及药敏的操作 常见病原菌的报告审核及相关专家共识 其他感染性和传染性病原的检测原理及实验操作 常见感染性和传染性疾病的实验室诊断		熟悉常见的病原菌培养、鉴定及药敏操作 基本能够独立完成常规手工药敏操作及结果判读 了解常见病原菌的报告审核
临床分子诊断	6个月	掌握分子室常用分子生物学技术的原理 学习相应实验仪器的基本操作、日常维护及室内质控 学习常见相关感染性疾病、遗传性疾病、肿瘤相关基因的实验室诊断及监测路径 提升学员解决临床问题的能力		熟悉分子常用检测项目的结果判读、临床应用及质控 基本能够独立完成常规报告的审核及疑难报告的分析
血液病的实验室诊断	6个月	血涂片、骨髓涂片制备 外周血/骨髓细胞形态识别 流式免疫表型特征识别 学习常见血液病的外周血细胞形态、骨髓细胞形态及流式细胞免疫分型		根据进修方向，能独立完成外周血或骨髓的细胞分类 独立解读流式细胞图形 在老师指导下完成相应检验报告书写
出/凝血疾病实验室诊断	6个月	凝血分析仪检测原理、操作及临床意义 常见出/凝血疾病的实验室诊断路径 异常出/凝血报告审核及解读 临床诊疗对凝血检测的影响		能独立完成凝血常规检测 掌握相关检测原理和临床意义 了解异常凝血报告解读方法及临床沟通技巧

续表

进修专业	进修时长	学习内容	带教方式	进修学习后应达到的水平
化学发光相关临床检验	6个月	化学发光相关实验仪器的检测原理、基本操作、日常维护及室内质控 常见化学发光相关疾病的实验室诊断及监测路径	实验室相关岗位轮转学习 科内专题讲座 疑难病案分析与报告解读、读书报告等 进修学员配一名中级以上具有丰富临床经验的导师	熟悉常用化学发光相关疾病检测项目的临床应用及方法评价 基本能够独立完成常规报告的审核及疑难报告的分析
电泳技术相关临床检验	6个月	血清蛋白电泳与免疫固定电泳相关实验仪器的检测原理、基本操作、日常维护及室内质控 多发性骨髓瘤及相关浆细胞病实验室诊断及监测路径		掌握我室所用血清蛋白电泳仪与免疫固定电泳仪的检测原理、质控、基本操作及标本检验流程 熟悉血清蛋白电泳与免疫固定电泳的临床应用 基本能够独立完成常规报告的审核及疑难报告的分析
流式细胞术相关临床检验	6个月	流式细胞仪及样本前处理仪器的检测原理、基本操作、日常维护及室内质控 血液系统疾病的免疫分型诊断及治疗监测路径 淋巴细胞亚群检测及精细分型的临床应用和报告解读	实验室相关岗位轮转学习 科内专题讲座 疑难病案分析与报告解读、读书报告等 进修学员配一名中级以上具有丰富临床经验的导师	熟悉流式细胞仪的临床应用及方法评价 基本能够独立完成常规报告的审核及疑难报告的分析

进修内容及要求

进修总体要求

（1）学习SOP文件及相关资料，参与实验室日常临床岗位轮转。

（2）在上级老师指导下进行室内质控分析、部分实验试剂配制以及仪器设备的日常使用、维护保养和常见故障处理。

（3）参与临床周末及节假日值班。

（4）参加规定的教学活动，完成结业考核。

（5）在"一对一"导师指导下自愿参与部分临床科研工作，学习临床科研思维。

重点学习检验技术

（1）通科进修：常用临检与生化检验项目的室内质控、室间质评与方法性能评价，血细胞分析与外周血细胞形态学检验，凝血与DIC常规检验，血生化检验，尿液与其他体液细胞与生化检验，大便常规与寄生虫检验，应对公共卫生事件的应急检验，急诊检验。

（2）临床生化检验：全自动化分析仪，生化检验全面质量控制，血清蛋白电泳。

（3）临床免疫检验：自身抗体检测，细胞免疫检测，治疗药物浓度监测，肿瘤标志物检测，特种蛋白检测。

（4）临床微生物检验：微生物标本前处理，血培养，细菌培养、鉴定及药敏，结核培养，真菌培养、鉴定及药敏，其他感染性和传染性疾病病原检测。

（5）临床分子诊断：PCR平台，实时荧光定量PCR平台，Sanger测序及毛细管电泳平台，杂交平台，自动化核酸分析平台。

（6）血液病的实验室诊断：根据进修方向分别掌握血液病的外周血检测、骨髓细胞形态学与流式细胞免疫分型。

（7）出/凝血疾病的实验室诊断：凝血检查前处理，凝血纠正实验，血栓弹力图，血小板聚集实验，溶血相关实验，狼疮抗凝物检测，血液流变学检测。

（8）化学发光相关临床检验：化学发光全自动分析仪，化学发光相关检验全面质量控制，常见激素、肿瘤标志物及病原微生物血清学检验。

（9）电泳技术相关临床检验：血清蛋白电泳，免疫固定电泳。

（10）流式细胞术相关临床检验：骨髓/全血/胸腹水/脑脊液等样本的流式检测前处理、上机及针对病种的抗体组合方案设计。

重点学习病种

（1）通科进修：贫血性疾病、心脑血管疾病、泌尿系统疾病、感染性疾病、其他急诊常见疾病。

（2）临床生化检验：心血管疾病、肝胆疾病、肾脏疾病、内分泌代谢疾病、多发性骨髓瘤及相关浆细胞病。

（3）临床免疫检验：自身免疫性疾病、免疫增殖性疾病、免疫缺陷病、器官移植、内分泌疾病、肿瘤、炎性疾病。

（4）临床微生物检验：细菌感染性疾病、真菌感染性疾病、结核病、寄生虫病。

（5）临床分子诊断：感染性疾病；肿瘤性疾病；遗传性疾病。

（6）血液病的实验室诊断：急/慢性白血病、骨髓增生异常综合征、贫血相关疾病、浆细胞骨髓瘤、再生障碍性贫血、免疫性血小板减少性紫癜、骨髓增殖性疾病、淋巴瘤。

（7）出/凝血疾病的实验室诊断：出血性疾病、血栓性疾病、抗血栓与抗血小板治疗监测。

（8）化学发光相关临床检验：内分泌代谢疾病、肿瘤、感染性疾病。

（9）电泳技术相关临床检验：多发性骨髓瘤、浆细胞病、其他M蛋白相关疾病。

（10）流式细胞术相关临床检验：造血和淋巴组织肿瘤免疫分型，包括淋巴增殖性疾病、急性白血病、骨髓增生异常综合征、骨髓增殖性肿瘤、浆细胞疾病的免疫分型和微小残留病检测；血液系统疾病的鉴别和排除诊断，包括感染性疾病、风湿免疫性疾病、实体肿瘤浸润等；免疫功能异常相关疾病的免疫状态评估，包括感染以及肿瘤等疾病类型；免疫治疗相关细胞亚群的疗效监测，包括风湿免疫性疾病、实体肿瘤，器官移植患者等。

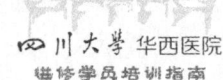

技能操作及要求

通科进修

进修专业	技能操作名称	要求完成例数
		6个月
临床检验与应急检验	血细胞分析	≥500例
	外周血细胞涂片制备、染色及形态检验	≥100例
	凝血常规/DIC常规检验	≥500例
	血生化检验	≥500例
	心肌标志物检验	≥400例
	小便常规检验	≥500例
	尿液有形成分镜检	≥50例
	尿液生化检验	≥500例
	大便常规/隐血检验	≥400例
	大便寄生虫检验	≥30例
	体液生化/常规检验	≥200例
	流感病毒抗原/破伤风抗体/疟原虫抗原等急诊检验	各≥40例
	急、慢性白血病/缺铁性贫血/感染性疾病外周血细胞分析报告解读	各≥40例
	凝血/DIC常规报告解读	≥40例
	心肌标志物报告解读	≥40例
	常规血生化检验报告解读	≥40例
	尿液常规/尿液生化检验报告解读	各≥40例
	体液常规/体液生化检验报告解读	各≥40例
	其他急诊常见疾病如脓毒血症、糖尿病酮症酸中毒、休克、肝昏迷等检验报告解读	各≥20例

专科进修

进修专业	技能操作名称	要求完成例数
临床生化检验		6个月
	各种生化标本的核收、保存与处理	≥100例
	自动生化仪的校准、操作、保养	≥10例
	质控规则、质控数据解读	≥5例
	肝胆疾病的实验室检查及报告解读	≥50例
	血清蛋白电泳及报告解读	≥50例
	肾功能及早期肾损伤的实验室检查	≥50例
	心肌损伤的实验室检查及报告解读	≥50例
	糖代谢紊乱的实验室检查及报告解读	≥50例
	脂代谢紊乱的实验室检查及报告解读	≥50例
	酸碱平衡紊乱的实验室检查及报告解读	≥50例
	血清酶测定及报告解读	≥50例
	胰腺疾病的实验室检查及报告解读	≥30例
	甲状腺功能试验及报告解读	≥50例
	肾上腺功能试验及报告解读	≥50例
	体液生化的实验室检查及报告解读	≥10例
临床免疫检验		6个月
	自身抗体检测（间接免疫荧光法）	≥200例
	ENA检测	≥100例
	抗磷脂抗体、糖尿病抗体检测	≥50例
	T、B、NK细胞检测	≥100例
	过敏原检测	≥50例
	免疫固定电泳检测	≥20例
	临床治疗药物浓度检测	≥20例
	肿瘤标志物检测	≥200例
	炎性标志物及骨标志物检测	≥100例
	体液免疫相关蛋白、急性时相蛋白检测	≥200例
	尿微量蛋白检测	≥20例
	脑脊液特定蛋白检测	≥10例

续表

进修专业	技能操作名称	要求完成例数
临床免疫检验	T、B、NK细胞报告解读	≥20例（异常报告）
	过敏原报告解读	≥10例（异常报告）
	免疫固定电泳结果判读	≥10例（异常报告）
	肿瘤标志物报告解读	≥30例（异常报告）
	体液免疫报告解读	≥30例（异常报告）
	系统性红斑狼疮、类风湿关节炎、干燥综合征、自身免疫性肝病	≥30例
	多发性硬化症、多发性肌炎/皮肌炎、ANCA相关性血管炎、抗肾小球基底膜肾炎、抗磷脂抗体综合征、1型糖尿病	≥10例
	多发性骨髓瘤	≥10例
	巨球蛋白血症、重链病、轻链病	≥10例
	原发性免疫缺陷病、继发性免疫缺陷病	≥10例
	肾移植、肝移植	≥10例
	嗜铬细胞瘤	≥10例
	骨质疏松症	≥10例
	肝癌、结直肠癌、肺癌、胃癌、胰腺癌、卵巢癌、乳腺癌、前列腺癌	≥30例
	神经内分泌肿瘤、头颈部肿瘤	≥10例
	脓毒血症、无菌性炎症	≥20例
临床微生物检验		6个月
	标本前处理（接收、接种、涂片等）	≥300例
	细菌培养及鉴定	≥200例
	手工药敏	≥100例
	细菌药敏结果判读	≥100例
	细菌报告审核	≥50例
	血培养标本上机	≥300例
	血培养阳性瓶处理	≥50例
	血培养阴性瓶处理	≥200例
	血培养危急值处理	≥20例
	病原菌革兰染色阅片	≥100例
	结核培养	≥50例

续表

进修专业	技能操作名称	要求完成例数
临床微生物检验	结核药敏试验及结果判读	≥5例
	抗酸染色及阅片	≥100例
	真菌培养及鉴定	≥200例
	真菌药敏及结果判读	≥20例
	棉兰染色及阅片	≥10例
	皮肤真菌采样	≥20例
	皮肤真菌涂片及镜下观察	≥20例
	其他感染性和传染性病原检测及结果判读	≥100例
	细菌性肺炎、胸膜炎、脑膜炎、血流感染、骨髓炎及关节炎等细菌性感染性疾病	≥100例
	真菌性肺炎、隐球菌脑膜炎、血流感染、真菌性皮肤病等真菌性感染性疾病	≥50例
	结核病	≥10例
	寄生虫病	≥2例
临床分子诊断		6个月
	乙型肝炎	DNA≥1000例
		分型及耐药检测≥30例
	丙型肝炎	分型≥30例
	结核	TB-DNA≥300例
		X-Pert≥50例
		耐药检测≥10例
	新冠病毒	核酸筛查≥5000例
	HPV感染	分型≥300例
	其他感染：EB，CMV，淋球菌，衣原体，支原体，流感病毒等呼吸道病毒	各≥100例
	血液系统肿瘤：慢性粒细胞白血病，急性早幼粒细胞白血病，急性髓细胞白血病，急性淋巴细胞白血病，骨髓增殖性疾病	慢性粒细胞白血病基因检测≥500例，急性早幼粒细胞白血病基因检测≥30例，急性髓细胞白血病基因检测≥30例，急性淋巴细胞白血病基因检测≥20例，骨髓增殖性疾病基因检测≥50例

续表

进修专业	技能操作名称	要求完成例数
临床分子诊断	其他肿瘤：肺癌，乳腺癌，结直肠癌	各10例
	遗传性疾病	地中海贫血≥10例
血液病的实验室诊断	骨髓细胞形态学方向	6个月
	慢性白血病骨髓象识别及解读	
	CML	≥10例
	CLL	≥10例
	急性白血病骨髓象识别及解读	
	ALL	≥10例
	AML（非APL）	≥30例
	APL	≥10例
	骨髓增生异常综合征识别及解读	
	MDS-EB	≥10例
	MDS-MLD（MDS-SLD）	≥10例
	贫血骨髓象识别及解读	
	IDA	≥20例
	MA	≥10例
	急慢性白血病复查骨髓象识别及解读	≥20例
	浆细胞骨髓瘤骨髓象识别及解读	≥10例
	再生障碍性贫血骨髓象识别及解读	≥10例
	免疫性血小板减少性紫癜骨髓象识别及解读	≥10例
	血小板增多症骨髓象识别及解读	≥10例
	红细胞增多症骨髓象识别及解读	≥10例
	成熟B细胞淋巴瘤骨髓象识别及解读	≥10
	流式细胞免疫分型方向	6个月
	样本前处理及抗体标记	≥500例
	流式细胞仪参数设置及上样	≥30例
	正常造血细胞免疫分型	≥100例
	急性髓系白血病分型报告	≥30例
	MDS、MPN分型报告	≥15例
	急性B淋巴细胞白血病分型报告	≥20例

续表

进修专业	技能操作名称	要求完成例数
血液病的实验室诊断	急性T淋巴细胞白血病分型报告	≥5例
	成熟B细胞肿瘤分型报告	≥30例
	浆细胞肿瘤分型报告	≥20例
	成熟T细胞/NK细胞肿瘤分型报告	≥15例
	脑脊液细胞表型分析	≥20例
	急性淋巴细胞白血病残留检测	≥20例
	急性髓系白血病残留检测	≥20例
	PNH检测	≥10例
	CD34+细胞计数	≥5例
	血液病外周血细胞形态方向	6个月
	血液病外周血细胞涂片制备及染色	≥200例
	血液病外周血细胞形态检验	≥500例
	血液病的血常规报告审核	≥500例
出/凝血疾病实验室诊断		6个月
	APTT纠正实验	≥20例
	血小板聚集试验	≥5例
	异常凝固曲线的解读	≥100例
	血栓弹力图	≥10例
	溶血相关实验	≥50例
	狼疮抗凝物检测	≥100例
	凝血常规检测	≥500例
	血液流变学检测	≥200例
化学发光相关临床检验		6个月
	各种激素标本的核收、保存与处理	≥100例
	化学发光仪器的操作、校准、保养	≥10例
	质控规则、质控数据解读	≥5例
	糖尿病相关指标检测及报告解读	≥50例
	甲状腺功能、相关抗体检测及报告解读	≥50例
	肾上腺疾病相关指标检测及报告解读	≥50例

续表

进修专业	技能操作名称	要求完成例数
化学发光相关临床检验	肝癌、结直肠癌、肺癌、胃癌、胰腺癌、卵巢癌、乳腺癌、前列腺癌实验室检查及报告解读	各≥20例
	病毒性肝炎、梅毒、获得性免疫缺陷综合征（AIDS）实验室检查及报告解读	病毒性肝炎≥200例，梅毒≥50例，获得性免疫缺陷综合征（AIDS）≥20例
电泳技术相关临床检验		6个月
	电泳标本的核收、保存与处理	≥1500例
	电泳仪器的校准、操作、保养	≥10例
	质控规则、质控数据解读	≥5例
	血清蛋白电泳及报告解读	≥500例
	免疫固定蛋白电泳及报告解读	≥500例
流式细胞术相关临床检验		6个月
	标本的接收、保存、处理、上机	≥1000例
	流式细胞仪器的开关机维护	≥20例
	仪器光路流路校正以及室内质控	≥20例
	质控规则、质控数据解读	≥20例
	血液系统疾病流式免疫分型及报告解读	≥200例
	淋巴细胞亚群以及精细分型报告解读	≥200例

教学活动及要求

教学活动	频次	教学要求
入科教育	1次	进修学员入科1周内进行
临床小讲课	每周至少1次	重点讲授本专业理论、临床技能和常见疾病的诊疗技术进展
病例讨论	每2周至少1次	重点对疑难、重症及特殊病例等进行分析与讨论
读书报告	每季度至少1次	每季度开设1次读书报告

输血科进修培训方案

进修计划

进修专业	学习时间	学习内容	带教方法	进修学习后应达到的水平
输血与输血技术	6个月	输血检验的基本理论和基本技能，包括血型系统、血型检测和配血技术（特别是疑难血型鉴定、疑难配血的处理）、输血实验室质量管理、临床合理用血评价以及临床输血等	理论授课技能培训疑难病例讨论学术讲座等	掌握主要血型系统的抗原抗体特性、输血前血清学检查技术 熟悉输血实验室质量管理、临床合理用血评价以及临床输血管理 掌握疑难血型和疑难配血的处理流程，对临床工作中遇到的疑难病例能够进行初步判断，并提出自己进一步的工作思路

进修内容及要求

进修总体要求

（1）参与输血科所有岗位临床常规工作的轮转，在带教老师指导下完成规定的临床操作；

（2）参与科室值班；

（3）参加规定的教学活动，完成结业考核。

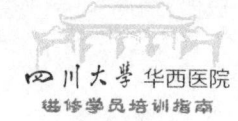

重点学习内容

输血检验

（1）ABO血型：ABO血型血清学特点、ABO血型抗原的生物合成、ABO亚型、特殊ABO表型（包括B（A）、A（B）、CisAB、获得性B）、ABO正反定型不符的原因及处理；

（2）Rh血型：Rh血型系统命名、Rh血型系统主要抗原抗体的特性、Rh血型临床意义、D变异型；

（3）常见的其他血型系统：H、P1PK、Lewis、I、MNS、Kell、Duffy、Kidd以及Diego的抗原抗体的特性、临床意义；

（4）不规则抗体鉴定及疑难配血；

（5）常用辅助技术：经典抗人球蛋白试验、吸收放散实验、唾液血型物质检测、酶技术、PEG增强、巯基试剂（DTT、2-ME）处理破坏IgM抗体等；

（6）血小板抗体筛查、血小板交叉配血。

临床输血与管理

（1）输血质量管理体系的建立与实施；

（2）血液成分的制备、保存和应用；

（3）输血申请、临床用血审批、血液输注流程和注意事项；

（4）输血治疗：自体输血、治疗性血液成分单采、血浆置换等；

（5）输血不良反应的识别和处理：溶血性输血不良反应、非溶血性发热反应、过敏反应、细菌污染、输血相关急性肺损伤、循环超负荷、输血相关移植物抗宿主病、输血后紫癜等；

（6）临床用血合理性评估、输血疗效评价。

相关法律法规及行业标准

（1）《中华人民共和国献血法》《医疗机构临床用血管理办法》《临床输血技术规范》；

（2）相关行业标准的解读：《内科输血》《全血和成分血使用》《血液运输要求》《血液储存要求》《输血反应分类》等行业相关标准。

技能操作及要求

技能操作名称	要求完成例数
ABO/Rh血型鉴定	≥200例
凝胶卡交叉配血	≥200例
凝聚胺交叉配血	≥50例
抗体筛查	≥100例
抗体鉴定	≥10例
经典抗人球蛋白试验	≥5例
吸收放散实验	≥1例
酶处理红细胞制备	≥1例
唾液ABH血型物质检测	≥1例
巯基试剂处理IgM抗体	≥1例
临床用血合理性评估	≥3例

教学活动及要求

教学活动	频次	教学要求
入科教育	1次	进修学员入科时进行
小讲课	每周1~2次（共25~28次）	重点讲授本专业理论、临床技能
疑难病例讨论	每月2次（共10~12次）	重点对疑难病例进行分析讨论
读书报告	每月1次	每月进修生开设1次读书报告

第五篇

政策法规

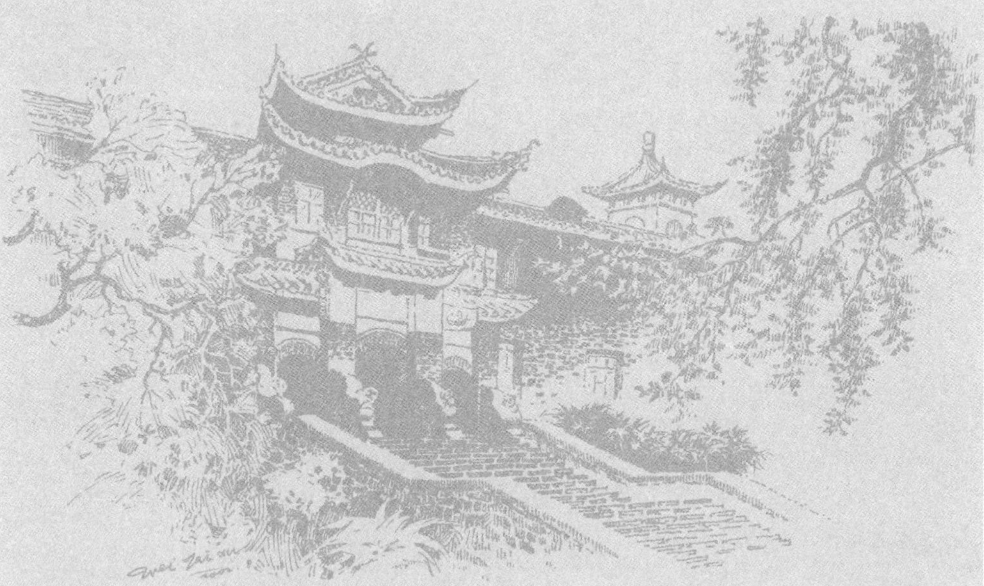

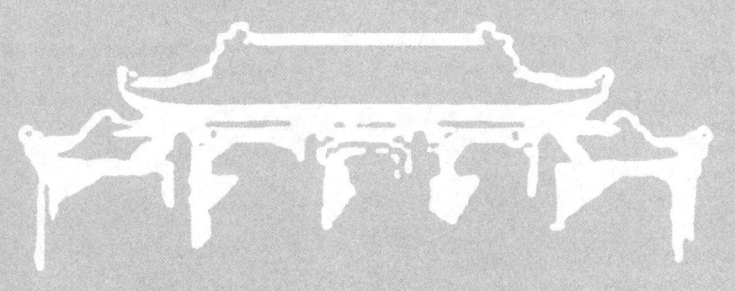

国务院办公厅关于深化医教协同进一步推进医学教育改革与发展的意见

国办发〔2017〕63号

各省、自治区、直辖市人民政府,国务院各部委、各直属机构:

医教协同推进医学教育改革与发展,加强医学人才培养,是提高医疗卫生服务水平的基础工程,是深化医药卫生体制改革的重要任务,是推进健康中国建设的重要保障。为深入贯彻落实全国卫生与健康大会精神和《"健康中国2030"规划纲要》,进一步加强医学人才培养,经国务院同意,现提出以下意见。

一、总体要求

(一)指导思想。全面贯彻党的十八大和十八届三中、四中、五中、六中全会精神,深入贯彻习近平总书记系列重要讲话精神和治国理政新理念新思想新战略,认真落实党中央、国务院决策部署,统筹推进"五位一体"总体布局和协调推进"四个全面"战略布局,牢固树立和贯彻落实新发展理念,坚持以人民为中心的发展思想,紧紧围绕推进健康中国建设,贯彻党的教育方针和卫生与健康工作方针,始终坚持把医学教育和人才培养摆在卫生与健康事业优先发展的战略地位,遵循医学教育规律和医学人才成长规律,立足基本国情,借鉴国际经验,创新体制机制,以服务需求、提高质量为核心,建立健全适应行业特点的医学人才培养制度,完善医学人才使用激励机制,为建设健康中国提供坚实的人才保障。

(二)主要目标。到2020年,医学教育管理体制机制改革取得突破,医学人才使用激励机制得到完善,以"5+3"(5年临床医学本科教育+3年住院医师规范化培训或3年临床医学硕士专业学位研究生教育)为主体、"3+2"(3

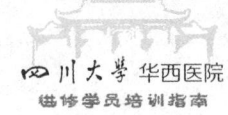

年临床医学专科教育+2年助理全科医生培训）为补充的临床医学人才培养体系基本建立，全科、儿科等紧缺人才培养得到加强，公共卫生、药学、护理、康复、医学技术等人才培养协调发展，培养质量显著提升，对卫生与健康事业的支撑作用明显增强。到2030年，医学教育改革与发展的政策环境更加完善，具有中国特色的标准化、规范化医学人才培养体系更加健全，医学人才队伍基本满足健康中国建设需要。

二、加快构建标准化、规范化医学人才培养体系，全面提升人才培养质量

（三）提高生源质量。本科临床医学类、中医学类专业逐步实现一本招生，已经实施招生批次改革的省份，要采取措施吸引优秀生源报考医学专业，提高生源质量。严格控制医学院校本科临床医学类专业单点招生规模。鼓励举办医学教育的中央部门所属院校适度扩大本科医学类专业招生规模，增加优质人才供给。

（四）提升医学专业学历教育层次。中职层次农村医学、中医专业要逐步缩减初中毕业生招生规模，逐步转向在岗乡村医生能力和学历提升。2020年后，逐步停止中职层次农村医学、中医专业招生；届时中西部地区、贫困地区确有需要举办的，应依据本地区村卫生室人员岗位需求，按照省级卫生计生行政部门（含中医药管理部门，下同）有关开办区域、培养规模、执业地域范围等方面的要求，由省级教育行政部门会同省级卫生计生行政部门按照有关规定备案后招生。根据行业需求，严格控制高职（专科）临床医学专业招生规模，重点为农村基层培养助理全科医生。稳步发展医学类专业本科教育。调整优化护理职业教育结构，大力发展高职护理专业教育。

（五）深化院校医学教育改革。夯实5年制临床医学、中医学教育基础地位。把思想政治教育和医德培养贯穿教育教学全过程，推动人文教育和专业教育有机结合，引导医学生将预防疾病、解除病痛和维护群众健康权益作为自己的职业责任。统筹优化通识教育、基础教育、专业教育，推动基础与临床融合、临床与预防融合，加强面向全体医学生的全科医学教育，规范临床实习管理，提升医学生解决临床实际问题的能力，鼓励探索开展基于器官/系统的整合式教学和基于问题的小组讨论式教学。推进信息技术与医学教育融合，建设国家教学案例共

享资源库，建设一批国家精品在线开放课程。加强教师队伍建设，在医学院校建立教师发展示范中心，对新任职教师（含临床教师）逐步实施岗前培训制度。积极推进卫生职业教育教学改革，构建现代卫生职业教育体系，坚持工学结合，规范和强化实践教学环节，健全教学标准动态更新机制，促进教育教学内容与临床技术技能同步更新。

深化临床医学、口腔医学、中医专业学位研究生教育改革。考试招生要加强临床医学职业素质和临床能力考查；统筹优化临床培养培训内容和时间，促进硕士专业学位研究生教育与住院医师规范化培训有机衔接；加强硕士专业学位研究生的临床科研思维和分析运用能力培养，学位论文可以是研究报告、临床经验总结、临床疗效评价、专业文献循证研究、文献综述、针对临床问题的实验研究等。严格控制8年制医学教育高校数量和招生规模，积极探索基础宽厚、临床综合能力强的复合型高层次医学人才培养模式和支撑机制。

加强医学院校临床教学基地建设，制订完善各类临床教学基地标准和准入制度，严格临床教学基地认定审核和动态管理，依托高校附属医院建设一批国家临床教学培训示范中心，在本科生临床实践教学、研究生培养、住院医师规范化培训及临床带教师资培训等方面发挥示范辐射作用。高校要把附属医院教学建设纳入学校发展整体规划，明确附属医院临床教学主体职能，将教学作为附属医院考核评估的重要内容；高校附属医院要把医学人才培养作为重大使命，处理好医疗、教学和科研工作的关系，健全教学组织机构，加大教学投入，围绕人才培养优化临床科室设置，加强临床学科建设，落实教育教学任务。

（六）建立完善毕业后医学教育制度。落实并加快完善住院医师规范化培训制度，健全临床带教激励机制，加强师资队伍建设，严格培训过程管理和结业考核，持续加强培训质量建设，培训合格证书在全国范围内有效。保障住院医师培训期间待遇，积极扩大全科、儿科等紧缺专业培训规模，探索建立培训招收计划与临床岗位需求紧密衔接的匹配机制，增补建设一批住院医师规范化培训基地，2020年前基本满足行业需求和人才培养需要；高校要加大投入、加快建设，提升附属医院临床教学水平，将符合条件的附属医院优先纳入培训基地。稳妥推进专科医师规范化培训制度试点，不断提高临床医师专科诊疗水平，探索和完善待遇保障、质量控制、使用激励等相关政策，逐步建立专科医师规范化培训制度。

探索建立公共卫生与临床医学复合型人才培养机制，培养一批临床医学专业基础扎实、防治结合的公共卫生人才。

积极探索和完善接受住院医师规范化培训、专科医师规范化培训的人员取得临床医学、口腔医学、中医硕士和博士专业学位的办法。调整完善住院医师规范化培训和专科医师规范化培训标准、年限以及考核要求等规定，逐步建立统一规范的毕业后医学教育制度。

（七）健全继续医学教育制度。强化全员继续医学教育，健全终身教育学习体系。将继续医学教育合格作为医疗卫生人员岗位聘用和定期考核的重要依据，作为聘任专业技术职务或申报评定上一级资格的重要条件。以基层为重点，以岗位胜任能力为核心，围绕各类人才职业发展需求，分层分类制订继续医学教育指南，遴选开发优质教材，健全继续医学教育基地网络，开展有针对性的教育培训活动，强化规范管理。大力发展远程教育，支持建立以国家健康医疗开放大学为基础、中国健康医疗教育慕课联盟为支撑的健康教育培训云平台。

（八）强化医学教育质量评估。建立健全医学教育质量评估与认证制度，到2020年建立起具有中国特色、国际实质等效的院校医学教育专业认证制度，探索实施高职临床医学、护理等专业质量评估，加强医学类博士、硕士学位授权点合格评估，推进毕业后医学教育和继续医学教育第三方评估。将人才培养工作纳入公立医院绩效考核以及院长年度和任期目标责任考核的重要内容。将医师和护士资格考试通过率、规范化培训结业考核通过率、专业认证结果等逐步予以公布，并作为高校和医疗卫生机构人才培养质量评价的重要内容。建立预警和退出机制，对高校和承担培训任务的医疗卫生机构实施动态管理，质量评估与专业认证不合格者限期整改，整改后不达标者取消招生（收）资格。

三、促进医学人才供给与需求有效衔接，全面优化人才培养结构

（九）建立健全医学人才培养供需平衡机制。统筹卫生与健康事业各类医学人才需求，制定卫生与健康人才培养规划，加强全科、儿科、妇产科、精神科、病理、老年医学、公共卫生、护理、助产、康复、心理健康等紧缺人才培养。制定服务健康事业和健康产业人才培养的引导性专业目录，推动医学院校进一步优化学科专业结构。严格医学教育准入标准，规范医学专业办学，强化监督管理，

新增医学类专业布点重点向中西部医学教育资源匮乏的地区倾斜。省级教育、卫生计生行政部门要定期沟通，坚持按需招生、以用定招，探索建立招生、人才培养与就业联动机制，省级卫生计生行政部门要定期制定和发布人才需求规划，省级教育行政部门及医学院校要根据人才需求及医学教育资源状况，合理确定医学专业招生规模及结构。

（十）加强以全科医生为重点的基层医疗卫生人才培养。通过住院医师规范化培训、助理全科医生培训、转岗培训等多种途径，加大全科医生培养力度。完善订单定向医学生教育培养政策，鼓励有条件的省份结合本地实际积极探索按照考生户籍以县为单位定向招生的办法，将本科毕业生全部纳入全科专业住院医师规范化培训，根据需求适度扩大培养规模；严格履约管理，及时落实就业岗位和薪酬待遇，鼓励各地探索实行"县管乡用"（县医院聘用管理、乡镇卫生院使用）的用人管理制度。对在岗基层卫生人员（含乡村医生）加强全科医学、中医学基本知识技能和适宜技术培训。

（十一）加强中医药人才培养。分类推进中医药教育改革，适度增加具有推荐优秀应届本科毕业生免试攻读研究生资格的中医类院校为"5+3"一体化招生院校，促进中医药院校教育与中医住院医师规范化培训的衔接。构建服务生命全周期的中医药学科专业体系，推进中医药养生保健、健康养老等人才培养。完善中医药师承教育制度，加强师承导师、学科带头人、中青年骨干教师培养，建立以名老中医药专家、教学名师为核心的教师团队，实施中医药传承与创新"百千万"人才工程（岐黄工程），加快推进中医药高层次人才培养。建立完善西医学习中医制度，鼓励临床医学专业毕业生攻读中医专业学位，鼓励西医离职学习中医。鼓励扶持民族地区和高等院校开办民族医药相关专业，支持有条件的院校开展民族医药研究生教育。

（十二）促进区域医学教育协调发展。以中西部地区为重点，加强薄弱地区医学院校教育、毕业后教育和继续教育能力建设。在中西部高等教育振兴计划实施过程中，加大对中西部医学院校的政策和资金支持力度。发挥高水平医学院校的辐射带动作用，提升薄弱院校办学水平，加大东部高校"团队式"对口支援西藏医学教育工作力度，加快西藏现代高等医学教育体系建设。以新疆和西藏为重点，实施住院医师规范化培训西部支援行动和专科医师规范化培训中西部地区支

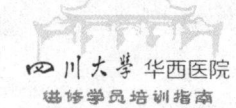

持计划。通过专家支援、骨干进修、适宜医疗技术推广等多种形式，提升中西部地区、贫困地区、农村基层医务人员的医疗卫生服务能力。

四、创新体制机制，加强医教协同管理

（十三）建立医学教育宏观管理协调机制。国家和各省（区、市）要分别建立教育、卫生计生、机构编制、发展改革、财政、人力资源社会保障、中医药等多部门共同参与的医学教育宏观管理协调机制，统筹医学教育改革发展，共同研究协商重大政策与问题。

（十四）强化医学教育统筹管理。教育部、国家卫生计生委、国家中医药局要进一步加强医学教育综合管理和统筹协调。成立医学教育专家委员会，充分发挥专家智库作用，为医学教育改革与发展提供智力支持。支持行业学（协）会参与学科专业设置、人才培养规划、标准制修订、考核评估等工作，相关公共服务逐步交由社会组织承担。教育部、国家卫生计生委与省级人民政府要共建一批医学院校，教育部、国家中医药局与省级人民政府要共建若干中医药院校，在人才培养、科学研究、经费投入等方面给予政策倾斜，提升共建院校办学能力和水平，更好地服务区域和全国卫生与健康事业发展。在世界一流大学和一流学科建设中对医学院校和医学学科予以支持。

（十五）深化综合性大学医学教育管理体制改革。遵循医学教育规律，完善大学、医学院（部）、附属医院医学教育管理运行机制，保障医学教育的完整性。加强对医学教育的组织领导，在现有领导职数限额内，逐步实现配备有医学专业背景的副校长分管医学教育或兼任医学院（部）院长（主任），有条件的高校可根据实际需要探索由常务副校长分管医学教育或兼任医学院（部）院长（主任），或由党委副书记兼任医学院（部）书记。实化医学院（部）职能，建立健全组织机构，强化对医学教育的统筹管理，承担医学相关院系和附属医院教学、科研、人事、学生管理、教师队伍建设、国际交流等职能。教育部、国家卫生计生委要组织开展综合性大学医学教育管理体制改革试点，在国家改革建设重大项目上对试点高校予以倾斜支持。

五、完善人才使用激励政策

（十六）提升医疗卫生行业职业吸引力。深化医药卫生体制改革，理顺医疗服务价格，合理体现医务人员专业技术劳务价值，加快建立适应行业特点的人事薪酬制度，吸引优秀人才从事医疗卫生工作，特别是全科、儿科、精神科、公共卫生等紧缺专业。建立健全符合行业特点的人才评价机制，坚持德才兼备，注重凭能力、实绩和贡献评价人才，克服唯学历、唯资历、唯论文等倾向。完善职称晋升办法，拓宽医务人员职业发展空间。本科及以上学历毕业生参加住院医师规范化培训合格并到基层医疗卫生机构（新疆、西藏及四省藏区等艰苦边远地区可放宽到县级医疗卫生机构，下同）工作的，可直接参加中级职称考试，考试通过的直接聘任中级职称，增加基层医疗卫生机构的中高级专业技术岗位比例。对"定向评价、定向使用"的基层医疗卫生机构高级专业技术岗位实行总量控制、比例单列，不占各地高级岗位比例。

根据医疗卫生机构功能定位和工作特点，分层分类完善临床、公共卫生、护理、康复、医学技术等各类专业人才准入和评价标准。创新人才使用机制，落实公立医院用人自主权，对急需引进的高层次人才、紧缺专业人才以及具有高级专业技术职务或住院医师规范化培训合格证书、专科医师规范化培训合格证书的人员，可由医院采取考察的方式予以公开招聘。基层卫生计生事业单位招聘高层次和全科等急需紧缺专业技术人才，可直接考察聘用。

六、完善保障措施

（十七）加强组织实施。各地各有关部门要充分认识医教协同推进医学教育改革发展的重要意义，提高思想认识，加强组织领导，强化部门协同，明确责任分工，狠抓贯彻落实。各省（区、市）要在2017年9月底前出台具体实施方案。

（十八）保障经费投入。积极发挥财政投入的引导和激励作用，调动社会、医疗卫生机构、个人出资的积极性，建立健全多元化、可持续的医学教育经费保障机制和政府投入动态调整机制。根据财力、物价变动水平、培养成本等情况适时调整医学门类专业生均定额拨款标准、住院医师规范化培训补助标准，探索建立专科医师规范化培训补助机制，加大继续医学教育投入，合理确定医学门类专业学费标准，完善对贫困家庭医学生的资助政策。改革探索以培养质量、绩效评价为导向的经费拨款方式，提高资金使用效率。地方各级人民政府要按照规定落实投入责任，加大投入力度，中央财政予以适当补助。

（十九）强化追踪监测。建立健全追踪监测机制，制订部门分工方案和追踪监测方案，对实施进度和效果进行监测评估。实施常态化、经常化的督导考核机制，强化激励和问责。对各地在实施过程中好的做法和有效经验，要及时总结推广。

国务院办公厅
2017年7月3日

国务院办公厅关于加快医学教育创新发展的指导意见

国办发〔2020〕34号

各省、自治区、直辖市人民政府,国务院各部委、各直属机构:

医学教育是卫生健康事业发展的重要基石。党的十八大以来,我国医学教育蓬勃发展,为卫生健康事业输送了大批高素质医学人才。在新冠肺炎疫情防控中,我国医学教育培养的医务工作者发挥了重要作用。但同时,面对疫情提出的新挑战、实施健康中国战略的新任务、世界医学发展的新要求,我国医学教育还存在人才培养结构亟需优化、培养质量亟待提高、医药创新能力有待提升等问题。为加快医学教育创新发展,经国务院同意,现提出以下意见。

一、总体要求

(一)指导思想。以习近平新时代中国特色社会主义思想为指导,全面贯彻党的十九大和十九届二中、三中、四中全会精神,按照党中央、国务院决策部署,落实立德树人根本任务,把医学教育摆在关系教育和卫生健康事业优先发展的重要地位,立足基本国情,以服务需求为导向,以新医科建设为抓手,着力创新体制机制,分类培养研究型、复合型和应用型人才,全面提高人才培养质量,为推进健康中国建设、保障人民健康提供强有力的人才保障。

(二)基本原则。

——以新理念谋划医学发展。将医学发展理念从疾病诊疗提升拓展为预防、诊疗和康养,加快以疾病治疗为中心向以健康促进为中心转变,服务生命全周期、健康全过程。

——以新定位推进医学教育发展。以"大国计、大民生、大学科、大专业"

的新定位推进医学教育改革创新发展，服务健康中国建设和教育强国建设。

——以新内涵强化医学生培养。加强救死扶伤的道术、心中有爱的仁术、知识扎实的学术、本领过硬的技术、方法科学的艺术的教育，培养医德高尚、医术精湛的人民健康守护者。

——以新医科统领医学教育创新。优化学科专业结构，体现"大健康"理念和新科技革命内涵，对现有专业建设提出理念内容、方法技术、标准评价的新要求，建设一批新的医学相关专业，强力推进医科与多学科深度交叉融合。

（三）工作目标。到2025年，医学教育学科专业结构更加优化，管理体制机制更加科学高效；医科与多学科深度交叉融合、高水平的医学人才培养体系基本建立，培养质量进一步提升；医学人才使用激励机制更加健全。到2030年，建成具有中国特色、更高水平的医学人才培养体系，医学科研创新能力显著提高，服务卫生健康事业的能力显著增强。

二、全面优化医学人才培养结构

（四）提升医学专业学历教育层次。严格控制高职（专科）临床医学类专业招生规模，大力发展高职护理专业教育，加大护理专业人才供给。稳步发展本科临床医学类、中医学类专业教育，缩减临床医学、中医学专业招生规模过大的医学院校招生计划。适度扩大研究生招生规模，调整研究生招生结构，新增招生计划重点向紧缺人才倾斜。坚持以需定招，合理确定招生结构和规模。高校要结合人才需求和教育资源状况，科学合理设置医学院。

（五）着力加强医学学科建设。在一流大学和一流学科建设中，加大医学及相关学科建设布局和支持力度。2020年临床医学博士专业学位授权单位均须设置麻醉、感染、重症、儿科学科，大幅度扩大麻醉、感染、重症、儿科研究生招生规模。优化学科结构，2021年完成医学二级学科目录编制调整，将麻醉、感染、重症学科纳入临床医学指导性二级学科目录并加大建设力度。统筹研究医学相关一级学科设置。修订临床医学博士、硕士研究生培养方案，加强麻醉、感染、重症学科研究生课程建设，强化实践能力和科研思维能力培养。在医学领域新建一批教育部重点实验室。

（六）加大全科医学人才培养力度。提升基层医疗卫生行业职业吸引力。逐步扩大订单定向免费医学生培养规模，中央财政继续支持为中西部乡镇卫生院培养本科定向医学生，各地要结合实际为村卫生室和边远贫困地区乡镇卫生院培养一批高职定向医学生，加快培养"小病善治、大病善识、重病善转、慢病善管"的防治结合全科医学人才。系统规划全科医学教学体系，3年内推动医学院校普遍成立全科医学教学组织机构，加强面向全体医学生的全科医学教育，建设100个左右国家全科医学实践教学示范基地，加强师资培训。2021年起开展临床医学（全科医学）博士专业学位研究生招生培养工作，扩大临床医学（全科医学）硕士专业学位研究生招生规模。加快推进全科医生薪酬制度改革，拓展全科医生职业发展前景。

（七）加快高水平公共卫生人才培养体系建设。提高公共卫生教育在高等教育体系中的定位，依托高水平大学布局建设一批高水平公共卫生学院。加强培养体系建设，强化预防医学本科专业学生实践能力培养，加强医学院校与疾病预防控制中心、传染病医院的医教研合作，3年内建设30个左右公共卫生实训示范基地。将公共卫生硕士专业学位培养计划作为公共卫生研究生教育的主体培养计划，创立发展公共卫生博士专业学位教育，开展多学科背景下的公共卫生高层次人才培养改革试点。加大高层次专业人才供给，将公共卫生与预防医学相关学科专业纳入"国家关键领域急需高层次人才培养专项招生计划"支持范围，增加专项研究生招生计划数量，在"十四五"期间持续扩大培养规模。

（八）加快高层次复合型医学人才培养。健全以职业需求为导向的人才培养体系，设置交叉学科，促进医工、医理、医文学科交叉融合。推进"医学＋X"多学科背景的复合型创新拔尖人才培养；深化基础医学人才培养模式改革；推进基础与临床融通的整合式八年制临床医学教育改革，加大政策保障力度，支持八年制医学专业毕业生进入博士后流动站；深化临床药学高层次人才培养改革；扩大学术型医学博士研究生培养规模，开展医师科学家培养改革试点。在"基础学科拔尖学生培养计划2.0"中，强化高端基础医学人才和药学人才培养。加强与国际高水平大学、科研机构的交流合作，培养具有国际视野的高层次拔尖创新医学人才。

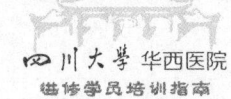

三、全力提升院校医学人才培养质量

（九）提高入口生源质量。积极采取措施吸引优质生源报考医学专业。依托高水平大学建设一批一流医学院。举办医学教育的中央部门所属高校要深挖潜力，着力提升培养能力，积极扩大本科医学专业招生规模。在基础学科招生改革试点工作中加大对医学人才培养支持力度，将基础医学等医学学科纳入改革试点。研究将护理（学）专业纳入国家控制布点专业。

（十）培养仁心仁术的医学人才。深化本科医学教育教学内容、课程体系和教学方法改革，推进"卓越医生教育培养计划2.0"，到2021年建设600个左右医学本科一流专业建设点。强化医学生职业素养教育，加强医学伦理、科研诚信教育，发挥课程思政作用，着力培养医学生救死扶伤精神。推进医学教育课堂教学改革，着力提高教学水平，加强教研室等基层教学组织建设，完善管理制度，激发组织活力；强化对医学生的公共卫生与预防医学、传染病防控知识等教育，组织编写传染病学等医学类精品教材，将中医药课程列入临床医学类专业必修课程。强化现代信息技术与医学教育教学的深度融合，探索智能医学教育新形态，建设400门左右国家级医学虚拟仿真实验教学一流课程，推出1500门左右国家级医学线上线下精品课程；建设国家临床医学、中医学、公共卫生等教学案例共享资源库。加快基于器官系统的基础与临床整合式教学改革，研究建立医学生临床实践保障政策机制，强化临床实习过程管理，加快以能力为导向的学生考试评价改革。加强护理专业人才培养，构建理论、实践教学与临床护理实际有效衔接的课程体系，加快建设高水平"双师型"护理教师队伍，提升学生的评判性思维和临床实践能力。推进高职医药类高水平专业群建设。建设国家及区域院校医学教育发展基地，带动院校医学教育水平整体提升。医学院校在临床医学类专业学位硕士研究生考试招生中，进一步加强对考生职业素质和临床实践技能的考查。研究发布研究生核心课程指南，不断完善临床医学、口腔医学、中医硕士专业学位研究生教育与住院医师规范化培训（以下简称住培）的有机衔接。

（十一）传承创新发展中医药教育。强化中医药专业在中医药院校中的主体地位，集中优势资源做大做强中医药主干专业。支持中医药院校加强对中医药传统文化功底深厚、热爱中医的优秀学生的选拔培养。强化传承，把中医药经典能力培养作为重点，提高中医类专业经典课程比重，将中医药经典融入中医基础与临床课程，强化学生中医思维培养。建立早跟师、早临床学习制度，将师承教育贯穿临床实践教学全过程。支持编写一批符合中医药教育规律的核心课程教材。注重创新，试点开展九年制中西医结合教育，培养少而精、高层次、高水平的中西医结合人才；探索多学科交叉创新型中医药人才培养。

（十二）夯实高校附属医院医学人才培养主阵地。教育、卫生健康、中医药部门要医教协同加强和规范高校附属医院管理；抓紧制定完善高校附属医院等临床教学基地标准，将人才培养质量纳入临床教学基地绩效考核和卫生专业技术人员医疗卫生职称晋升评价的重要内容。高校要把附属医院教学、科研建设纳入学校发展整体规划，根据人才培养规模、科学研究和医学生临床实践教学需求，科学规划设置附属医院的数量，防止盲目增设附属医院；强化附属医院临床教学主体职能，增加对附属医院教学工作的经费投入。高校附属医院要健全临床教学组织机构、稳定教学管理队伍，围绕人才培养整合优化临床科室设置，设立专门的教学门诊和教学病床，着力推进医学生早临床、多临床、反复临床。

（十三）系统推进综合性大学医学教育统筹管理。实化医学院（部）职能，完善大学、医学院（部）、附属医院医学教育管理运行机制，保障医学教育的完整性；配齐配强医学教育各级管理干部，在现有领导职数限额内，加快实现有医学专业背景的高校负责人分管医学教育或兼任医学院（部）主要负责人。教育部、国家卫生健康委加快推进与省级人民政府共建综合性大学医学院（部），完善管理体制机制，加大支持力度，提升共建院校办学能力和水平。

（十四）建立健全医学教育质量评估认证制度。加快推进医学教育专业认证，构建医学专业全覆盖的医学教育认证体系，建立具有中国特色、国际实质等效的院校医学教育专业认证制度。逐步将认证结果向社会公布，对认证不合格的医学院校限期整改，整改后仍不达标的取消相关专业招生资格。将医师资格和护士执业资格考试通过率作为评价医学人才培养质量的重要内容，对资格考试通过率连续3年低于50%的高校予以减招。推进毕业后医学教育基地认证和继续医学教育学分认证，将住培结业考核通过率、年度业务水平测试结果等作为住培基地质量评估的核心指标，对住培结业理论考核通过率连续2年排名全国后5%位次的专业基地予以减招。

（十五）加快建立医药基础研究创新基地。发挥综合性大学学科综合优势，建立"医学+X"多学科交叉融合平台和机制。围绕生命健康、临床诊疗、生物安全、药物创新、疫苗攻关等领域，建设临床诊疗、生命科学、药物研发高度融合，医学与人工智能、材料等工科以及生物、化学等理科交叉融合，产学研融通创新、基础研究支撑临床诊疗创新的具有中国特色、世界水平的医药基础研究创新基地。

四、深化住院医师培训和继续医学教育改革

（十六）健全住院医师规范化培训制度。夯实住院医师医学理论基础，强化临床思维、临床实践能力培养，将医德医风相关课程作为必修课程，提高外语文献阅读与应用能力。加大全科等紧缺专业住院医师培训力度。加强公共卫生医师规范化培训，加快培养一批防治复合型公共卫生人才。保障住院医师合理待遇，住培基地综合考虑经济发展、物价变动、所在地城镇职工平均工资等因素，结合实际制定培训对象薪酬待遇发放标准，鼓励承担培训任务的公立医疗卫生机构对全科、儿科等紧缺专业培训对象的薪酬待遇予以倾斜，发挥示范引领作用，具体办法由国家卫生健康委会同财政部、人力资源社会保障部等制定。对面向社会招收的培训对象，住培基地依法与其签订劳动合同，明确培训期间双方权利义务，劳动合同到期后依法终止，培训对象自主择业。面向社会招收的普通高校应届毕业生培训对象培训合格当年在医疗卫生机构就业的，在招聘、派遣、落户等方面，按当年应届毕业生同等对待。对经住培合格的本科学历临床医师，在人员招聘、职称晋升、岗位聘用、薪酬待遇等方面，与临床医学、中医专业学位硕士研究生同等对待。依托现有资源实施毕业后医学教育质量提升工程，加强信息化建设，择优建设一批国家住培示范基地、重点专业基地、骨干师资培训基地和标准化住培实践技能考核基地。

（十七）推进继续医学教育创新发展。将医德医风、法律法规、急诊和重症抢救、感染和自我防护，以及传染病防控、健康教育等公共卫生知识与技能作为医务人员必修课。创新继续教育方式，逐步推广可验证的自学模式。大力发展远程教育，健全远程继续医学教育网络。将医务人员接受继续医学教育的情况纳入其年度绩效考核的必备内容。用人单位要加大投入，依法依规提取和使用职工教育经费，保证所有在职在岗医务人员接受继续教育和职业再培训。在卫生专业

技术人员职称评价中，突出品德、能力、业绩导向，强调临床实践等业务工作能力，破除唯论文倾向。

五、完善保障措施

（十八）加强组织领导。教育部、国家卫生健康委、国家中医药局等部门要进一步加强医学教育综合管理和统筹，协调解决医学教育创新发展有关问题。各地、各有关部门要加强领导、周密部署、统筹资源、落实责任，把医学教育创新发展纳入本地区经济社会发展规划和本部门重点工作计划，制定实施方案和配套政策措施。各省、自治区、直辖市要在2020年12月底前出台具体实施方案。充分发挥行业组织协助政府服务管理毕业后医学教育、继续医学教育工作的作用和优势。

（十九）实施国家重大战略工程。统筹各方资金资源，加强对医学教育投入保障。推进人才培养、科学研究改革创新，支持国家及区域院校医学教育发展基地、一流医学院、高水平公共卫生学院、医药基础研究创新基地等建设，支持"卓越医生教育培养计划2.0"、"基础学科拔尖学生培养计划2.0"等重大改革。支持国家住培示范基地、标准化住培实践技能考核基地、毕业后医学教育和继续医学教育信息化等建设。中央预算内投资加大对医学院校支持力度。

（二十）保障经费投入。积极支持医学教育创新发展，优化培养结构，提升培养质量。根据财力、物价变动水平、培养成本等情况，合理确定并适时调整医学门类专业生均定额拨款标准、住培补助标准。支持相关高校优化支出结构，加大医学人才培养和医学学科建设投入力度。充分调动社会、医疗卫生机构、个人出资的积极性，健全多元化、可持续的医学教育经费保障机制和政府投入动态调整机制。地方各级人民政府要按照规定落实投入责任。

国务院办公厅
2020年9月17日

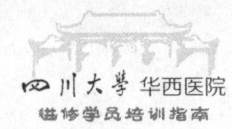

四川省卫生计生委关于印发
《四川省卫生计生委关于开展临床医师规范化进修工作的意见》的通知

川卫发〔2017〕166号

各市(州)卫生计生委,委直属单位,国家委在川医疗机构:

　　为全面推进"健康中国","健康四川"发展战略,打造一支符合健康需求的卫生人才队伍,提高临床医师的专业素质和业务技能,我委制订了《四川省卫生和计划生育委员会关于开展临床医师规范化进修工作的意见》,现予以印发,请遵照执行。

四川省卫生和计划生育委员会
2017年11月29日

四川省卫生和计划生育委员会关于开展临床医师规范化进修工作的意见

为全面推进"健康四川2030"战略，建设一支适应群众健康需求的高素质强能力的临床医师队伍，不断提升医疗卫生服务水平，制定本实施意见。

一、统一思想认识

临床进修是医学人才培养和成长的特有形式，是终身医学教育体系的重要组成部分。长期以来，临床医师进修处于医疗机构和医务人员"自发"状态，无统一规划、无管理制度、无考核要求、无政策保障，地区之间、医疗机构之间、医务人员个体之间的进修质量和效果参差不齐。开展临床医师规范化进修工作，有利于促进我省临床医师队伍水平同质化，有利于提高医疗服务质量，有利于分级诊疗制度建设，对于推进深化医药卫生体制改革、满足群众日益增长的健康需求、建设健康四川具有重要意义。

二、工作基本原则

突出重点。现阶段以开展临床医师规范化进修为主。有条件的地区和医疗机构可扩大到护理、药学、医技等专业人员。

需求导向。以医疗机构学科建设和服务能力提升需求为导向，补齐医疗机构学科、技术、人才、服务短板，助力医疗机构发展优势和特色专科，满足群众健康需要。

分级实施。规范化进修原则上按照"村到乡、乡到县、县到市、市到省级及以上"组织实施。鼓励临床医师到国内知名或国外医疗机构进修。支持到建立对口支援、医联体合作关系的医疗机构进修。

统一管理。逐步建立健全全省统一的临床医师规范化进修管理体系、管理制

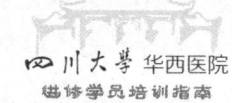

度、考核标准及政策保障，建设一批满足需求的临床医师进修基地，加强进修基地内涵建设，切实保障临床进修质量。

三、主要工作任务

（一）建设进修基地。原则上全省二级甲等及以上医疗机构作为临床医师规范化进修基地（二级乙等及以上医疗机构可承担乡村医生的进修工作），由卫生计生行政部门按照管理权限予以认定和管理。进修基地应加强内涵建设，在学科建设、师资队伍、教学体系、设施设备等方面加大投入，保障进修工作有序、有效开展。县级进修基地应加强全科医学学科建设，承担基层全科医生培训任务。

（二）规范组织实施。各地各单位要制定临床医师规范化进修规划和年度计划，有序派出和接受临床医师进修。派出机构和进修基地做好需求对接，落实年度进修人员数量和专业。根据学科（专业）特点和实际需求确定进修时间，原则上临床医师中级晋升副高、副高晋升正高职称前，省、市（州）三级医疗机构的，应到国内外知名医疗机构全脱产进修3个月以上（到国外进修专项技术可1个月以上），其余医疗机构的，至少须全脱产进修6个月（单一专项技术和基层医疗卫生机构人员的一次全脱产连续进修时间可缩短至3个月，但聘任期内全脱产进修时间须达到6个月）。在聘任周期内参加住院医师、专科医师规范化培训和全科医师转岗、骨干医师培训并取得合格证书的，或在省外或国外医疗机构进修同等时间并取得进修结业证书的，视为临床进修合格。临床医师进修原则上统一安排在每年3月、9月入学。

（三）严格过程管理。进修基地负责临床医师规范化进修的过程管理，应建立完善管理体系和体制机制。临床医师进修实行导师制，原则上进修基地每名导师同期带教进修医师不超过3人。二级甲等医疗机构导师应具备中级及以上职称，三级乙等医疗机构导师应具备高年资中级及以上职称，三级甲等医疗机构导师应具备高年资中级职称（担任医疗组长）或副高及以上职称。加强进修基地导师培训。逐步完善各专业进修管理流程，加强进修过程教学管理和进修医师医德医风、工作态度等监管。

（四）规范考核颁证。进修基地负责进修医师考核，考核形式为日常考核与结业考核相结合，考核内容以临床思维与专业（专科）技能为重点。考核合格者颁发全省统一印制（制式）的《四川省临床医师规范化进修结业证书》，逐步推行电子结业证书。分级分类组建临床医师规范化进修专家组，对进修基地进行督导。

（五）加强追踪问效。各进修管理办公室应加强临床医师进修后管理，定期了解进修派出机构对进修人员使用和工作保障情况，进修医师推广应用新业务、新技术及推动学科建设等情况。

四、保障措施

（一）加强组织领导。各级卫生计生行政部门建立临床医师规范化进修管理机构，组建专家组，分级负责临床医师规范化进修的组织协调和监督管理工作。进修基地要重视临床医师进修的日常管理和质量建设，保障进修医师学有所成。

（二）强化经费保障。进修派出机构要将规范化进修工作经费纳入单位年度预算，解决进修医师必需的学习、食宿、交通等相关费用，并按有关规定保障临床医师规范化进修期间的福利待遇。进修基地可适当收取进修成本费，鼓励进修基地对民族地区、边远贫困山区和对口支援、医联体内的进修医师免费培养。将各级进修管理办公室人员和工作经费纳入同级财政预算统筹安排，保障进修师资培训、过程监管、质量评价、信息化管理等工作开展。

（三）职称衔接政策。将临床医师规范化进修情况纳入卫生专业技术职务资格管理。2018年起，二级及以上医疗机构（含社会办医机构）临床医师在申报副高或正高级职称时，应提交统一印制（制式）的《四川省临床医师规范化进修结业证书》；2019年起，基层医疗卫生机构、一级及以下医疗机构（含社会办医机构）临床医师在申报副高或正高级职称时，应提交统一印制（制式）《四川省临床医师规范化进修结业证书》。

（四）推进信息化建设。各地各单位要积极利用现代信息技术，推行临床医师规范化进修信息化管理工作，提高管理效能。

（五）纳入绩效考核。各级卫生计生行政部门把派出和接受临床医师规范化进修工作纳入对医疗机构年度绩效考核内容，并作为调整医疗机构绩效工资总额的依据之一。

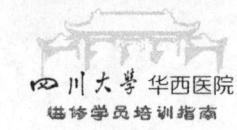

四川省卫生计生委
关于印发《四川省临床医师规范化进修实施细则(试行)》的通知

川卫发〔2017〕167号

各市(州)卫生计生委,委直属单位,国家委在川医疗机构:

为促进临床医师水平同质化、医疗服务均等化,规范临床医师进修管理,加强进修过程监管、进修质量评价和进修效果追踪。我委制订了《四川省临床医师规范化进修实施细则(试行)》,现予以印发,请遵照执行。

四川省卫生和计划生育委员会
2017年11月29日

四川省临床医师规范化进修实施细则（试行）

第一章 总 则

第一条 高素质临床医师是满足群众健康需求、助力健康扶贫的关键，临床进修是其更新专业知识、学习新技术、提高业务能力的重要途径。为提高临床医师的专业素质和业务技能，规范医师进修管理，依据《全国医院工作条例》、《医院工作制度》和《医院工作人员职责》等，制定本实施细则。

第二条 本细则所称临床医师是指取得医师执业证书、执业类别为临床和口腔、在医疗机构临床一线工作的医师，不包括执业类别为中医、公共卫生的医师。

第三条 规范化进修原则上按照"村到乡、乡到县、县到市、市到省级及以上"组织实施。三级医疗机构临床医师进修可跨区域进行。鼓励临床医师到国内知名或国外医疗机构进修。支持到建立对口支援、医联体合作关系的医疗机构进修。

第四条 原则上全省二级甲等及以上医疗机构作为临床医师规范化进修基地（二级乙等及以上医疗机构可承担乡村医生的进修工作），各进修基地原则上每年3月、9月统一安排进修入学。临床医师规范化进修的科室、专业（技术）和时间由进修派出机构和进修基地根据派出机构的学科建设规划和进修医师的需求共同确定。

第五条 将临床医师规范化进修纳入卫生专业职务资格管理。临床医师在晋升副高和正高级职称前，均应参加规范化进修并考核合格，并取得聘任周期内规范化进修结业证书。

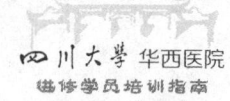

第二章 组织机构

第六条 各级卫生计生行政部门应成立临床医师规范化进修管理办公室，负责本级临床医师进修基地的审核确定和进修工作的计划组织、日常监管、考核评价、政策保障等，并接受上级管理办公室的监督指导。

第七条 四川省临床医师规范化进修管理办公室日常工作由省卫生计生委人才服务中心承担，负责组织制定全省临床医师进修管理相关制度、对全省医师规范化进修工作进行统筹管理、规范全省进修结业证书管理等工作。为省内医疗机构跨省、赴国外进修提供协调服务。

第八条 各进修基地应成立临床医师规范化进修管理办公室，负责本基地医师进修的计划公布、审核招录、进修安排、教学组织、日常监管、结业考核、证书发放和信息报送等工作。

第九条 二级甲等及以上的中央在川、省、市、县级综合医院、妇幼保健院、口腔医院等可作为下级同类机构的进修基地。住院医师、专科医师规范化培训基地和全科医师转岗、骨干医师培训基地可优先确定为临床医师规范化进修基地。鼓励专科医院医师到综合医院进修。

第十条 各级卫生计生行政部门和进修基地均应成立临床医师规范化进修管理专家组。省级专家组负责研究制定临床医师规范化进修考核指导标准，各进修基地专家组结合医院学科实际，制定各业务科室考核标准。各专家组按层级负责本区域进修师资的培养培训、进修管理的调研督导和进修工作的质量控制等。

第三章 进修管理

第十一条 原则上临床医师中级晋升副高、副高晋升正高职称前，省、市（州）三级医疗机构的，应到国内外知名医疗机构全脱产进修3个月以上（到国外进修专项技术可1个月以上），其余医疗机构的，至少须全脱产进修6个月（单一专项技术和基层医疗卫生机构人员的一次全脱产连续进修时间可缩短至3个月，但聘任期内全脱产进修时间须达到6个月）；基层医疗卫生机构的临床医师须至少有一次全科医学进修合格经历。

第十二条 二级及以上医疗机构（含社会办医机构）临床医师自2018年起，基层医疗卫生机构、一级及以下医疗机构（含社会办医机构）临床医师自

2019年起，在晋升副高和正高级职称前，均应参加规范化进修并考核合格，取得聘任期内规范化进修结业证书（同期取得住院医师、专科医师规范化培训和全科医师转岗、骨干医师培训合格证书的，或在省外或国外医疗机构进修同等时间并取得进修结业证书的，视为临床进修合格）。在2018年底前，临床医师已参加省内外进修取得的其他进修结业（合格）证书有效。

第十三条 各进修基地每年底前公布次年进修医师招录计划。进修派出机构根据学科建设发展规划和人员、设备配备需要，科学、有序安排进修。供需双方自行对接协调后，于每年1月底前落实具体进修人员、进修专业（技术）和进修时间，并由进修基地将进修情况统计表（附件1）报同级管理办公室备案。

第十四条 临床医师规范化进修实行导师制，各进修基地根据实际情况综合考虑，原则上每名导师同期带教进修医师不超过3人。二级甲等医疗机构导师应具备中级及以上职称，三级乙等医疗机构导师应具备高年资中级及以上职称，三级甲等医疗机构导师应具备高年资中级职称（担任医疗组长）或副高及以上职称。加强进修基地导师培训，带教导师应师德好、技术优、具备相应教学能力，优先由住院医师、专科医师规范化培训和全科医师转岗、骨干医师培训师资担任。

第十五条 各进修基地负责临床医师规范化进修的过程管理。相关职能部门和业务科室应按照分工开展好进修计划编制、进修资格审查、录取报到、岗前教育、讲座讲课、教学查房、病历讨论、日常带教、医德医风评价、进修任务鉴定、考勤考试考核等工作。

第十六条 进修基地通过日常考核与结业考核相结合方式对进修医师进行考核。

（一）日常考核。进修基地各科室应指定进修管理负责人，从出勤、学习情况和职业德道、业务水平、工作能力入手，严格进修医师入科考核、日常管理和阶段考评。进修医师参加所在科室的考勤，在进修期间不享受婚育假、探亲假、寒暑假，病（事）假3天以内由进修基地所在科室科主任批准，3天以上须经进修基地规范化进修管理办公室批准；进修一年缺勤超过10天（半年超过5天）者，取消进修资格，不作进修鉴定。

（二）结业考核。进修基地规范化进修管理办公室负责统一安排结业考核工作；相关业务科室根据临床医师规范化进修考核标准对进修医师进行结业考核，重点考核进修医师的理论知识、临床思维和业务技能；带教导师对进修医师进行实名制进修评价。进修基地对考核合格者颁发全省统一印制（制式）的《四川省临床医师规范化进修结业证书》（见附件2），并于考核结束后两周内报同级管理办公室备案。

第十七条　各级管理办公室对同级进修基地进行动态监管，重点对进修基地的规范化进修工作保障、日常管理、考核评价等工作组织不定期抽查和定期督查，并根据检查结果和进修医师填报的《临床医师进修基地评价表》（附件3）、进修医师的投诉反馈意见等，对进修基地进修管理情况进行通报。各级管理办公室还应对下级管理办公室进行协调支持和工作指导。

第十八条　各进修基地、进修管理办公室应使用四川省临床医师规范化进修管理平台及时填报、发布相关信息，并通过管理平台加强对医师规范化进修工作的监督管理。

第十九条　进修医师回派出机构后，应将所学新知识、新技术应用于临床工作，进修结束一年内至少启动开展一项新业务新技术项目，并推动人才队伍建设和学科发展。各进修派出机构应为临床医师运用进修成果提供必需的设施设备、人力和经费支持。

第四章　保障措施

第二十条　进修基地应在学科建设、师资队伍、教学体系、设施设备等方面加大投入，保障进修工作有序、有效开展。县级进修基地应加强全科医学科建设，加大基层全科医师培养力度。

第二十一条　进修基地应明确相关部门职责，制定临床医师规范化进修管理相关制度，明确进修条件、进修实施流程、教学组织安排、行政管理、住宿管理、进修费用和进修待遇、结业考核要求、激励约束规定等，并给予带教导师适当教学补助，保障进修工作有序开展。

第二十二条　进修基地可适当收取进修成本费，鼓励进修基地对民族地区、边远贫困山区和对口支援、医联体内的进修医师免费培养。

第二十三条　进修派出机构将规范化进修工作经费纳入单位年度预算。临床医师规范化进修期间，派出机构应确保其岗位绩效工资不低于本单位同级同类医师平均水平，并按单位规定报销其食宿、交通等费用，落实其他相关福利待遇。

第二十四条 将各级进修管理办公室人员和工作经费纳入同级卫生计生财政预算统筹安排。

第五章　附　则

第二十五条 本细则从2018年1月1日开始实施，由四川省卫生和计划生育委员会负责解释。

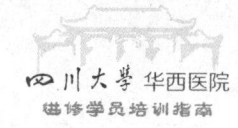

关于进一步加强全省临床医师规范化进修管理工作的通知

川卫人〔2019〕25号

各市(州)卫生健康委、委(局)直属单位:

根据《四川省卫生和计划生育委员会关于开展临床医师规范化进修工作的意见》(川卫发〔2017〕166号,以下简称《意见》)、《四川省临床医师规范化进修实施细则(试行)》(川卫发〔2017〕167号,以下简称《细则》)文件精神,经请示省卫生健康委同意,现就进一步加强全省临床医师规范化进修管理工作通知如下。

一、加强组织领导

临床医师规范化进修实行分级管理。各级卫生健康行政部门、专业管理机构和进修基地要严格按照《意见》和《细则》要求,分别成立临床医师规范化进修管理办公室(以下简称"进修办"),落实管理人员和工作职责,建立规章制度和监督考核机制,完善工作流程,保障工作经费。进修基地要与派出机构建立工作协调机制,做好进修人员管理、培训和考核,加强信息收集填报,确保工作有序开展。各市(州)卫生健康委负责本区域进修基地统筹管理,2019年7月30日前将市级进修管理办公室联络人员名单、市县两级进修基地及联络人员名单报省卫生健康委人才服务中心(省卫生健康委规范化进修管理办公室)备案。

二、严格进修管理

进修基地要按照《四川省临床医师规范化进修管理指南(试行)》(见附件)要求,根据进修人员的数量和专业特点,合理配备师资,制定教学方案,加强进修过程管理和考核评价。原则上每周、每月和结业进行综合考核，着重评价医德医风、职业素养、工作能力、业务水平、出勤情况和参加诊疗、教学、科研活动等方面，在进修管理平台上如实记录评价结果。各级卫生健康行政部门组织派出机构对进修人员新技术应用、学科影响力发展、医疗服务认可度等追踪问效，努力实现临床进修规范化、程序化、精细化管理。

三、开展信息监测

统一使用"四川省临床医师规范化进修管理平台（以下简称进修平台）"对规范化进修进行实时、动态、全过程监测评价和管理。逐步将进修系统监测信息作为临床医师职称晋升进修信息采集的依据。

2019年9月1日开始在省内进修的，实行全过程信息化管理。由进修人员在进修系统中填报"临床医师规范化进修申请表"，派出机构审核通过后，由进修基地根据能力审核接收学员，并安排带教老师完成进修全程管理和评价，经进修基地考核合格后系统自动生成统一制定的合格电子证书（可系统打印）。

2018年1月1日至2019年8月31日期间已完成或正在进修临床医师的进修结果纳入进修系统管理。由派出机构管理人员在进修系统中补填"临床医师规范化进修申请表"，并上传进修结业证书，派出机构负责审核确认。

2018年1月1日起，凡是在省外、国外进修的，实行信息化结果管理，派出机构管理人员在进修系统中填写"临床医师规范化进修申请表"，并上传进修结业证书，由派出机构负责审核确认。

各市（州）要全覆盖地开展规范化进修管理人员和培训基地人员培训，重点培训规范化进修工作的重大意义、管理规范、操作流程等内容，确保工作有序推进。

四、积极宣传引导

临床进修是医学人才培养和成长的特有形式，是实现全省临床医师同质化水平的有效途径。各级医疗卫生机构要强化规范化进修政策宣讲，以满足个体职业发展需求、推进单位学科建设、提升健康服务水平为导向，合理制定进修计划，主动对接进修基地，完善人员遴选派送机制，保障临床医师进修期间收入待遇，

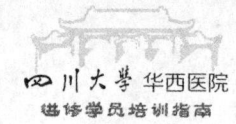

为临床医师进修营造良好氛围。

联 系 人：任娟 王志明（技术）

联系电话：（028）86136715 18502738959（技术）

邮　　箱：wsrcjpk@163.com

附件：1. 四川省临床医师规范化进修管理指南（试行）
　　　2. 市（州）卫生健康委规范化进修管理办公室联络员名单
　　　3. 市县两级进修基地及联络人员名单

四川省卫生健康委员会人才服务中心

四川省卫生健康委规范化进修管理办公室

2019年7月15日

后 记

《四川大学华西医院进修学员培训指南》是基于国家深化医教协同、加快医学教育创新发展的背景下,华西医院为了进一步提高进修培训质量,规范进修管理,帮助学员尽快适应华西环境,融入华西生活而编写的第一本进修学员培训指南。本书归纳整理了四川大学华西医院进修简介、进修学员管理制度、进修学员办事指南、进修学员培训常见问题解答、进修学员培训方案、医学教育改革与发展、临床医师规范化进修政策等内容,力求使学员在进修培训期间的各项工作都有章可循,有据可查。本书初版已于2020年8月出版,得到了华西医院各位领导的关心,进修科室、进修学员和同行的积极反馈。

编者在欣慰之余也发现初版中尚有许多有待完善之处。为了进一步提高培训指南的可参考性,进一步规范进修培训内容,编者进行了修订再版。其中,重点对培训方案进一步细化、规范,突出培训内容的实际性及可操作性。同时,对医院进修培训管理办法、进修学员管理办法,以及国家有关继续医学教育和临床医师规范化进修的相关政策的内容进行了更新,力图使本书结构更加合理,管理体系和培养方案更具价值和科学性,更好地帮助学员在华西学有所成,学以致用。

华西医院的进修教育培训工作,多年来一直得到各届院领导的关心和指导,也受益于一代代进修培训工作者的拼搏奋进,他们的努力使得医院进修培训工作的各项管理制度和办事流程不断得到修订和补充,日臻完善。感谢他们为华西医院进修培训事业做出的无私奉献。

感谢李为民院长、张伟书记、程南生副院长、罗凤鸣副书记、王坤杰副院长对本书编写工作的悉心指导和大力支持！感谢各临床、医技科室为本书编写做出的贡献，感谢韦泰旭教授应允我们在本书中使用其两幅钢笔画作品，感谢2017级硕士研究生宋琳琳为本书绘制封面，感谢所有为本书编写工作辛勤付出的单位和个人。

随着国家提出强化公立医院人才培养职能等要求，相信有关继续医学教育创新发展、进修规范化培训工作等方面的新政策会陆续颁布，我们也将根据国家新的政策文件精神，结合华西医院进修培训实际继续对本书进行修订完善，以便更好地为进修学员服务。

限于编者水平，书中多有不足之处，恳请广大读者批评指正！

编 者

2021年12月

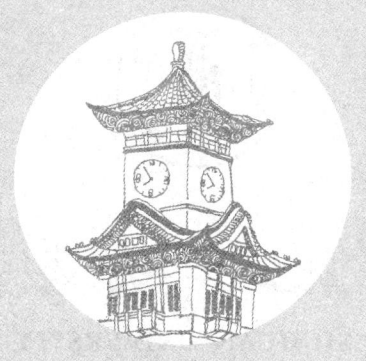

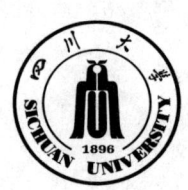

四川大学
SICHUAN UNIVERSITY